MODERNE ERNÄHRUNGSTHERAPIE

FÜR DIE PRAXIS DES ARZTES

VON

DR. RUDOLF FRANCK
FACHARZT FÜR INNERE KRANKHEITEN
UND STOFFWECHSELKRANKHEITEN IN LEIPZIG

DRITTE VERMEHRTE
UND VERBESSERTE AUFLAGE

MIT 3 ABBILDUNGEN

1938
VERLAG VON F. C. W. VOGEL · BERLIN

ISBN-13:978-3-642-98671-0 e-ISBN-13:978-3-642-99486-9
DOI: 10.1007/978-3-642-99486-9

Softcover reprint of the hardcover 3rd edition 1938

Vorwort zur ersten Auflage.

Die Moderne Ernährungstherapie ist eine Ergänzung zur Modernen Therapie.

Der erste Teil ist eine kurze theoretische Einführung in die gegenwärtigen Anschauungen über Stoffwechselprobleme. Hierbei sind die Veröffentlichungen aus Kliniken und anderen Instituten verwertet worden.

Der zweite Teil bringt die diätetische Behandlung innerer Krankheiten, öfter mit pathologisch-physiologischen und klinischen Erläuterungen, um das Verständnis für die diätetische Behandlung zu erleichtern. Auch allgemeine therapeutische Winke sind gegeben.

Möge das Buch dazu beitragen, daß sowohl von den praktischen Ärzten als auch von allen Krankenhäusern (auch den chirurgischen) die Diät als ein gleichberechtigtes Glied in dem Rahmen der Gesamtbehandlung zum Wohle der Kranken eingefügt wird.

Leipzig, Juni 1931. **RUDOLF FRANCK.**

Vorwort zur dritten Auflage.

Die dritte Auflage ist in der Anordnung des Stoffes unverändert geblieben.

Die Vitamine wurden besonders ausführlich bearbeitet und ihre Wirkung und Anwendungsweise bei allen Krankheiten eingefügt. Neuaufgenommen wurden die vegetabilen Rohsäfte, ihre Darstellung und ihr kurgemäßer Gebrauch bei verschiedenen Krankheiten wie Fettsucht, Herz-, Nieren-, Stoffwechselkrankheiten, weiterhin die Karlsbad-Hollywooder Entfettungskur, die Ernährung Krebskranker, die Ernährung bei Polycythämie und bei Zuckermangelkrankheit. Auch sonst wurde überall nach den neuesten Erfahrungen die Kost geändert und die Vitaminbehandlung gebührend gewürdigt, so besonders bei Basedow, Colitis ulcerosa, Nieren-, Leber-, Magen- und Darmkrankheiten, Pankreasnekrose, Migräne u. a.

So will ich denn hoffen, daß der hohe Wert einer Diätbehandlung immer mehr in die Krankenhäuser und die Kreise der praktischen Ärzte eindringt und von ihnen erkannt wird, in welch großem Maße eine Krankheit durch eine richtige Diät beeinflußt werden kann. — Die Moderne Ernährungstherapie findet ihre Ergänzung nach der medikamentösen und physikalischen Seite in der Modernen Therapie.

Leipzig, September 1938.

RUDOLF FRANCK.

Inhaltsverzeichnis.

Erster Teil.

Einleitung.

„Optimum medicamentum
est opportune cibus datus.“

Die Sonne, die täglich aus dem Weltenraum ungeheure Energiemengen zu uns herüberstrahlt, ist für unsere Erde der Kraftspender, der gewaltige Motor, der alle die kleinen und kleinsten chemischen Werkstätten treibt, in denen das Leben keimt, formt und die mannigfaltigsten Gestalten und Erscheinungen unseres Daseins bildet.

Am klarsten und deutlichsten erkennbar sind uns diese chemischen Vorgänge in der Pflanzenwelt, wo reduziert wird durch Wasserstoffanlagerung, oxydiert wird durch Sauerstoffaufnahme. Hier werden die Kohlenstoffatome zu kleinen und großen, geraden und ringförmigen, verzweigten und unverzweigten Ketten zusammengeschlossen, Fähigkeiten, die der tierische Körper zum Teil verloren hat. So baut die Pflanze mit Hilfe der Sonnenenergie aus einfachen Grundstoffen (Kohlensäure und Wasser) Kohlehydrate und Fette auf. Mit Hilfe des aus dem Erdboden aufgenommenen Stickstoffes bildet sie Eiweiß.

Eiweiß, Kohlehydrate und Fett sind die drei Grundstoffe unserer Ernährung. Sie sind das Verbrauchsmaterial und die Kraftquelle für den Körper und geben in ihm bei der Verbrennung die Energien wieder her, die sie von der Sonne zu ihrer Entstehung gebraucht hatten. Diese Energien berechnen wir nach *Calorien* oder Wärmeeinheiten. Je größer der Umfang der Verbrennungen im Körper, um so größer sein Nahrungsbedarf. Da wir diese Stoffe sowohl aus der Pflanzenwelt als auch aus der Tierwelt für unsere Ernährung beziehen können, so ist es theoretisch vorerst gleichgültig, woher wir die Nahrungsmittel nehmen, ganz besonders weil der Körper alle zugeführten Stoffe in arteigene, wesensgleiche umwandelt. Bei den Kohlehydraten und Fetten entstehen als Verbrennungsprodukte Kohlensäure und Wasser. Die erstere wird durch Lungen und Haut, das letztere auch noch durch Nieren und Darm ausgeschieden. Im Eiweiß sind noch Stickstoff, Schwefel und Phosphor enthalten. Stickstoff verbrennt zu Harnsäure und besonders zu Harnstoff und

Ammoniak, der Schwefel zu Schwefelsäure und der Phosphor zu Phosphorsäure.

Da das in unserem Körper in Erscheinung tretende Leben die Körpersubstanz verbraucht, so muß der Verlust an Energiemengen durch die Nährstoffe ersetzt werden. Wird an Nährstoffen weniger zugeführt als der Körper verbraucht, so tritt eine *Unterbilanz* ein, die sich als Gewichtsabnahme äußert, wird dagegen mehr zugeführt als verbraucht, so erfolgt Gewichtszunahme durch Stoffansatz oder die Mehrzufuhr wird ausgeschieden, wodurch der Körper unnötig belastet und mit krankmachenden Schlacken beladen wird. Ein normal Ernährter soll sich nur soviel Nahrung zuführen, daß dadurch aller Energieverlust gedeckt werden kann und sein Körper im Gleichgewichtszustand bleibt.

Wie Holz, Kohle, Petroleum usw. einen bestimmten Heizwert haben, so besitzen ihn auch die Nahrungsmittel, aus denen wir unsere Energien beziehen. Alle in Betracht kommenden Energien können wir in Form von Wärme (Calorien) messen. Eine *Calorie* oder Wärmeeinheit ist die Wärmemenge, die notwendig ist, um 1 kg Wasser um 1 ° zu erwärmen. Durch zahlreiche Versuche in Calorimetern wissen wir, wieviel Calorien beim Verbrennen unserer Nahrungsstoffe im Körper entstehen. Im Durchschnitt entwickelt 1 g Kohlehydrat 4,1 Calorien, 1 g Eiweiß ebenfalls 4,1 Calorien, und 1 g Fett 9,3 Calorien. Wenn wir Eiweiß, Kohlehydrate und Fett nur in bezug auf ihren Brennwert (calorischen Wert), nicht aber in bezug auf ihren Nährwert betrachten, so können sich die drei Nährstoffe innerhalb gewisser Grenzen vertreten. Es können daher 80 Calorien sowohl von 20 g Stärke als von 20 g Eiweiß oder 9 g Fett geliefert werden. *Wir haben aber stets den großen Unterschied ihrer physiologischen Wertigkeit im Auge zu behalten, der beim Eiweiß am klarsten wird. Das Eiweiß dient uns allein als Baustein zur Erhaltung des lebendigen Bestandes des Körpers und kann durch keine andere Nahrung ersetzt werden. Fette und Kohlehydrate sind besonders das Heizmaterial für unseren Körper. Im Bedarfsfalle vermag der Körper Fette in Kohlehydrate und Kohlehydrate in Fette zu verwandeln. Es ist nicht angebracht und zugleich unzweckmäßig, das Eiweiß, das nur als Baustein dienen soll, im Überschuß dem Körper zuzuführen, da er nicht ohne weiteres in der Lage ist, Eiweiß zu speichern. Er muß daher Bausteine verbrennen, in Zucker und Fett verwandeln und als solche ablagern oder je nach Bedarf weiter verbrennen. Der freiwerdende Stickstoff aus dem*

Eiweiß, das nicht mehr als Baustein benutzt werden kann, wird zu Harnsäure bzw. Harnstoff usw. verbrannt, Schlacken, die im Überschuß reizend und schädigend auf das Gewebe wirken und als Ursache mancher Krankheiten bekannt sind.

Weiterhin beobachten wir besonders beim Eiweiß die sog. **spezifisch dynamische Wirkung,** *die den Stoffwechsel um 30—40% zu erhöhen vermag. Eine eindeutige Erklärung besteht hierfür noch nicht, man nimmt aber an, daß diese Stoffwechselerhöhung, abgesehen von einer vermehrten Tätigkeit der Verdauungsorgane, als eine Wirkung durch die Aminosäuren aufzufassen ist, die die Verbrennungsvorgänge in den Zellen stark anregen, besonders wenn zu reichlich Eiweiß zugeführt wird. Auch der Vorderlappen der Hypophyse scheint dabei von Einfluß zu sein. Wird also der Stoffwechsel bei zu reichlicher Eiweißernährung um 30—40% erhöht (bei Fett- und Kohlehydratkost nur um 10%), so ist es verständlich, daß die Fleischesser durchschnittlich mehr essen müssen als diejenigen, die Eiweiß nur als Baustein ihrem Körper zuführen und Kohlehydrate und Fett im Vordergrund ihrer Kost stehen haben. Bei einer gemischten Kost mit wenig Fleisch rechnet man im Durchschnitt den Verlust durch die spezifische dynamische Wirkung auf 10—12%. Diese 10—12% muß man den ausgerechneten Calorien des Grundumsatzes zuzählen, um den Nahrungsbedarf eines Menschen zu erhalten.*

Hieraus wird ersichtlich, daß bei der Ernährung ein *bestimmtes Verhältnis der einzelnen Nährstoffe zueinander* bestehen muß. Beim Eiweiß ist es weiterhin noch von Wichtigkeit, daß bestimmte chemische Verbindungen (bestimmte höhere Aminosäuren) darin enthalten sind, wodurch das Eiweiß erst für unsere Ernährung biologisch vollwertig wird. Darüber später unter Eiweiß.

Am günstigsten ist nach Ragnar Berg bei einem gesunden Menschen von 70 kg Körpergewicht eine Nahrung, die Eiweiß, Fett und Kohlehydrate im Verhältnis 1 g Eiweiß zu 1 g Fett zu 10—15 g Kohlehydrate enthält. Hierbei ist aber Voraussetzung, daß gleichzeitig genügend Mineralstoffe, besonders Basen und Vitamine in der Nahrung enthalten sind.

Wie oben erwähnt, verbraucht das in unserem Körper wirksame Leben die Körpersubstanz. Auch bei vollkommener Ruhe leistet der Körper durch das klopfende Herz, die atmenden Lungen und die stille Tätigkeit all seiner Zellen und Drüsen Arbeit und verbraucht dadurch Calorien. Die Calorienmenge, die ein vollständig ruhender und hungernder Körper zur Aufrechterhaltung dieser notwendigen Tätigkeit verbraucht, nennt man seinen **Grundumsatz.** Dieser Grundumsatz ist bei verschiedenen Menschen verschieden groß, bei Männern größer als bei Frauen, bei Kindern durchschnittlich höher als bei Erwachsenen. Bei gewissen Krankheiten (z. B. Basedow, Leukämie) gesteigert, bei anderen dagegen (z. B. Myxödem, Fettsucht) herabgesetzt. Man kann die Höhe des Grundumsatzes schnell und leicht bestimmen nach dem Nomogramm von Dr. HABS aus Pulszahl und Blutdruckamplitude. Die Ermittlung geschieht morgens nüchtern in Ruhelage. Die Ergebnisse sind für die Praxis ausreichend. Kreislaufkranke, Nierenkranke und Hypertoinker sind von der Untersuchung auszuschließen. Das Nomogramm kann bezogen werden von: Troponwerke Köln-Mülheim. Man hat auch einfache Tabellen aufgestellt, um schnell und annähernd richtig die Calorienmenge zu erfahren, die dem Grundumsatz entspricht. Er richtet sich nach Alter, Gewicht und Geschlecht. Bei wissenschaftlichen Arbeiten muß auch noch die Körpergröße berücksichtigt werden. Für die **Praxis** reicht die folgende Tabelle vollkommen aus. Das festgestellte Körpergewicht in Kilogramm wird multipliziert mit der entsprechenden Calorienzahl pro Kilogramm.

Männliche Personen im Alter von		Weibliche Personen im Alter von	
10 Jahren	31 Cal. pro Kilogramm	10 Jahren	28 Cal. pro Kilogramm
20 „	27 „ „ „	20 „	27 „ „ „
30 „	26 „ „ „	30 „	25 „ „ „
50 „	23 „ „ „	50 „	23 „ „ „
70 „	20 „ „ „	70 „	20 „ „ „

Ist ein Mann z. B. 30 Jahre alt und hat ein Gewicht von 60 kg, so wird sein Grundumsatz 26 · 60 = 1560 Calorien betragen, d. h. der betreffende Mann braucht eine Zufuhr von 1560 Calorien innerhalb von 24 Stunden, um bei vollkommener Ruhe im Stoffwechselgleichgewicht zu bleiben. Er bekommt also aus der Nahrung gerade soviel Energien zugeführt, als er in seinem Körper verbraucht, er hat keinen Verlust und keinen Gewinn, bleibt also im Gleichgewicht. Oder anders ausgedrückt: Sein Calorienverbrauch je Tag bei absoluter Bettruhe und Hunger beträgt 1560 Calorien. Jede Nahrungsaufnahme, jede geistige oder seelische Anstrengung, jede Muskeltätigkeit fordern sofort eine größere Zufuhr von Calorien, da hierbei vom Körper größere Arbeit zu leisten ist und dadurch größerer Kräfteverbrauch stattfindet. Ein Mann von 30 Jahren und 60 kg Gewicht, der sich bewegt und Arbeit leistet, braucht demnach mehr als 1560 Calorien je

Tag. Je nach der Beschäftigung ist der Betrag von Calorien, der durch die Bewegung oder Arbeit beansprucht wird, verschieden groß. Mehrverbrauch erfordert Mehrbedarf. Sinkt die Nahrungszufuhr unter den notwendigen Bedarf, so muß der Körper von seinem eigenen Vorrat diese Ausgabe bestreiten und magert ab. Ist die Zufuhr dagegen reichlicher als der Verbrauch, wie leider fast bei sehr vielen Menschen, dann nimmt der Körper an Gewicht zu. Entsprechen die im Laufe des Tages dem Körper zugeführten Calorien genau dem täglichen Bedarf und nimmt daher der Körper in seinem Gewicht weder zu noch ab, so ist der Körper im *Stoffwechselgleichgewicht* (Erhaltungskost). Zu dem angegebenen Grundumsatz von 1560 Calorien je Tag muß man bei sitzender Beschäftigung noch ungefähr 700, bei mittlerer Arbeit noch 1400 hinzuzählen, so daß 2260—2960 Calorien zur täglichen Ernährung notwendig sind. Der Calorienbedarf bei verschiedener Beschäftigung ergibt sich aus folgender Tabelle, die von KESTNER und KNIPPING: „Die Ernährung des Menschen" stammt.

1. Gruppe:	Sitzende Beschäftigung: Kopfarbeiter, Kaufleute, Schreiber, Beamte, Aufseher	2200—2400 Cal.	
2. Gruppe:	Sitzende Muskelarbeiter: Schneider, Feinmechaniker, Setzer, auch Gehen und Sprechen (wie Lehrer) .	2600—2800 „	
3. Gruppe:	Mäßige Muskelarbeit: Schuhmacher, Buchbinder, auch Briefträger, Laboratoriumsarbeit	um 3000 „	
4. Gruppe:	Stärkere Muskelarbeit: Metallarbeiter, Maler, Tischler	3400—3600 „	
5. Gruppe:	Schwerarbeiter	4000 „	u. m.
6. Gruppe:	Schwerstarbeiter	5000 „	u. m.

Calorienbedarf der Kinder innerhalb 24 Stunden.

Alter	Knaben	Mädchen	Alter	Knaben	Mädchen
1 Jahr	800 Cal.	800 Cal.	9 Jahre	2100 Cal.	1900 Cal.
2 Jahre	1000 „	1000 „	10 „	2300 „	1900 „
3 „	1100 „	1100 „	11 „	2600 „	1900 „
4 „	1300 „	1300 „	12 „	2600 „	2000 „
5 „	1500 „	1500 „	13 „	2600 „	2000 „
6 „	1600 „	1600 „	14 „	2800 „	2100 „
7 „	1600 „	1600 „	15 „	2800 „	2300 „
8 „	1800 „	1800 „	16 „	2800 „	2300 „

Es mag hier schon erwähnt werden, daß die meisten Menschen vielzuviel essen, ohne daß hierbei an die Auswüchse der Genußsucht und Schlemmerei gedacht werden soll. Es ist erstaunlich und oft ganz unbegreiflich, wie gering oft bei sonst ganz vernünftigen Menschen die Einsicht für eine einfache und gesunde Kost ist. Wie hypnotisiert vom Bratenduft sitzen sie bei Tisch und verschlingen ein Stück Fleisch nach dem andern mit nur wenig Gemüse und Kartoffeln. Das Ganze wird mit Alkohol hinabgespült. Hier ist der Zauber der alten Anschauung über Eiweiß als Kraftspender noch voll und ganz lebendig. Solche Menschen sind meist wohlbeleibt, sehen blühend aus und sind ein schlagender Beweis für Kraft und Gesundheit! Werden sie aber 40 oder 50 Jahre, so machen sich gar manche Störungen im Körper bemerkbar, die auf eine allmähliche Vergiftung des Körpers durch Eiweißschlacken und durch die allgemeine Überernährung zurückzuführen sind. Wir wissen aus eigener Erfahrung, wieviel Menschen, Kranken wie scheinbar Gesunden, die eingeschränkte Ernährung der Kriegszeit so ausgezeichnet bekommen ist. Fettsucht, Gicht, Zuckerkrankheit und andere Stoffwechselkrankheiten wurden zu Seltenheiten. In der Nachkriegszeit hat die Genußsucht wieder allgemein Schule gemacht und damit sind auch alle Stoffwechselkrankheiten in noch höherem Maße in Erscheinung getreten als in der Vorkriegszeit. Die Lebensversicherungsgesellschaften, sowohl in Amerika als auch in Deutschland und England, haben zur Genüge dargetan, daß die Mageren am längsten leben und die Fetten durchschnittlich früher ins Grab sinken. Wenn auch die meisten Tuberkulösen zu den Mageren zählen und frühzeitig sterben, so ist dies kein Gegenbeweis, denn die Tuberkulösen werden durchschnittlich nicht fett, also kann auch so leicht kein Fettsüchtiger an Tuberkulose sterben. Man denke auch an die vielen Magen-, Darm-, Leber-, Nieren-, Herz- und Gefäßkrankheiten, die ihre Entstehung einer Überernährung und falschen Kostzusammenstellung verdanken. Man behauptet auch, ob mit Recht oder Unrecht sei dahingestellt, daß das gegenwärtige häufige Auftreten von Krebserkrankungen damit in einem wenn auch bis jetzt noch unklaren Zusammenhange steht. Der dänische Arzt HINDHEDE hat durch zahlreiche und langdauernde Versuche an sich und anderen Menschen klar bewiesen, daß eine einfache eiweißarme Kost, die besonders aus Kartoffeln, Roggenbrot, Margarine, Milch bestand, die beste Gesundheit, Widerstandskraft und Arbeitsfähigkeit verleiht. Eine solch nüchterne und wenig schmackhafte Kost wollen wir unsern Kranken nicht vorsetzen, aber die Versuche sind doch wertvoll für die Erkenntnis, wie bescheiden einfach unser Lebenshalt bestritten werden könnte.

Durch die chemischen Analysen wissen wir, wieviel Eiweiß, Kohlehydrate oder Fett in unsern Nahrungsmitteln vorhanden sind. Da aber unser Körper nicht in der Lage ist, die Nahrungsmittel so vollkommen aufzuschließen und zur Verbrennung zu bringen, so muß der physiologische Nährwert der Nahrung auch ein geringerer sein, als die chemische Analyse ergibt. Man erhält den physiologischen Nährwert, indem man von den in den Nahrungsmitteln enthaltenen Nährstoffen nur einen bestimmten Prozentsatz in Betracht zieht: von Eiweiß nur 85 %, von Fett nur 92 % und von den Kohlehydraten nur 95 %. Haben wir also eine Kost, die nach den Tabellen 50 g Eiweiß, 100 g Fett und 200 g Kohlehydrate enthält (= 1955 Rohcalorien), so erhalten wir als physiologischen Nährwert: 42,5 g Eiweiß, 92 g Fett und 190 g Kohlehydrate (= 1781 Reincalorien).

Es mag hier gesagt sein, daß es notwendig ist, den Vitamin-Hormon und Mineralstoffwechsel in die alte kalorische Ernährungstheorie mit einzubeziehen.

Auf die Zusammensetzung unserer Ernährung komme ich erst zu sprechen, wenn wir uns etwas näher über Eiweiß, Fette, Kohlehydrate, Vitamine und Mineralsalze unterrichtet haben.

Eiweiß.

Der Hauptbaustein des Protoplasmas, des morphologischen Substrates aller Lebenserscheinungen ist das Eiweiß. Alle Eiweißkörper oder Proteine enthalten Kohlenstoff, Wasserstoff, Stickstoff und Sauerstoff, und die meisten auch Schwefel. In gewissen Eiweißkörpern kommen auch noch Phosphor, Eisen, Jod usw. vor. (Besonders Seefische enthalten Jod und Phosphor.) Von Stickstoff sind 15—17,6 %, von Schwefel 0,5 bis 2,2 % darin enthalten. Das Eiweiß baut sich aus Aminosäuren auf. Je nach der Zahl der miteinander verketteten Aminosäuren spricht man von Di-, Tri- . . . Polypeptiden. Die einzelnen Aminosäuren im Eiweißmolekül sind amidartig miteinander verbunden. Die Aminosäuren verbrennen im Körper zu Ammoniak, Kohlensäure und Wasser, aus CO_2 und NH_2 in wässeriger Lösung bildet sich kohlensaures Ammon, aus dem durch Wasseraustritt Harnstoff entsteht. Dieser Vorgang vollzieht sich zum größten Teil in der Leber, aber man nimmt auch an, daß es allgemein eine Eigenschaft lebender Zellen ist, Harnstoff zu bilden. Beim Gesunden werden unter normalen Umständen 2—5% des Gesamtstickstoffes als Ammoniak im Harn ausgeschieden. Diese Zahlen ändern sich jedoch zugunsten des Ammoniaks im Hunger und bei Krankheiten. So wurde bei akuter gelber Leberatrophie die Ausscheidung des Ammoniaks auf 37% erhöht gefunden, im Hungerzustand selbst noch höher. Wenn im Körper ein Überschuß von Säure entsteht, wie z. B. im Hunger oder bei überwiegender Fleischkost (durch Bildung von Schwefel- und Phosphorsäure), so wird das Ammoniak, das eigentlich zur Bildung von Harnstoff bestimmt ist, weggefangen und zur Neutralisation der Säuren verwandt. Am bekanntesten ist die Übersäurung des Körpers bei schwerem Diabetes. Auch hier entziehen die Säuren dem Körper Natron, Kali, Calcium und auch das Ammoniak wird zur Neutralisierung mit Beschlag belegt, um den Alkalibestand des Körpers möglichst zu schützen. Ein großer Teil der Säuren erscheint aber auch frei und ungebunden im Harn, wodurch sich scheinbar der Körper vor einem allzu großen Basenverlust schützt.

Es mögen einige wichtige Aminosäuren kurz erwähnt werden:

Glykokoll (Glycin) ist die einfachste Aminosäure und wird aus Leim dargestellt, der es in großer Menge enthält. Gelatine enthält 25% Glykokoll. Glykokoll hat in den letzten Jahren eine therapeutische Bedeutung gegen Muskeldystrophie erhalten.

Leucin zusammen mit Tyrosin wird bei akuter gelber Leberatrophie, Phosphorvergiftung usw. im Urin ausgeschieden und kann daraus mikroskopisch dargestellt werden.

Cystin ist schwefelhaltig. Durch Reduktion spaltet es sich in 2 Moleküle Cystein. Die Keratinsubstanz der Epidermis enthält reichlich Cystin. Die Cystinurie ist häufig mit anderen Störungen im Stoffwechsel der Aminosäuren verbunden. Der Cystinuriker vermag per os zugeführtes Cystin zu verbrennen, besitzt aber nicht die Fähigkeit, die Cystingruppe im Proteinmolekül anzugreifen.

Die **Glutaminsäure** gehört mit zu den wichtigsten Eiweißbestandteilen. Das Gliadin aus Weizen besteht ungefähr zu 40% aus Glutaminsäure. Dipeptid aus Cystein und Glutaminsäure ist Glutathion. Nach Untersuchungen von HOPKIN und VOEGTLIN spielen die an hochwertige Aminosäuren gebundenen Schwefelgruppen, wie sie im Glutathion enthalten sind, für den Ablauf des Oxydations- und Reduktionsstoffwechsels eine wichtige Rolle. (Siehe Hormodyn in der Modernen Therapie.) Der Glutathionspiegel im Blute soll bei Sepsis stark vermindert sein. Daher die Anwendung von Detoxin bei Sepsis, das besonders

Cystin enthält. Das **Arginin** ist der allerkonstanteste Bestandteil der Proteine und fehlt in keinem Eiweißkörper.

Tyrosin verdankt seinen Namen dem Vorkommen im alten Käse. Im Casein sind ungefähr 6,7%, im Fibrin 4,5%, im Hämoglobin 2,8% enthalten. In den Malzkeimlingen kommt Hordenin, eine dem Tyrosin verwandte Substanz vor. Durch Einwirkung oxydativer Fermente bildet Tyrosin die dunkelgefärbten Pigmente: Melanine.

Histidin ist besonders reichlich in den roten Blutkörperchen enthalten. Aus dem Histidin läßt sich chemisch das Histamin abtrennen, das auch im Ergotin enthalten ist. Es ist als 1 promill. Lösung unter dem Namen Imido-Roche im Handel. Es ruft eine starke Magensaftabsonderung hervor und dient zur Unterscheidung, ob eine funktionelle oder organische Dysfunktion des Magens vorliegt. Neuerdings wird Histamin mittels Iontophorese bei Rheuma mit großem Erfolg angewandt. Histidin wird als Larostidin oder Histidin-Ifah zur intramuskulären Einspritzung gegen Magengeschwür gebraucht.

Das **Tryptophan** stellt den chromogenen Komplex des Eiweißmoleküls dar. Durch die im Darm bestehenden Fäulnisprozesse wird aus ihm Indol freigemacht. Bei stärkeren Fäulnisprozessen wird Indol in den Körper resorbiert, zu Indoxyl oxydiert, in der Leber an Schwefelsäure zu Indoxylschwefelsäure gebunden, dessen Alkalisalz im Harn als Indican ausgeschieden wird (Indicanurie). *Blaue Schweißabsonderung* kann durch Indigo bedingt sein, das sich aus dem Indican bildet. In Casein wurden 1,7%, in Fibrin 3,5—4%, im Serumglobulin 3,1%, im Serumalbumin 1,2%, im Ovalbumin 1,8% Tryptophan gefunden.

Die Eiweißkörper, **Proteine**, werden in drei Hauptgruppen geteilt: 1. Einfache Eiweißstoffe. 2. Zusammengesetzte Eiweißstoffe (Proteide). 3. Albuminoide.

Zu den einfachen Eiweißstoffen gehören die Albumine, die im Gegensatz zu den Globulinen kein Glykokoll enthalten. Wir kennen z. B. Serumalbumin, Eieralbumin und Lactalbumin. Zu den Globulinen gehören Serumglobulin, Lactoglobulin, Fibrinogen. Auch im Pflanzenreich unterscheiden wir Albumine und Globuline. Zu den Globulinen gehören das Legumin der Leguminosen, das Glutencasein des Weizens und Conglutin der Lupinen. Als Edestin bezeichnet man Globuline, die man aus Weizen, Mais, Gerste, Reis usw. hergestellt hat.

Die zusammengesetzten Eiweißstoffe oder **Proteide** sind Verbindungen von Proteinen mit anderen nicht eiweißartigen

Körpern. So sind die Glykoproteide (wie das Mucin und die Mucoide) Verbindungen von Eiweiß mit Kohlehydraten, die bei ihrer Spaltung Glucosamin geben, ein Traubenzucker, indem eine OH-Gruppe durch NH_2 ersetzt wird. Es bildet sozusagen den Übergang von den Aminosäuren zu den Kohlehydraten.

Die *Chromoproteide* schließen Schwermetalle ein, z. B. Eisen im Hämoglobin, das aus dem eisenhaltigen Hämatin und dem Globin besteht. Die *Nucleoproteide* enthalten Nucleinsäuren (s. u.), die *Phosphorproteide* (wie Casein und Vitellin) enthalten Phosphorsäure.

Zu den **Albuminoiden** gehören: Das *Glutin* aus den leimgebenden Substanzen (Kollagen), das reich an Glykokoll ist, aber weder Tyrosin noch Tryptophan enthält. Das *Keratin* der Hornsubstanz, das reich an Cystin (S-haltig) ist, das *Elastin* der elastischen Gewebe, das viel Glykokoll, wenig Tyrosin und gar kein Tryptophan enthält.

Die **Harnsäure,** die bei manchen Krankheiten von großer Bedeutung ist, entsteht im Körper aus den mit der Nahrung zugeführten Nucleoproteiden, die hauptsächlich im Fleisch und ganz besonders in den inneren Organen enthalten sind.

Die Nucleoproteide zeigen folgende Zusammensetzung:

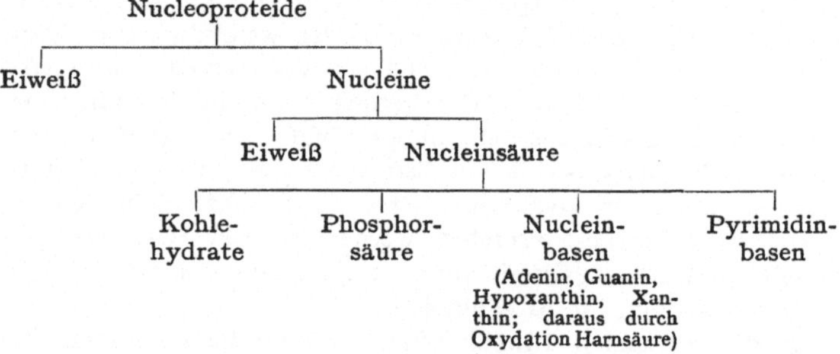

Die Harnsäure entsteht einerseits aus den Nucleinbasen, welche dem Körper mit der Nahrung zugeführt werden (Exogene Harnsäurebildung), andererseits durch Zellkernzerfall im Körper (endogene Harnsäurebildung). Die Harnsäure ist also das Stoffwechselendprodukt des menschlichen Purinstoffwechsels. Wahrscheinlich vermag auch der Körper durch Anlagerung zweier Harnstoffreste an eine aus drei Kohlenstoffatomen zusammengesetzte Kette synthetisch Harnsäure zu bilden. Eine Harnsäurezerstörung (Uricolyse) im intermediären Stoffwechsel findet bei dem Menschen wohl sicher nicht statt. Das normale

Menschenblut enthält in 100 ccm durchschnittlich 2 mg Harnsäure. Eine Erhöhung des **Blutharnsäurespiegels** tritt ein bei einer Nahrung, die reich an Purinstoffen ist, dann bei Leukämie, Röntgenbestrahlung, Phosphorvergiftung, bei der Resorption eines pneumonischen Exsudates und bei Gicht. Die Harnsäure fällt aus saurem Harn in Wetzsteinform aus. Saure Urate fallen aus saurem oder neutralem Harn öfter als Ziegelmehl (Sedimentum lateritium) aus, das sich durch Wärme oder Zusatz von Lauge wieder löst. Die Harnsäure reduziert Fehlinglösung, dagegen nicht Nylander.

Das **Eiweiß** ist ein unentbehrlicher Nahrungsstoff, da es zum Aufbau unseres Körpers, besonders des wachsenden Organismus dient, bei dem neues Körpergewebe gebildet wird. Man bezeichnet deswegen die Eiweißstoffe als Bausteine unseres Körpers. Es ist das einzige Nahrungsmittel, das Stickstoff enthält und kann daher in seiner Eigenart als Baustein niemals durch Fette oder Kohlehydrate ersetzt werden. Es stellt das eigentliche, produktiv funktionelle Baumaterial der Organe dar, es findet davon aber keine ruhende Überschußanhäufung im Körper statt. Als Kind erhalten wir in der Milch die ersten Bausteine für unseren Körper, die in getrockneter Form als sogenannter Quark reines Eiweiß darstellen. Wir wissen aus der Ernährungsphysiologie, daß sich die natürlichen Eiweißarten aus Aminosäuren aufbauen. Diese Aminosäuren sind zur Erhaltung unseres Lebens nötig. Da unser Körper keine Aminosäuren aufbauen kann, so müssen sie mit der Nahrung in Form von Eiweiß zugeführt werden. Durch die Verdauung wird das Eiweiß in Aminosäuren aufgespalten. Nach der Nahrungsaufnahme steigt die Menge der Aminosäuren im Blute an. Aus ihnen bauen die Zellen des Körpers ihr arteigenes Eiweiß auf (besonders in der Leber). In den *vollständigen* oder biologisch *vollwertigen Eiweißarten*, zu denen wir Fleisch, Blut, Milch, Käse, Eier und Kartoffeln zählen, sind sämtliche Aminosäuren (z. Z. 20) vorhanden. Das Eiweiß aus unseren Getreidearten und Knollen mit Ausnahme der Kartoffeln ist *unvollständig*, d. h. es fehlt in ihm die eine oder andere wichtige Aminosäure (Tryptophan, Cystin, Lysin). So könnten wir von Eiweiß, das aus Getreide oder Hülsenfrüchten hergestellt ist, so viel essen als wir wollten, wir müßten doch nach längerer Zeit an Eiweißhunger sterben, da in ihnen wichtige Bausteine fehlen. Ein geringer Zusatz von Milch, die vollständiges Eiweiß enthält, würde die Nahrung in bezug auf Eiweiß schon in eine vollwertige verwandeln. Nehmen wir mit unserer Nahrung

Eiweiß verschiedener Herkunft in uns auf, so vermeiden wir den Mangel bestimmter Aminosäuren. Aber nicht nur allein der chemische Bau der Eiweißkörper ist wichtig für unser Wohlbefinden und die Erhaltung unseres Lebens, sondern auch die Frage nach der geringsten Bedarfsmenge an Eiweiß (Eiweißminimum).

Unter *Eiweißminimum* verstehen wir die Eiweißmenge, die der Körper zur Deckung seines Eiweißbedarfes braucht, ohne daß er seinen eigenen Eiweißbestand angreift. Wenn jemand täglich soviel Stickstoff in Form von Eiweiß zu sich nimmt, als er im Stuhl und Harn als Stickstoff ausscheidet, so sagen wir, der Betreffende ist im *Stickstoffgleichgewicht*; d. h. das zugeführte Eiweiß dient hierbei nicht zur Verbrennung, sondern nur als Ersatzbaustein für die alten, durch Abnutzung oder durch Krankheit zugrunde gehenden Zellen oder zum Aufbau von neuen Zellen bei Wachsenden. Es können also bei einer so geringen Eiweißzufuhr nur soviel Stickstoffschlacken im Körper gebildet werden, als dem Stickstoff aus den zugrunde gegangenen Körperzellen entspricht. Führen wir dem Körper größere Eiweißmengen zu, so wird der Überschuß verbrannt und liefert eine unnötige Belastung des Körpers mit Stickstoffschlacken und Säuren (Schwefelsäure, Phosphorsäure). Durch LIEBIG, VOIT und RUBNER wurde der Gedanke ins Volk getragen, daß Eiweiß ein besonderer Kraft- und Energiespender sei. Die tägliche Eiweißmenge für den Erwachsenen wurde auf 114 g festgesetzt. Leider hat diese Anschauung sich im Volke derart fest eingewurzelt, daß die *neue* Ernährungslehre noch nicht allzu schnell festen Fuß fassen wird. HINDHEDE, CHITTENDEN und viele andere haben experimentell an Tieren und Menschen eindeutig bewiesen, daß der zur Zeit herrschende Glaube an das Eiweiß ein großer Irrtum ist. HINDHEDE selbst vermochte sich mit 20 g Reineiweiß je Tag gesund, frisch und vollkommen arbeitsfähig zu erhalten. Durch das große Hungerexperiment, das die Entente während der Kriegszeit an dem ganzen deutschen Volke ausgeführt hat, ist auch uns klar geworden, daß wir uns bei einer beschränkten Kost mit wenig Eiweiß — wenn sie nicht einer Unterernährung gleichkommt — bedeutend wohler und gesünder fühlen. Ganz besonders deutlich wurde mir der günstige Einfluß einer beschränkten Eiweißzufuhr bei Diabetikern, als ich vor Jahren anfing, Schwerzuckerkranke (die sich besonders mit Fleisch ernährt hatten, um eine möglichst kohlehydratfreie Nahrung zu haben) in ihrem Stoffwechsel zu untersuchen. Die Stickstoffbilanz war im Anfang eine stark negative. Als ich die Eiweißzufuhr immer stärker einschränkte und dafür Gemüse, Obst, Hafer, Butter, Lebertran gab, wurde die Stickstoffbilanz positiv. Bei einer Zufuhr von 4,1 N in Form von Reineiweiß wurden allmählich nur 2,7 N ausgeschieden. Mit dem Positivwerden des Eiweißstoffwechsels beruhigte sich auch der Zuckerstoffwechsel. Bei dem negativen Eiweißstoffwechsel eines Schwerdiabetikers kreisen wahrscheinlich toxische Eiweißderivate in Blut und Organen, wodurch die kranken Inseln noch mehr geschädigt werden. Der Kranke, der bei Fleischkost täglich 300 g Zucker mit reichlich Aceton und Acetessigsäure ausschied, wurde vollkommen zucker- und ketonkörperfrei und nahm an Gewicht zu. Da bei dieser Kost das Gemüse mit Obst im Vordergrund stand, so ist die Kost als eine basische zu bezeichnen. Nach RAGNAR BERG und anderen ist der Eiweißbedarf bei alkalischer Kost am geringsten, da durch die Alkalien die bei dem Eiweißabbau entstehenden Säuren sofort abgefangen und neutralisiert werden und dadurch keinen Reiz auf das Gewebe ausüben können. Auch die Vitamine in ihrem Einfluß auf den Stoffwechsel sind hier nicht unbeachtet zu lassen.

Bei dieser Kost sind also folgende Faktoren von Wichtigkeit. Die Kost ist eine basische und enthält im Anfang nur ein Eiweißminimum. Die Ausnutzung der Eiweißstoffe geschieht am vorteilhaftesten, wenn im Körper ein Vorrat von anorganischen Basen vorhanden ist. Durch diese Basen können die im Stoffwechsel entstehenden Säuren vollkommen gebunden und neutralisiert werden. Auch tritt bei dieser Eiweißmenge die spezifisch-dynamische Wirkung so gut wie nicht in Erscheinung. Dadurch, daß Gemüse und Obst im Vordergrund der Kost standen und täglich noch 3 Eßlöffel Lebertran gegeben wurden, fehlt es nicht an Vitaminen, die bei der Verwertung der Nahrungsstoffe im Körper eine wichtige Rolle spielen. Besonders vom Vitamin B weiß man, daß es in Beziehung zum Kohlehydratstoffwechsel steht.

Was hier von dem schädlichen Einfluß zu großer Eiweißmengen bei Diabetikern gezeigt wurde, läßt sich auch noch bei anderen Krankheiten nachweisen: Thyreotoxikosen, Basedow, Epilepsie, Herz- und Gefäßerkrankungen, Lebererkrankung, Neurasthenie und Migräne usw. Bei Arteriosklerosen, die ohne Nierenstörungen einhergehen, hat man eine Erhöhung der Harnsäure im Blute gefunden. Die Konzentrationsfähigkeit der Niere für Harnsäure war hierbei normal. Man denke auch an den oft beobachteten Zusammenhang von Gicht, Fettsucht, Diabetes, Arteriosklerose. Ganz besonders muß auf die **Leber** hingewiesen werden, die als Filter und Pufferstation im Stoffwechsel zu betrachten ist. Hier werden giftige Stoffwechselprodukte abgebaut, neutralisiert und entgiftet. Das aus den Aminosäuren freiwerdende NH_2 wird in NH_3 und weiter in Harnstoff verwandelt, der im Urin ausgeschieden wird. Aus den Purinkörpern wird Harnsäure gebildet. Auch hat die Leber aus den kleinsten Eiweißbausteinen — den Aminosäuren — das arteigne Eiweiß aufzubauen. Hieraus geht schon zur Genüge hervor, eine wie große Rolle die Leber bei dem Eiweißstoffwechsel spielt. Eine zu große Eiweißzufuhr bedeutet eine Überbelastung der Leber und muß zu einer Störung ihrer Funktion und weiterhin zu einer Erkrankung führen. Bei allen Fällen von Lebererkrankung ist daher die Einschränkung von Eiweiß das Wichtigste in der Ernährung. Eine glykogenreiche Leberzelle ist Schädigungen besser gewachsen als eine glykogenarme. Dies kommt besonders bei schweren Krankheiten (Infektionskrankheiten, Basedow, Tuberkulose usw.), die zur Abmagerung führen, in Betracht. Hier müßte eine zu hohe Eiweißzufuhr die Leber besonders stark schädigen.

Der **Harnstoff** ist das Endprodukt der vollkommenen Eiweißverbrennung. Das Produkt der unvollkommenen Verbrennung der Eiweißstoffe ist die Harnsäure. Der Harnstoff löst sich leicht in allen Körpersäften und wird restlos durch die Nieren ausgeschieden. Bei Nierenleiden kann es zur Ansammlung von Harnstoff im Blute kommen (Urämie). Bei einer gemischten Kost scheidet der Mensch durchschnittlich tgl. 60 g Harnstoff aus. Von der Höhe der Harnstoffausscheidung hängt hauptsächlich das spez. Gewicht des Harns ab.

Aus der günstigen Beeinflussung der kurz angeführten Krankheitsbilder, durch Einschränkung der Eiweißstoffe, kann ohne weiteres geschlossen werden, daß auch für den Gesunden zur Erhaltung eines gesunden Dauerzustandes es bei weitem besser und vorteilhafter ist, die Eiweißkost auf eine tägliche Zufuhr von 50—70 g herabzusetzen. Hierin ist immer noch ein Überschuß als Sicherheitsfaktor enthalten. Ein Übermaß an Fleisch, Eiern, Hülsenfrüchten ist zu meiden, da diese einen Überfluß an Säuren zeigen. Milch und Blut besitzen einen Überschuß an Basen. Die vielgepriesene und so gern selbst Kranken zur Kräftigung verabreichte Fleischbrühe, Bouillon oder fälschlicherweise Kraftbrühe genannt, enthält als Nahrungsbestandteil nur die wenigen Fettaugen, die auf der Oberfläche schwimmen. Alles übrige ist eine Lösung von Extraktivstoffen, Salzen und Schlacken (Purinkörpern), die den Stoffwechsel belasten und die Körperzellen reizen und daher bei Kranken direkt schädlich wirken. Die anregende Wirkung der Fleischbrühe soll an ihrem Kaligehalt liegen (s. Kalium), dann aber auch sollen Substanzen darin enthalten sein, die anregend auf Herz und Gefäßsystem wirken (ähnlich wie Lacarnol, Myotrat u. a.). Bei Appetitlosigkeit hat die Fleischbrühe als Anregungsmittel eine günstige Wirkung auf den Magen.

Es ist bekannt, daß die Fleischesser besonders an Verstopfung und Meteorismus mit allen unangenehmen Nebenerscheinungen leiden (intestinale Autointoxikation). Ändert man hier die Kost und schränkt die starke Zufuhr von Eiweiß ein (das im Darm in Fäulnis übergeht und durch die starke Gasbildung die Leber und weiterhin den Gesamtstoffwechsel schädigt), so schwinden bald Verstopfung, Blähungen, Kopfdruck und volles Gefühl.

Damit soll nicht gesagt sein, daß ein gesunder Mensch überhaupt kein Fleisch essen soll, denn Fleisch ist ein gutes und konzentriertes Nahrungsmittel. Wir müssen uns nur daran gewöhnen, das Fleisch als Beilage zu betrachten und Kartoffeln, Brot, Gemüse und Obst in den Vordergrund unserer Ernährung zu stellen.

Fleisch. Das Fleisch ist ein sehr hochwertiges Nahrungsmittel, das gleichzeitig beachtliche Mengen solcher Stoffe enthält, die ihm gewissermaßen auch die Eigenschaft eines Genußmittels verleihen. Wir wissen, daß Fleisch für den Stoffwechsel einen Säureüberschuß enthält und bei überreichlichem Genusse zu gesundheitlicher Schädigung führt, die bei dazu veranlagten Menschen frühzeitig als ernste Stoffwechselerkrankung in Erscheinung tritt. Entscheidend bei der Ernährung ist das Mengenverhältnis zwischen tierischen und pflanzlichen Nahrungsmitteln. Das Fleisch enthält biologisch vollwertiges Eiweiß. Sein Geschmack ist abhängig von der Tierart. Je bindegewebiger das Fleisch ist, um so schwerer verdaulich ist es. Ein Unterschied zwischen hellem oder dunklem Fleisch in bezug auf die Verdaulichkeit besteht nicht. Durch das Ablagern wird das Fleisch weicher (durch Lockerung des Bindegewebes). Besonders durch Kochen und Braten wird das Bindegewebe gelockert und das Fleisch zart. Im gebratenen Fleisch ist der Puringehalt höher als im gekochten. Die inneren Organe (Hirn, Bries, Leber, Niere, Lunge, Bauchspeicheldrüse) sind besonders reich an Purinkörpern. Fischfleisch enthält etwas weniger Purinkörper. Das **Fischeiweiß** ist dem Eiweiß der Landtiere vollkommen gleichwertig. Es enthält vor allem mehr Wasser und leimhaltige Substanzen. Man muß daher um die Hälfte mehr Fisch essen, um ebensoviel Eiweiß aufzunehmen als durch anderes Fleisch. Das Fischfleisch enthält bei den meisten Speisefischen unter 1 % Fett (Hering 7 %). Besonders ist der Jodgehalt hervorzuheben, der beim Schellfisch 90 mal höher ist als beim Rindfleisch, an anderen Mineralstoffen Kalk, Phosphor und Eisen, an Vitaminen A und D. Das Fischfleisch ist infolge seiner lockeren Struktur und seines hohen Wassergehaltes leichter verdaulich als anderes Fleisch und verläßt daher den Magen schneller, wodurch frühzeitiges Hungergefühl auftritt. Durch den Mangel an Extraktivstoffen wird es zu einer guten Krankenkost. Der Fisch stellt im Rahmen unserer Gesamternährung einen wertvollen Nährstoff dar und sollte bedeutend mehr als Eiweißträger zur Ernährung des Volkes herangezogen werden.

Hefeextrakt als braune Paste mit 20,7 % Wasser enthält 39 bis 51 % Eiweiß, das als sehr wertvoll zu bezeichnen ist, im Aufbau dem Fleischeiweiß ähnelt, jedoch keine harnsäurebildenden Stoffe enthält. Der hohe Prozentgehalt an Lecithin (6,1 %) ist besonders bemerkenswert, weiterhin der Gehalt an Kali (3,7 % K_2O), besonders an Tryptophan und Vitamin B-Komplex. Durch die Anwesenheit ernährungsphysiologisch wichtiger Stoffe, die im Fleischextrakt fast vollkommen fehlen, ist der Hefeextrakt von großer Bedeutung für die Ernährung.

Beträgt der Eiweißgehalt in den **Kartoffeln** auch nur 1,2 bis 2 %, so ist aber doch ihr Eiweiß ein vollwertiges und wird restlos verdaut. MADSEN, die Versuchsperson von HINDHEDE, die ihrer Tätigkeit nach als Schwerarbeiter zu betrachten ist, blieb bei einer Tageskost von 2,5 kg Kartoffeln, 160 g Margarine und 50 g Zwiebeln mit insgesamt 22,6 g verdaulichem Eiweiß im Stoffwechselgleichgewicht. Gibt man zu dieser Kost reichlich Obst, so daß eine starke Darmtätigkeit verursacht und die Kotmenge vermehrt wird, so werden größere Eiweißmengen, die aus den Verdauungssäften stammen, mit entleert und die Eiweißbilanz wird eine negative.

Neben der Kartoffel ist das **Brot** eines der wichtigsten Volksnahrungsmittel, aber nicht in Form von Weißbrot, denn je weißer das Mehl, um so geringer der Nährwert. Durch die moderne Ausmahlung und Aussiebung der Getreidekörner gehen die Vitamine und Mineralsalze in die Kleie über, die an die Schweine verfüttert wird. Der alte Glaube, daß der menschliche Darm die Kleie nicht verdauen könnte, ist durch die langdauernden Versuche von HINDHEDE widerlegt:

Es werden verdaut:

	Organische Substanz %	Eiweiß %	Kohlehydrate %
Roggenkleie:			
Mensch			
Kleie im Roggenbrot.	66	35	74
Sehr feine Kleie im Klopferbrot	87	62	90
Schwein:			
Kleie	67	66	74
Wiederkäuer:			
Kleie	70	75	74
Weizenkleie:			
Mensch:			
Kleie im Grahambrot	77	70	78
Kleie im sehr groben Weizenbrot	67	42	74
Schwein:			
Kleie	67	75	66
Wiederkäuer:			
Kleie	69	79	71

Die **Milch**, die schon in den ersten Monaten unseres Lebens von ausschlaggebender Bedeutung für unsere Ernährung ist, behält auch noch in späteren Jahren ihren hohen Nahrungswert. Die *Kuhmilch* enthält 3,4 % Eiweiß, 3,7 % Fett, 5 % Zucker und 0,16 % Kochsalz, die *Frauenmilch* 2 % Eiweiß, 3,7 % Fett und 6,7 % Zucker. Ein Liter *Frauenmilch* enthält 1,08 g Kali (K_2O), 0,499 g Kalk (CaO), 0,275 g Natron (Na_2O), 0,065 g Magnesia (MgO) und 0,007 g Eisenoxyd. An Vitamin C wurde ein Durchschnittsgehalt von 52 mg, an Vitamin B_2 (Lactoflavin) von 0,16—0,52 mg im Liter gefunden. Ein Liter *Kuhmilch*: 1,7 K_2O, 1,7 CaO, 0,4 Na_2O und 0,2 MgO. Ein Liter *Ziegenmilch*: 1,3 K_2O, 1,9 CaO, 0,6 Na_2O und 0,15 MgO. Der besondere Wert der Milch liegt in ihrem hohen Calciumgehalt, der in einem Liter 1,7 g beträgt. Das Calcium ist in der Milch teils als Phosphat, teils als Caseinat vorhanden. Der Calciumgehalt der Kuhmilch ist bedeutend höher als der der Frauenmilch. Die Milch ist frei von Extraktivstoffen und Purinkörpern. Ihr Vitamingehalt ist am größten bei Grünfütterung der Kühe. Wird die Milch ultraviolett bestrahlt, um antirachitisch zu wirken, so geht ihre antiskorbutische Wirksamkeit (Vitamin C) verloren. Für die meisten Menschen ist die Milch leicht verträglich, wenngleich es auch einige gibt, die nach Milchgenuß über ein volles Gefühl im Magen klagen oder selbst Durchfall bekommen. Besonders wird die Milch für den Magen schwer verdaulich, wenn sie schnell getrunken wird, so daß sie zu einem dicken Klumpen gerinnt und für die Verdauungssäfte schwer angreifbar wird. Aber bei der vielseitigen Verwendungsfähigkeit der Milch gibt es für jeden empfindlichen Verdauungskanal doch eine Zubereitungsform, die ihm bekömmlich sein wird (Abkochungen mit Grieß, Hafer, Reis usw.). Als erfrischendes und nahrhaftes Getränk muß auf die **Buttermilch** hingewiesen werden, die fast doppelt soviel Lecithin enthält als Vollmilch. Die **Mager**milch, die alle Nährbestandteile der Vollmilch mit Ausnahme des Milchfettes enthält, kann zum Kochen von Milchspeisen und besonders zum Backen genommen werden. Zur Regelung von Verdauungsstörungen werden oft Kefir und Yoghurtmilch mit sehr gutem Erfolg gebraucht. Die Verwendung der Milch bei Herz- und Nierenkrankheiten und Fettsucht ist bekannt. Bei Nierenkranken sind Obsttage vorteilhafter und stoßen seltener auf Ablehnung von seiten der Kranken.

Quark: Durch Säuerung aus Milch bereiteter weißer Käse, der das Ausgangsprodukt aller Käsesorten ist. Quark enthält: 17,2 % Eiweiß, 1,2 % Fett, 4 % Kohlehydrate und 76,5 % Wasser. Er ist ein sehr guter und billiger Eiweißspender.

Rahm oder Sahne besteht zum größten Teil aus dem Milchfett. Der Fettgehalt beträgt 15—25 %. Durch den hohen Fettgehalt wird die Sahne nicht von allen Kranken gut vertragen.

Butter s. unter Fette S. 29.

Das **Hühnerei** wiegt im Durchschnitt 50—55 g. Das Eigelb enthält 5 g Fett, das neben gewöhnlichem Fett reichlich Lecithin und Cholesterin enthält, außerdem sind im Eigelb noch 2,5 g Eiweiß (Vitellin) mit etwa 1 % Phosphor vorhanden. Der gelbe Farbstoff des Dotters ist bedingt durch die Luteine oder Lipochrome, die identisch sind mit dem Carotin (s. u. Vitamin A) und dem Xantophyll der Pflanzennahrung. Von reinem Eiereiweiß sind in einem Ei ungefähr 6 g vorhanden. Schulkindern soll man wöchentlich nicht mehr als 3 Eier geben. Die Eier sind im rohen und geschlagenen Zustande am leichtesten verdaulich, desgleichen auch in weichgekochter Form. Hartgekochte Eier müssen fein zerkaut werden. Täglich 4—6 geschlagene Eigelb mit Traubenzucker, Citronensaft und eventuell etwas Rotwein ist das beste Kräftigungsmittel bei allgemeiner Abspannung und Erschöpfung. Da im Ei ebenso wie in der Milch keine Purinbasen vorhanden sind, so stellen beide ein eiweißhaltiges Nahrungsmittel für Gichtkranke dar.

Kohlehydrate.

Die Kohlehydrate enthalten C, H, O, und zwar die H- und O-Atome in der Relation 2 : 1 wie im Wasser. Der physiologisch wichtigste Zucker ist der Traubenzucker, der durch Reduktion Sorbit liefert, bekannt durch das Sionon, ein für die Diabetiker gut verträglicher Zuckerersatz. Der Traubenzucker wird im Muskel nicht direkt verwertet, sondern seine Spaltung ist an eine Veresterung mit Phosphosäure geknüpft, die leicht angreifbar ist (Hexosediphosphorsäure = Lactacidogen). Aus diesem Lactacidogen entsteht bei der Verbrennung Milchsäure und Phosphorsäure. Die erstere wird zum Teil weiter verbrannt zu CO_2 und H_2O, zum größeren Teil aber wieder zum Aufbau von Kohlehydraten verwandt. Die Phosphorsäure wird teils in Form von anorganischen Harnphosphaten ausgeschieden, teils im Körper zurückbehalten.

Alle Kohlehydrate, die wir für unsere Ernährung brauchen — ausgenommen den Milchzucker — finden wir im Pflanzenreich. Wir unterscheiden die einfachen Zuckerarten, wie Traubenzucker (Dextrose, besser Glucose) und Fruchtzucker (Laevulose oder Fructose). Aus diesen bauen sich die höheren Zuckerarten, wie Rohrzucker, Maltose und Milchzucker, auf. Ein Vielfaches der einfachen Zucker sind die Stärkearten (Polysaccharide) als Assimilationsprodukte chlorophyllhaltiger Pflanzen. Am kompliziertesten ist die pflanzliche Cellulose zusammengesetzt. Alle höheren Kohlehydrate werden bei der Verdauung in die einfachen Zucker zerlegt und als solche resorbiert. Dextrin erscheint dabei als Zwischenstufe.

Alle Kohlehydrate spielen als *Bausteine* eine bedeutend größere Rolle im Pflanzenreich als im Tierreich. Die Kohlehydrate sind in unserer Ernährung die wichtigsten Kraft- und Energiespender. — „Die Betriebsstoffe des Lebens." — Sie verbrennen im Stoffwechsel zu Wasser und Kohlensäure ohne Schlacken zu hinterlassen. Ein Überschuß von Kohlehydraten wird im Körper bis zu einem gewissen Grade in der Leber und den Muskeln als Glykogen abgelagert — das Reservekohlehydrat des tierischen Stoffwechsels —, ein weiterer Überschuß kann in Fett verwandelt und als solches gespeichert werden. Eine kleine Menge von Traubenzucker (bis 0,1 %) kreist stets in der Blutbahn als ein unbedingt notwendiger Bestandteil **(Blutzuckerspiegel).** Leistet ein Körper Arbeit, so steht ihm als Kraftquelle für sämtliche Energieleistungen der Traubenzucker zur Verfügung. Damit das Blut seinen Zucker auf einer Höhe von 0,1 % halten kann, wird je nach Bedarf das abgelagerte Glykogen wieder in Traubenzucker verwandelt. Die Regulation dieses Prozesses ist an verschiedene Organe mit innerer Sekretion geknüpft, die alle wieder dem Zentralnervensystem unterstehen. So wirken zum Beispiel die Absonderungen (Hormone) von Nebenniere, Schilddrüse, Hypophyse, Leber fördernd auf die Umwandlung des abgelagerten Glykogens in Traubenzucker. Andererseits hat das von der Pankreasdrüse abgesonderte Insulin eine hemmende Wirkung auf die Umwandlung des Glykogens in Traubenzucker. Der normale Ablauf dieser Stoffwechselvorgänge ist an das Vorhandensein der Vitamine (besonders B_1) und einen Basenüberschuß geknüpft.

Die Kohlehydrate stehen uns besonders zur Verfügung in den Körnern unserer Getreidearten und in unseren Wurzelgewächsen, von denen die Kartoffel die wichtigste ist, weiterhin in Obst und Gemüsen. In den beiden letzteren ist der Kohlehydratgehalt kein allzu großer, aber Gemüse und Obst haben dadurch einen ganz besonderen Wert für unsere Nahrung, daß sie die unentbehrlichen Lieferanten aller lebenswichtigen Vitamine abgeben und einen Überschuß an Basen enthalten. Die Körnerfrüchte und die aus ihnen hergestellten Lebensmittel, wie Brot, Nudeln, Makkaroni usw., enthalten alle einen Überschuß an Säure, wie auch die schon früher erwähnten Hülsenfrüchte. Durch Obst- und Gemüsezufuhr wird das Säure-Basen-Gleichgewicht sehr leicht wiederhergestellt.

Gerade **Gemüsen** und **Obst** hat man wegen ihrer guten Bekömmlichkeit und erfrischenden Wirkung in der Ernährungsbehandlung einen besonderen Platz eingeräumt. Ihr Zuckergehalt und ihr Basenreichtum wirken sparend auf den Eiweißumsatz und verhüten die Zersetzung des Körpereiweißes. Man hat sie deshalb in jüngster Zeit bedeutend mehr zur diätetischen Behandlung von Stoffwechselkrankheiten herangezogen. Wo man früher Milchtage als Schonungstherapie bei Nieren, Leber und Herzkrankheiten oder bei Fettsucht verordnete, gibt man heute eine **Obst- und Gemüsekost,** die von den Kranken gern genommen wird, da sie erfrischend und anregend wirkt. Es mag hier besonders hervorgehoben werden, daß jedes *rohe* Obst (Apfelsinen, Äpfel, Bananen usw.) den Diabetikern ausgezeichnet bekommt. Der Vorteil dieser Kost liegt in ihrem Gehalt an Vitaminen und Basen, ihrer eiweißsparenden Wirkung, ihrer Alkalisierung des Urins, so daß die Harnsäure besser ausgeschieden werden kann, ihrer Anregung auf die Darmperistaltik und der Schonung der Ausscheidungsorgane. Aus den gleichen Gründen ist eine kohlehydratreiche Kost auch die beste Nahrung für Fieberkranke. An kleinen Kindern wurde festgestellt, daß es selbst bei tagelangem, hohem Fieber gelingt, durch Zugabe von Rohrzucker zur Milch oder durch Verabreichung von reichlich Zuckerwasser neben der gewöhnlichen Nahrung nicht nur die im Fieber stets vorhandenen Stickstoffverluste zu verhindern, sondern sogar vermehrten Stickstoffansatz zu erzielen. Mit noch größerem Erfolg wäre hier gewiß der Rohrzucker durch **Traubenzucker** (Dextropur) ersetzt worden. Wir wissen, daß eine glykogenreiche Leberzelle den Schädigungen ganz besonders bei Infektionskrankheiten besser gewachsen ist als eine glykogenarme. Besserung und Schädigung der Leberfunktionen ist an den Auf- und Abbau von Glykogen gebunden. Therapeutisch wurde diese Erkenntnis ganz besonders glänzend ausgewertet in der Behandlung der *subakuten Leberatrophie* und auch bei weniger rapid verlaufenden diffusen Hepatopathien mit Traubenzucker — kombiniert mit Insulin, — da dieses den Aufbau zu Glykogen und die Fixation desselben in der Leber bewirkt. Aus dem gleichen Grunde gibt man mit großem Vorteil vor einem großen operativen Eingriff bei Cholecystopathien, die meist mit latenten Leberbeschwerden kombiniert sind, am Abend vorher reichlich Traubenzuckerlösung (Dextropur) und nach der Operation Traubenzuckerklistiere und intravenöse Traubenzuckerinfusionen. Die Leberzellen sind auch von Bedeutung für die Bildung der Ketonkörper. Je weniger Glykogen in der Leber abgelagert ist, um so größer ist die Neigung zur Ketonkörperbildung.

Bienenhonig. In naher Beziehung zum Traubenzucker steht der Bienenhonig (Blütenhonig). Er besteht zum größten Teil aus Dextrose und Lävulose. Nach vorliegenden Analysen: Traubenzucker 35—46%, Fruchtzucker 23—34%, Rohrzucker 4—6%. Im Durchschnitt also 70% Invertzucker (Mischung von Trauben- und Fruchtzucker). An übrigen Bestandteilen, die unwägbar gering sind, enthält der Honig noch: Wachs, Dextrin, Apfelsäure, Essigsäure und Mineralsubstanzen, verschiedene Enzyme. Ob Vitamine darin enthalten sind, ist noch nicht vollkommen sicher. Eine bactericide Wirkung des Honigs wird allgemein angenommen. Der Nähr- und Gesundheitswert des Honigs ist bekannt. Da er restlos, ohne Schlacken im Darm zurückzulassen, assimiliert wird, kann er anstatt Traubenzucker gegeben werden. Auch zu versuchen bei Kolicystitis und Pyelitis, wo man täglich zuerst 100 g und später 50 g gibt.

Unsere wichtigsten Volksnahrungsmittel sind **Brot** und **Kartoffeln.** Bei der Zubereitung des Brotes ist das dazu verwandte Mehl ausschlaggebend. Daß Weißbrot und Brötchen aus Feinmehl hergestellt werden und keine Kleie enthalten, ist allgemein bekannt. Durch das Absieben der Kleie gehen fast alle Mineralstoffe, Vitamine und ein großer Teil des Eiweißes (Kleberproteine) verloren. Diese Aleuron- oder Kleberzellenschicht enthält neben Vitaminen reichlich Eiweiß, Fett und Mineralbestandteile. Der Keimling des Samens ist besonders reich an wertvollsten Nährstoffen. Er enthält 40% vollwertiges Eiweiß, 28% Kohlenhydrate, 5% Mineralstoffe, kleine Mengen von Vitamin A, genügend Vitamin E und sehr reichlich Vitamine der B-Gruppe. Hieraus besteht die Kleie und sie wird leider größtenteils zur Fütterung unserer Haustiere, besonders der Schweine, verwandt. Unter Eiweiß (S. 12) sind die Versuche von HINDHEDE angeführt, nach denen die Kleie von Menschen geradeso gut verdaut wird wie von Schweinen. Diese Erkenntnis kommt erfreulicherweise schon in den vielen Arten von Vollkornbrot zum Ausdruck, die in der letzten Zeit hergestellt werden: Klopfer-, Schlüter-, Steinmetz-, Simons-, Knäckebrot und viele andere. Das Knäckebrot enthält nur 3—6% Wasser. In der Trockensubstanz sind 11,6% Eiweiß und 70% Kohlehydrate. Es mag aber gleich erwähnt sein, daß Vollkornbrot und besonders das Knäckebrot bei empfindlichem Magen und bei Gallenblasenerkrankungen oft schlecht vertragen werden. Ein sehr empfehlenswertes und allgemein bekömmliches und wohlschmeckendes Brot ist das Paderborner Weizenschrotbrot. Deutschland ist Roggenland und kann sich einen zu starken Verbrauch an Weizen nicht leisten. Untersuchungen haben ergeben, daß Roggenbrot auch von Magenschwachen vertragen wird, wenn es einen höchstmöglichen Güte- und Bekömmlichkeitsgrad erreicht, den ein Brot bei bester Herstellung besitzt. Es muß daher von einem Roggenbrot gefordert werden: 1. eine speichellockende Kraft, 2. geschmackliche Eigenschaften, 3. eine ausreichende Lockerung des Brotteiges, 4. Herabsetzung der flüchtigen, niederen Fettsäuren, die zu Darmreizungen und zu schneller Dünndarmpassage führen. Leider zersetzt sich bei der Schrotlagerung das hochwertige Kleieeiweiß, die Kleielipoide werden ranzig, die Kleievitamine gehen zugrunde, die Geschmacks- und Duftstoffe der Kleie schwinden (M. med. Wo. 17 und 21, 1938).

Allgemein hat das Brot durchschnittlich einen Kochsalzgehalt von über 0,5 %. Außer der Erhaltung von wichtigen Nährstoffen spielt bei dem Mitgenuß der Kleie noch die anregende Wirkung auf den Darm eine große Rolle. In vielen Familien, wo Weißbrot, Brötchen und Kuchen bevorzugt werden, wird dann zur Stuhlregelung, anstatt Vollkornbrot zu essen, ein cellulosereiches Abführmittel eingenommen, wie z. B. Brotella oder Imbak. Wenn auch bei denen, die hauptsächlich von Weißbrot und Feingebäck gelebt haben, beim Übergang zum Vollkornbrot die Ausnutzung der Kleie noch eine schlechte ist, so wird sie doch im Laufe der Zeit eine bessere werden. Die regelnde Wirkung auf den Stuhlgang wird auch nicht sofort erfolgen, sondern erst nach einigen Wochen eintreten. Da alle Brotarten (ausgenommen kleiehaltiges Brot), Backwaren, Grieß, Reis, Graupen, Mehl, Nudeln, Makkaroni und andere Teigwaren einen Säureüberschuß zeigen, ihr Eiweiß kein vollwertiges ist und eine Calcium-, Natrium- und Eisenarmut und ein Mangel an A- und C-Vitaminen bestehen, so ist eine Beigabe von Obst und Gemüse ganz besonders bei dem wachsenden Organismus notwendig. Auf dieser einseitigen Ernährung beruht auch der Mehlnährschaden kleiner Kinder und wahrscheinlich nochandere Krankheitsbilder im Kindesalter. Aus dem gleichen Grunde soll man Magen- und Darmkranke nicht zu lange auf eine Breikost mit Weißbrot und Feingebäck setzen, da es sonst vorkommen kann, daß die Magenbeschwerden schwinden, dafür aber eine allgemeine Erkrankung auftritt. Die Haferflocken bilden hierbei eine Ausnahme. Sie enthalten nicht nur Kohlehydrate und Eiweiß, sondern auch Fett in sehr feiner Verteilung, dann auch einen hohen Gehalt an Kalk und Eisen neben Phosphorsäureverbindungen. Meist werden die Mehlspeisen durch Zutaten von Eiern, Milch, Fett und Beilagen schmackhafter und vollwertiger für die Ernährung. Auf die Zufuhr von Obst und Gemüsen als Vitaminträger ist stets zu achten.

Wie in der letzten Zeit bewiesen werden konnte, spielt das grobe Kleiebrot bei der Heilung der **Zahncaries** besonders zur Verhütung der Zahncaries eine große Rolle, da bei seinem Genuß ein sorgfältiges Kauen notwendig und der Kaudruck für die Erhaltung des Gebisses sehr bedeutungsvoll ist. Die im groben Brot enthaltenen Vitamine und Mineralstoffe, vermehrt durch Zugabe von Gemüse und Obst, sind von großer Wichtigkeit. Wahrscheinlich ist die Zahncaries eine B_1-Hypovitaminose.

Etwas ausführlicher mag auf **Krafts Knäckebrot in der Ernährung** eingegangen werden.

Knäckebrot ist ein hartknuspriges Vollkorn-Flachbrot, das durchschnittlich nur 8 % Wasser enthält, sehr porös ist und etwa 2—3$^1/_2$mal soviel Wasser bindet wie Schrotbrot. Es enthält mehr Eiweiß, Fett, Rohfaser und Mineralsalze als Roggenschrotbrot, Graubrot oder Mischbrot. Die Stärke ist — besonders im Knäckebrot, Sorte D — weitgehend zu Dextrinen und einfachen Zuckern abgebaut.

Als echtes Vollkornbrot enthält es biologisch vollständige Eiweißstoffe (mit den Aminosäuren Lysin, Tyrosin, Tryptophan), die Vitamine A, B_1, B_2 und E, Mineralsalze (Ca, F, Mg, Mn, P, Si) und Cellulose aus Keim und Randschichten des Roggenkorns. Diese wertvollen Nähr- und Ergänzungsstoffe bleiben bei dem besonderen Backprozeß erhalten und werden zum Teil durch die thermische Aufschließung der Kleie sogar besser resorbierbar (Pfannenstiel). Eiweiß und Rohfaser des Knäckebrotes werden besser ausgenutzt als bei Roggenschrotbrot. Ebenso ist der Sättigungswert des Knäckebrotes wesentlich höher als der des Schrotbrotes (Dresel, Groebbels).

Knäckebrot wird völlig symptomlos verdaut, im Gegensatz zum Schrotbrot, das Sodbrennen und Blähungen hervorruft (Dresel). Die gute Verdaulichkeit des Knäckebrotes beruht wahrscheinlich auf der schnellen und — im Gegensatz zu anderen Brotarten — großen Säurebindung (Schneider). Infolge seines Wasserhaltevermögens wirkt Knäckebrot — ähnlich wie pflanzliche Quellsubstanzen — auf die Motilität des Dickdarms und eignet sich daher als diätetisches Heilmittel bei Obstipationen (Bickel).

Schlayer und Prüfer beobachteten, daß Knäckebrot (Flachbrot) bei vielen Magen- und Darmkrankheiten besser vertragen wird als Laibbrot. Es wirkt erstaunlich wenig gärungserregend. Knäckebrot regt zwar die Magensaftsekretion an, wird aber selbst bei schmerzhaften Ulcera besser vertragen als weißes Laibbrot.

Krafts Knäckebrot wurde klinisch erprobt beim nichtblutenden chronischen Ulcus aller Lokalisationen ohne perforative Tendenz, ferner bei Hyperacidität, Achylie, chronischem Gallenblasenleiden, chronischer Bauchspeicheldrüsenerkrankung, Störung der Dünndarm- und Dickdarmverdauung, Fäulnisdyspepsie, in der Carellkur, bei Gicht, Mastkur, Basedow ohne Durchfälle und kochsalzfreier Nierendiät (Schlayer und Prüfer), bei Wassersucht (Siebeck) und in der Kinderheilkunde bei Verstopfung nervöser Kinder, bei Dickdarmvergrößerung (Megakolon), Coeliakie, Akrodynie, Feerschen Neurosen in Form von Knäckemehlmilch oder Knäckemehlbrei (feinvermahlenes Knäckebrot, Sorte D salzfrei). Dieses Knäckemehl zeichnet sich durch seinen Gehalt an Vitaminen der Gruppe B, quellbarer Cellulose und dextrinisierter Stärke vor anderen Kindermehlen aus (Jamin).

Die knusprige Härte von Krafts Knäckebrot zwingt zu gründlichem Kauen, steigert den Kaudruck, regt die Speichelsekretion an, hemmt die Entwicklung der Caries und fördert die gesunde Gebißentwicklung durch Selbstausgleich von Stellungsfehlern.

Kartoffeln: Unter Eiweiß wurde schon erwähnt, daß die Kartoffel 20% Kohlehydrate und 1,2—2% Eiweiß enthält. Das Eiweiß ist vollwertig, auch enthält die Kartoffel einen Basenüberschuß, besonders Kalium und reichlich Vitamine. Da beim Kochen der Kartoffeln bis 75% der Mineralstoffe in die Flüssigkeit übergehen, so sollen die Kartoffeln in Dampf „gekocht" werden. Die Kartoffeln werden restlos verdaut, wenn sie gut zerkaut oder bei der Zubereitung zerquetscht werden. Sie verlassen schon nach $2^1/_2$ Stunden den Magen. Die Kartoffel ist ein wichtiges Volksnahrungsmittel und sollte mehr Beachtung finden, als es bei uns allgemein geschieht. Mit Milch zubereitet ist sie eine gute Krankenkost. Der größte Teil unserer Kartoffeln wird leider an Schweine verfüttert und dient der Herstellung von Schnaps. Kartoffeln, die zum Keimen kommen, sollten nicht mehr verwendet werden.

Hülsenfrüchte. Die Hülsenfrüchte enthalten viel Eiweiß. Bohnen und Linsen 18—25%, frische Bohnen nur 3—4%, Erbsen 17—23% Eiweiß, Kohlehydrate 48—52%. Je länger die Hülsenfrüchte gekocht werden, um so minderwertiger werden sie. Beim Kochen in hartem, kalkreichem Wasser werden die Hülsenfrüchte hart und unverdaulich. Ein Zusatz von Natron beim Kochen zerstört die Vitamine, ein Zusatz von Essig macht das Eiweiß schwer verdaulich. Sie müssen in weichem oder destilliertem Wasser gekocht werden. Da die Schale der Hülsenfrüchte der Einwirkung der Verdauungssäfte großen Widerstand entgegensetzt, so sind bei empfindlichen Verdauungsorganen die Hülsenfrüchte nur in Pulverform zu verwenden. Die Hülsenfrüchte enthalten einen Säureüberschuß und sind *reich an Purinbasen,* was bei der Ernährung von Gichtkranken zu beachten ist. Bei unzermahlenen Linsen beträgt der Stickstoffverlust 40,1%, bei weißen Bohnen 30,2%, bei Erbsen 23,6%; in Breiform werden die Hülsenfrüchte ungefähr 2—3mal so gut ausgenutzt. Hier muß auf die **Sojabohne** hingewiesen werden, die jetzt erfolgreich angebaut und durch ein besonderes Verfahren entbittert wird. Sie enthält 30—40% Eiweiß, 25% Kohlehydrate und 20% Fett, Vitamin C und einen Basenüberschuß. Das Sojamehl ist entölt und enthält nur noch 0,9% Fett. Das Sojabrot für Zuckerkranke enthält 21% Eiweiß, 0,9% Fett, 8% Kohlenhydrate und viel Wasser. Aus der Sojabohne gewinnt man jetzt Lecithin. Das entölte Sojamehl enthält 52% Eiweiß, 0,9% Fett, 26% Kohlenhydrate. In 100 g 328 Cal.

Gemüse. Die *Gemüse* gehören zu den Lebensmitteln, die besonders wegen ihres Vitamin- und Mineralsalzgehaltes für unsere Ernährung unentbehrlich sind. In den Vegetabilien treten die säurebildenden Elemente (Schwefelsäure, Phosphorsäure und Purinkörper) zurück, während die Basen überwiegen. Ihr Nährwert ist kein allzu großer. Samen, Blütenteile (Artischocken) oder Knospen (Spargelköpfe, Rosenkohl) zeigen dagegen einen Überschuß an Säuren. Bei der früheren Art, die Gemüse durch Abbrühen zuzubereiten, ging ein großer Teil der Mineralsalze, besonders Kali und Natron, verloren, da die Gemüsebrühe meist unbenutzt weggeschüttet wurde. Hierdurch mußten die basischen Eigenschaften der Gemüse und damit ihre neutralisierende Wirkung auf die Säuren im Körper verlorengehen. Gleichzeitig ging aber auch ein beträchtlicher Teil von Vitaminen, Zucker, Stärke und selbst Eiweiß in das Brühwasser über. Das durch Kochsalz und andere Zutaten schmackhaft gemachte Gemüse kann bei dieser Zubereitung nicht den gewünschten Zweck erfüllen. Das Gemüse soll in den jetzt allgemein käuflichen Dampftöpfen nur gedämpft werden, oder man setzt es mit so wenig kaltem Wasser an, daß kein Überschuß an Brühe entstehen kann. Sehr wertvoll ist hier ein elektrischer Herd, weil durch den niedrigen Flüssigkeitsbedarf beim Ankochen der Gemüse und durch die niedrige Heizungstemperatur fast alle Nährsalze, Geschmackstoffe und Vitamine erhalten bleiben. Empfehlenswert ist es, die Gemüse roh als Salat zu genießen. Bei Gemüsen, die stark blähend wirken, öffnet man beim Dämpfen öfter den Deckel, um die meist schlecht riechenden Gase entweichen zu lassen. Dabei ist es wichtig, daß der Gärtner beim Düngen keine Abwässer oder Abortjauche auf das Gemüse schüttet, da diese Verunreinigung meist nicht genügend beseitigt wird und zu Darmstörungen, ganz abgesehen von Übertragung der Wurmeier und Infektionskrankheiten Veranlassung gibt. Die blanchierten Gemüsekonserven, die öfter abgebrüht sind, haben für unsere Ernährung keine so große Bedeutung mehr. Für Kleinkinder und Verdauungskranke müssen die Gemüse in Breiform (durch ein feines Haarsieb getrieben) verabreicht werden. Das Chlorophyll der Pflanze zeigt chemisch eine große Ähnlichkeit mit dem Hämoglobin unseres Blutes. Beide enthalten den Pyrrolkern, nur ist beim Chlorophyll an der Stelle, wo im Hämatin Eisen angelagert ist, Magnesium gebunden. Nach BÜRGI soll das Chlorophyll eine allgemein anregende Wirkung auf unseren Körper ausüben. Ähnlich verhalten sich die Farbstoffe in Karotten, Tomaten usw. Auch fand man in Gemüsen, Früchten und Wurzeln reichlich Enzyme, die eine Temperatur bis 140° vertragen und auch im Verdauungskanal nicht zerstört werden. Sie sollen auf dem Wege über die Blutbahn eine anregende Wirkung auf die Verdauungsorgane haben. So hat man aus Spinat, Brennesseln, Zwiebeln usw. derartig wirkende **Sekretine** dargestellt. Von der Menge und Art der Cellulose hängt die Verdaulichkeit ab und die diätetische Stellung, die ein Gemüse einnimmt. Je jünger ein Gemüse, um so leichter verdaulich. So zählen die jungen Gemüse wie Spinat, Sauerampfer, Spargel (Köpfe), Salat, junge grüne Erbsen, Wachsbohnen, Blumenkohl, Möhren, Teltowrübe zu den leicht verträglichen.

Cellulose: Die *Cellulose* oder der Zellstoff gehört zu den Kohlehydraten und ist ein Polysaccharid. Die Cellulose ist der Hauptbestandteil aller Zellenmembrane und umgibt die Zelle der Pflanzen als dünne Haut. Bei der Ausmahlung unseres Getreides, das zur Brotbereitung dienen soll, spielt die Cellulose eine große Rolle, da sie besonders die in der Randzone der Getreidekörner liegende Aleuronschicht, in der Eiweiß, Vitamine und Salze (besonders Magnesium, Calcium, Phosphate, Kalium und Kieselsäure) sich befinden, fest umschließt. Nur durch einen kräftigen Mahlprozeß läßt sich dieser Panzer sprengen. Es ist wichtig für eine gesunde Ernährung, aber auch notwendig für unsere wirtschaftlichen Verhältnisse, daß aus dem Getreidekorn möglichst viel für uns herausgeholt werden kann und die Kleie nicht mehr dem Vieh überlassen wird, in dem alten Glauben, unsere Verdauungsorgane könnten keine Kleie verdauen. HINDHEDE und andere haben uns hierüber durch langandauernde Versuche belehrt. Wer also nicht durch Magen- oder Darmerkrankungen auf das geschmacklose Weißbrot angewiesen ist, sollte Roggenschrotbrot oder das besser bekömmliche Weizenschrotbrot essen. Es mag aber nicht unerwähnt bleiben, daß es nicht von solch einschneidender Bedeutung ist, ob wir Vollkornbrot oder unser gewöhnliches Brot essen, wenn unsere Alltagskost eine richtig zusammengesetzte, eine „gemischte" Kost ist. Die Cellulose hat eine die Darmperistaltik anregende Wirkung und ihr Fehlen ist häufig die Ursache einer chronischen Verstopfung. In solchen Fällen sollen Vollkornbrot, Gemüse und Obst im Vordergrund stehen.

Durch das Kochen der Gemüse wird die Cellulose chemisch nicht verändert, sondern nur zur Quellung gebracht. Ohne die Bakterien des Darmes kann die Cellulose nicht verdaut werden. Hiervon ist also die Resorption der vegetarischen Kost abhängig.

Fette.

Die Fette sind Verbindungen des dreiwertigen Alkohols Glycerin mit Fettsäuren (Glyceride der Fettsäuren). Von diesen Fettsäuren kommen im menschlichen Körper hauptsächlich die beiden gesättigten Fettsäuren Palmitin- und Stearinsäure und die ungesättigte Ölsäure vor. Die Verbindungen des Glycerins mit diesen Fettsäuren heißen Palmin, Stearin und Olein. Je mehr Palmin und Stearin ein Fett enthält, um so höher liegt sein Schmelzpunkt und um so schwerer verdaulich ist es, je mehr Olein es enthält, um so niedriger liegt der Schmelzpunkt, um so weicher und meist leicht verdaulicher sind also die Fette. Rinder- und Hammeltalg enthalten vorwiegend Stearin und Palmitin, das menschliche Fett besteht aus etwa 70—80% Olein, 20% Palmitinsäure und 5% Stearinsäure. Das Fett ist das konzentrierteste Nahrungsmittel und hat einen hohen Sättigungswert. Durch die Anwesenheit von Glyceriden der einfachen Fettsäuren erhalten die Fette ihren verschiedenen Geschmack und Geruch. Beim Erhitzen der Fette mit Natronlauge verbinden sich die Fettsäuren mit dem Natron zu fettsaurem Natron, der sogenannten löslichen Natronseife, das Glycerin wird dabei frei.

Bei der Verdauung werden die Fette durch die Lipasen in Fettsäure und Glycerin gespalten, nachdem sie durch die Galle in eine Emulsion verwandelt waren. Die entstandenen Fettsäuren werden durch Natron in lösliche und leicht resorbierbare Natronseife umgewandelt. In der Darmwand findet aus Fettsäuren und Glycerin wieder eine Fettsynthese statt. Das resorbierte Fett nimmt seinen Weg über die Lymphbahnen und den Ductus thoracicus, ein Teil geht aber auch direkt in die Blutbahn, so daß der Fettgehalt des Blutes nach einer fettreichen Nahrung auf das 6fache der Norm ansteigen kann. Das Serum des gesunden nüchternen Menschen enthält 5—6 g

Gesamtfett im Liter. Die normale Fettverdauung ist vom ungestörten Zusammenwirken der Galle und des Pankreassekretes abhängig.

Das Fett, das in jeder Zelle enthalten ist, wird im Körper in großen Anhäufungen als Vorratsfett (Depotfett) im Fettgewebe abgelagert und dient bei Bedarf als Kraft- und Energiequelle. Das Fett wandert, ehe es im Muskel verbrannt wird, aus dem Fettgewebe in die Leber und geht dort in Glykogen über, um als Traubenzucker verbrannt zu werden. Wahrscheinlich vermögen die Körperzellen auch das Fett direkt zu verbrennen. Durch die Talgdrüsen wird Fett ausgeschieden, um Haut und Haare geschmeidig zu erhalten. Die Fette sind eine sehr wichtige Energiequelle, ganz besonders für Schwerarbeiter, deren Ernährung ohne Fett auf große Schwierigkeiten stieße. Die Diabetiker müßten ohne Fett verhungern. Eine Mastkur wäre ohne Fett nicht denkbar. Die reinen Fette bestehen aus Kohlenstoff, Wasserstoff und Sauerstoff und werden daher zu Kohlensäure und Wasser verbrannt, ohne irgendwelche Schlacken zu hinterlassen. Im Hungerzustande, sobald die Glykogenvorräte aufgebraucht sind, wird das Depotfett mobilisiert und wandert auf dem Blutwege (Hyperlipämie) nach der Leber, wo es die Stelle des verschwundenen Glykogens einnimmt. Auch bei schwerem Diabetes, Coma diabeticum und Schwangerschaft finden wir sehr oft eine Hyperlipämie. Der Fettstoffwechsel ist von hormonalen Einflüssen abhängig. Bekannt ist der Einfluß einer krankhaft gesteigerten Schilddrüsenfunktion (Thyreotoxikosen, Basedow) und das Gegenbild: die thyreogene Fettsucht, die leichte Anklänge an Myxödem zeigt. Nach Adrenalin in großen Dosen zeigt sich ein starker Anstieg des Blutfettes (Biochem. Z. **177**, 1926). Unter dem Einfluß einer krankhaft gestörten Hypophyse entsteht die hypophysäre Fettsucht (Dystrophia adiposogenitalis). Eine Unterfunktion der Geschlechtsorgane oder eine Kastration kann ebenfalls zu Fettsucht führen.

Wir beziehen die Fette für unsere Ernährung aus dem Tier- und Pflanzenreich. Bei den Pflanzen kommt das Fett hauptsächlich in den Samen (Nuß, Mandel, Mohn, Cocos), dann im Fruchtfleisch der Oliven und in Wurzeln vor. Das bekömmlichste Fett ist die **Butter,** die vom Darm fast vollständig resorbiert wird. Sie enthält durchschnittlich 83,7% Fett und reichlich Vitamin A. Sie ist um so verträglicher, je weniger stark sie erhitzt wird. Gesetzlich darf ungesalzene Butter nicht mehr als 18%, gesalzene Butter nicht mehr als 16% Wasser enthalten.

Margarine oder Kunstbutter ist eine Mischung aus Tier- und Pflanzenfett. Sie hat den gleichen Nährwert wie andere Fette, entbehrt jedoch des Vitamins A. *Palmin* ist das von Cocosnüssen gewonnene Fett, es enthält kein Vitamin und macht den Hauptbestandteil der Margarine aus. Pflanzenfette sind den tierischen Fetten gleichwertig. Von den Ölen mit fast 100 % Fettgehalt ist das Olivenöl das feinste. Im Haushalt wird meist Sesamöl = Erdnußöl gebraucht. Sowohl Olivenöl als Sesamöl enthalten keine Vitamine. Lebertran enthält Vitamin A (fettlöslicher Wachstumsstoff) und Vitamin D (antirachitischer Wachstumsstoff).

Die Fettbildung aus Kohlehydraten ist eine gesicherte Tatsache, wahrscheinlich findet sie in den Fettdepots selbst statt. Es tritt als Glykogen in die Fettzelle ein und wird erst hier in Fett verwandelt. Die Fettbildung aus Eiweiß ist schon schwerer zu beweisen. Da es aber sicher ist, daß aus Eiweiß eine Zuckerbildung stattfinden kann, so wird es auch möglich sein, daß dieser entstandene Zucker weiterhin in Fett verwandelt werden kann. Diese Fettbildung aus Eiweiß wird aber im Körper wohl kaum in Frage kommen.

Unter **Lipoiden** pflegt man die gewöhnlichen Fette mit den Phophatiden (Lecithin) und dem Cholesterin zusammenzufassen. Diese Zusammenfassung ist jedoch nur vom physikalischen Standpunkt aus berechtigt. Unter den Lipoiden sind das Lecithin und Cholesterin neben ähnlich zusammengesetzten Körpern (Protagon und Cerebrin) die wichtigsten Bestandteile der Nerven.

Phosphatide. Neben den schon erwähnten Triglyceriden spielen beim Aufbau der Zellen die Phosphatide eine wichtige Rolle. Sie enthalten neben Glycerin und den höheren Fettsäuren noch Phosphorsäureradikale, sowie stickstoffhaltige basische Substanzen. Der Hauptvertreter der Phosphatide ist das **Lecithin,** das zuerst aus Eigelb hergestellt wurde, jetzt auch aus der Sojabohne. Ebenfalls enthält die Hefe in Form einer braunen Paste mit 20,7 % Wasser 6,1 % Lecithin. Lecithin ist zum Cholesterin funktionell antagonistisch eingestellt. Beide üben einen regulativen Einfluß auf die Funktion im vegetativen System. Lecithin im Sinne von Vagus, Cholesterin im Sinne von Sympathicus. Die Konstitution des Lecithins ist noch nicht vollkommen klar. Das darin enthaltene Cholin ist nicht die einzige Base. Man hat in anderen lecithinartigen Substanzen neben dem Cholin noch den Aminoäthylalkohol gefunden und die Träger letzterer Substanz als Cephaline bezeichnet. Eine ähnliche cephalinartige Substanz Kuorin kommt im Herzmuskel vor. Das Cerebrosid ist ein phosphorfreies Lipoid. Das im Lecithin enthaltene Cholin ist im Körper allgemein verbreitet und kommt in vielen Organen: im Darm, Pankreas, Ovarium, Hoden, Nieren, Nebennieren, Gehirn, Galle vor. Es hat eine blutdrucksenkende und eine die Darmperistaltik anregende Wirkung. Es wurde daher intravenös bei Magen- und Darmlähmung nach Laparotomie oder Peritonitis gegeben, jetzt intram. als Acetylcholin oder besser als Doryl subcut. Das Lecithin ist eine leicht zersetzliche Substanz, so daß wohl viele Handelspräparate, die als Lecithinnervennahrung angepriesen werden, kein reines Lecithin mehr enthalten. Im Eigelb ist reichlich Lecithin vorhanden, wahrscheinlich aber auch noch Phosphatide vom Kephalintypus.

Cholesterin ist ein wichtiger Bestandteil aller tierischen Zellen und findet sich besonders reichlich im Gehirn und in der Galle. Als pathologische Erscheinung tritt uns das Cholesterin in den Gallensteinen entgegen. Das Fett der Talgdrüsen, des Ohrschmalzes usw. enthalten ebenfalls Cholesterin. Das mit der Galle ausgeschiedene Cholesterin stammt wahrscheinlich aus den beständig zugrunde gehenden roten Blutkörperchen. Der Körper vermag wahrscheinlich selbst kein Cholesterin aufzubauen, da „der tierische Körper der Ringbildung nicht fähig ist" (ABDERHALDEN). Als Quelle des Cholesterins kommt daher nur unsere Nahrung (Eier, Hirn, Milch — in Pflanzen, Samen und Keimlingen die Phytosterine) in Betracht. Nach BEUMER, LEHMANN und SCHÖNHEIMER ist es doch wahrscheinlich, daß Cholesterin im tierischen Körper aus einfachen Bausteinen aufgebaut werden kann. Ähnliches gilt auch für den Menschen, jedoch vermag der Körper das Cholesterin nicht wieder abzubauen. Die Haut ist eine der Stätten, wo der Körper seine Lipoide deponiert. Dem Cholesterin haftet immer etwas Ergosterin an, das durch Ultraviolettbestrahlung in Vitamin D verwandelt wird und einen starken Einfluß auf den Kalkstoffwechsel ausübt. Experimentell ist erwiesen, daß das Cholesterin eine entgiftende Funktion hat. Die Arteriosklerose geht mit einer Hypercholesterinämie einher. Mit zunehmendem Alter nimmt die Funktion der Hoden- und Schilddrüse ab; wodnrch es zur Hypercholesterinämie und damit zur Arteriosklerose kommt. Bei den Frauen tritt nach der Menopause eine Funktionsstörung der Geschlechtsorgane ein, die zu Fettleibigkeit und Hypercholesterinämie und weiterhin zur Arteriosklerose führt. Die Hypertension läßt sich mit Störungen des Cholesteringehaltes nicht in Zusammenhang bringen.

Wir kennen verschiedene Krankheiten wie Fettsucht, Diabetes, schwere Lebererkrankungen, dann aber auch besonders die Gravidität, bei denen das Blut einen Cholesterinreichtum zeigt, so daß wir von Hypercholesterinämie sprechen. Bei der Gravidität handelt es sich wahrscheinlich um eine Stauung, da nicht genügend Cholesterin durch die Galle ausgeschieden wird. Nach der Geburt wird reichlich Cholesterin durch die Galle ausgeschieden. Vielleicht steht diese Cholesterinämie mit der Gallensteinbildung während der Gravidität in Zusammenhang. Eine Cholesterinverarmung des Blutes finden wir bei Kachexien nach schweren Infektionskrankheiten, Tumoren und im Greisenalter. Das Cholesterin ist als schwer angreifbarer organischer Baustein der Zelle energetisch indifferent. In alternden und pathologisch veränderten Geweben schlägt es sich leicht als Schlackenstoff nieder (Gefäßwand, Knorpel, Hornhaut, Trommelfell). Die geschwulstartigen Neubildungen, Xanthome, enthalten große Cholesterinablagerungen. Auch die Geschlechtsdrüsen sind am Cholesterinstoffwechsel beteiligt. Durch Entfernung der Hoden oder Eierstöcke tritt eine Zunahme des Cholesteringehalts des Blutes ein. Das mit der Galle in den Darm übergegangene Cholesterin wird hier durch reduzierende Bakterien in Koprosterin verwandelt und als solches ausgeschieden.

Unter **Lipoidosen** verstehen wir eine Gruppe von Krankheitsbildern, bei denen eine primäre Lipoidstoffwechselstörung zur Speicherung von Lipoiden in den inneren Organen, dem Knochensystem und in der Haut mit Bevorzugung des reticulo-endothelialen Zellsystems führt. Am bekanntesten sind die Psoriasis und die verschiedenen Xanthomatosen. Besonders bei Psoriasis vermag man durch eine mit Konsequenz durchgeführte fett- und lipoidarme Ernährung einen vollen Erfolg zu erzielen.

Wasser- und Mineralhaushalt.

Unser Körper enthält durchschnittlich 58,5 % Wasser. Der gesunde Mensch ist im Wassergleichgewicht. Die Aufnahme des Wassers in den Körper erfolgt in den Speisen und besonders in Getränken, dann entstehen aber auch kleine Wassermengen im Körper bei der Oxydation des Wasserstoffs der Nahrungsmittel. Die Ausscheidung des Wassers geschieht durch Harn und Kot, durch die Haut und die Lungen. Die regulatorische Tätigkeit für den Wasserhaushalt kommt besonders der Niere, aber auch der Haut zu, und vielleicht in einem höheren Maße als wir zur Zeit wissen. Die den Wasserwechsel beherrschenden Vorgänge werden vom vegetativen Nervensystem und den Hormonen geregelt (Insulin, Hypophysin, Thyroxin). Wahrscheinlich ist auch die Milz am Wasserwechsel beteiligt. Ich schreibe der Leber hierbei eine sehr große Bedeutung zu. Eine übergeordnete Zentrale für den Wasserhaushalt liegt noch im Gehirn (Hypophyse und Umgebung). Für die Überführung der aufgenommenen Nahrung in eine lösliche Form und für die Verteilung der resorbierten Substanzen im Körper, für die Ausscheidung der Abfall- und Auswurfstoffe, besonders durch Nieren und Haut ist ein dauerndes Strömen und Kreisen aller Stoffe im Körper eine notwendige Voraussetzung. Dieser Wechsel der Stoffe im Körper ist mit dem Wasserwechsel auf das innigste verknüpft. Trinkt ein gesunder Mensch Wasser, so tritt eine vorübergehende Blutverdünnung ein. Da der gesunde Körper stets nach Erhaltung seines Gleichgewichtes strebt, so findet bei ungestörtem Wasserhaushalt eine entsprechend stärkere Harnabsonderung statt.

Bei Kranken wie bei Gesunden kann der Wasserhaushalt ein ganz verschiedener sein. Der Ort der Wasseransammlung ist besonders die Haut (Bindegewebe), wo sich auch vorwiegend das Kochsalz ansammelt und zu einer erheblichen Retention von Wasser führen kann. Hierbei ist besonders das Natrium-Ion, nicht aber das Chlor-Ion der wirksame Faktor. Auch von Natriumbicarbonicum kennt man bei Diabetikern diese wasserfixierende Fähigkeit. Kalium und Calcium wirken dagegen eher entwässernd. Von der Säuglings- und Kinderernährung wissen wir, daß eine kohlehydratreiche Nahrung eine Wasseransammlung im Körper bewirkt, wodurch die allgemeine Widerstandsfähigkeit herabgesetzt und die Neigung für Tuberkulose erhöht wird. Bei Diabetikern sind uns die Haferödeme bekannt, die Ursache dieser Erscheinungen ist uns noch nicht vollkommen klar. Die hierbei mit dem Ansatz des Glykogens verbundene Wasserspeicherung im Körper der Säuglinge reicht zur Erklärung nicht aus. Man kann allgemein sagen, daß elende Körper eine Neigung zur Wasserspeicherung zeigen (Schwertuberkulöse, Krebskranke, Kachektische). Hiermit kommen wir zu den *Hungerödemen* der Kriegszeit. Durch die mangelhafte Ernährung, besonders durch zu wenig Eiweiß, wird das Gewebe geschädigt. Da sich die Leute mit der fast ausschließlichen stark gesalzenen Gemüsekost viel Wasser und Salze zuführten und dabei noch ihrer Arbeit nachgingen, so mußten auch hier Ödeme auftreten, denn das Kochsalz wurde im Bindegewebe des geschädigten Körpers fixiert und hielt das Wasser zurück. Wahrscheinlich spielte hierbei auch die zu geringe Fettzufuhr und das Fehlen der akzessorischen Nährstoffe eine Rolle. Auch fettsüchtige Menschen sind oft wasserreich. Schilddrüsenpräparate wirken entwässernd, indem sie auf die Wasser- und Salzdepots in der Haut mobilisierend wirken. Hypophysenextrakte und Insulin wirken dagegen wasserzurückhaltend. Hieraus geht hervor, daß im Stoffwechsel mit Hilfe der Mineralsalze, der Wirkung von Hormonen und des vegetativen Nervensystems eine Ansammlung von Flüssigkeit im Bindegewebe zu entstehen vermag, die sich bis zu Ödemen steigern kann. Bei Nierenerkrankungen liegt die Ödembildung etwas anders. Hier hat die Niere die Fähigkeit verloren, Wasser und Salze auszuscheiden, und es kommen weiterhin Substanzen in Betracht, die schädigend auf Gefäße, Blut und Gewebe wirken. Wahrscheinlich spielt bei der Entstehung der Ödeme auch die Milchsäure eine gewisse Rolle (M. H. FISCHER), da die Anwesenheit kleinster Säuremengen genügt, um das Wasserbindungsvermögen der Zellkolloide zu erhöhen. Die Ödeme bei Herzkrankheiten erklären sich aus der gestörten Zirkulation, dem erhöhten Druck in den gestauten Capillaren und den daraus entspringenden weiteren Folgen.

Die große Bedeutung der Pflanzennahrung liegt in ihrem Gehalt an **Mineralstoffen.** Sie sind für den Ablauf des Lebens notwendig und kommen in allen Flüssigkeiten und geformten Bestandteilen des Körpers vor. Ohne die Mineralstoffe ist kein Leben möglich. Sie kreisen in allen Körpersäften und sind die Vermittler aller Lebensvorgänge, deren ungestörter Ablauf von der Konstanz des Salzgehaltes in Gewebeflüssigkeit und Zellflüssigkeit abhängig ist. Sie haben die katalysatorischen Wirkungen und die Reaktionsverhältnisse in den Körpersäften aufrechtzuerhalten. Sie treten in Verbindung mit organischen Stoffen und sind beteiligt am Aufbau, dem Wachstum und den Regenerationsvorgängen des Körpers, ohne jedoch Energiespender zu sein. Sie werden durch Harn, Schweiß und Kot ausgeschieden und müssen durch die Nahrung wieder ersetzt werden. Diese Salze befinden sich in Lösung als Kationen (elektrisch positiv geladene Ionen: K, Na, Ca) und Anionen (elektrisch negativ geladene Ionen: Chloride, Sulfate, Phosphate) und spielen eine wichtige Rolle bei der Aufrechterhaltung des osmotischen Druckes, der Diffusion, des Austausches der Flüssigkeiten zwischen Zellen, Säften und Geweben, weiterhin für die Erregbarkeit und das Leitungsvermögen des Nervensystems. Auch auf das Mischungsverhältnis der einzelnen anorganischen Salze kommt es an. Das Gleichgewicht der Salzionen untereinander ist von ebenso großer Bedeutung wie das Gleichgewicht zwischen sauren und basischen Salzäquivalenten. So ist der zentral bedingte Gefäßtonus von einem bestimmten Verhältnis der Kalium- und Calcium-Ionen der Gefäßflüssigkeit abhängig. Fein abgestimmte Regulationsvorgänge sorgen für die Erhaltung des Gleichgewichtes und einer gesicherten Ordnung. Da bei einer gemischten Kost ein Überschuß von Mineralsalzen dem Körper zugeführt wird, so sind Störungen im Mineralhaushalt bei Gesunden nicht zu befürchten. Bei einer einseitigen Kost, z. B. Kriegskost oder Krankenkost, kann eine Submineralisation vorkommen. Da die Krankenkost sehr oft eine Breikost ist, so fehlen meistens auch die Vitamine. Die fehlenden Mineralsalze kann man nicht durch Salzgemische ergänzen, da ihre Ausnutzung eine zu schlechte ist. Die Zufuhr der notwendigen Salze muß durch Gemüse, Obst, Salat, Milch usw. erfolgen. Die Bedeutung der Nährsalzpräparate ist daher eine vollkommen zweifelhafte. Hiervon macht das Jod eine Ausnahme. Wirklicher Jodmangel tritt ein bei jodarmem Boden, wodurch Trinkwasser und Bodenfrüchte ebenfalls jodarm sind. Zusatz von geringen Jodmengen zu den Speisen gleicht den Jodmangel aus. Der Mineralbestand unterliegt dem Einfluß des Nervensystems, der Drüsen mit innerer Sekretion und der Vitamine. So sind z. B. die Vitamine A und D nötig, um eine positive Kalkbilanz zu halten. Gleichzeitig wird der Kalkstoffwechsel von den Nebenschilddrüsen beherrscht, und der Jodstoffwechsel steht in Beziehung zur Schilddrüse. Bei all diesen Krankheiten ist nichts getan mit Zufuhr von den entsprechenden Mineralsalzen, sondern einzig und allein wird dieser Mangel ausgeglichen durch Zufuhr der entsprechenden Hormone oder Vitamine. Bei gesteigerter Tätigkeit der Zellen kommt es auch zur Bildung von Säuren, die jedoch im gesunden Körper durch die Pufferstoffe in Blut und Geweben abgesättigt werden. Bei gewissen Krankheiten wie reichlich saurem Erbrechen, Nierenkrankheiten oder diabetischer Acidose können ernste Störungen der Mineralzusammensetzung vorkommen. Bei diesen acidotischen Stoffwechselstörungen kommt nur eine basenreiche Kost in Frage, die in einer lactovegetabilen Ernährung gegeben ist. Eine richtig gewählte Mineralzufuhr ist bei verschiedenen Krankheiten von ausschlaggebender Wirkung. So wurde schon 1903 von H. Strauss die Kochsalzentziehungskur für Nierenkranke eingeführt. Auch die Hermannsdorfsche

Nährstoffgehalt der

(S. 36—42 sind entnommen aus: Grundlage einer richtigen

Lfde. Nr.	Es enthalten 100 g	Wärme-einheiten	Eiweiß g
	Fette:		
1	Schweineschmalz	885	0,2
2	Palmin	854	—
3	Margarine (Pflanzen-)	782	0,6
4	Butter	741	0,7
	Fleisch:		
5	Speck, geräuchert	782	1,9
6	Schwein, mittelfett	361	16,0
7	Rind, mittelfett	171	16,6
8	Kalb	86	19,0
	Geflügel:		
9	Gans, Fleisch ohne Knochen	488	15,9
10	Huhn, Fleisch ohne Knochen	111	18,3
	Eier:		
11	Hühnerei, ohne Schale	166	12,5
12	*Ein* Hühnerei	66	5,0
	Fische:		
13	Hering, frisch	179	19,0
14	Hering, gesalzen	223	16,3
15	Seehecht, frisch	69	16,2
	Blut:		
16	Rinderblut	92	18,7
17	Schweineblut	90	18,4
	Molkereiprodukte:		
18	Vollmilch	61	3,0
19	Sahne	237	3,7
20	Handkäse	208	37,3
21	Quark	112	20,9
	Getreide, Brot, Hülsenfrüchte:		
22	Grieß	351	9,4
23	Reis, roter (mit Silberhäutchen)	347	8,1
24	Reis, poliert	349	6,7
25	Haferflocken (aus abgeschliff. Körnern)	337	13,4
26	Nudeln	336	8,8
27	Roggenbrot, Vollkorn (Klopfer)	220	13,1
28	Roggenbrot, Dresdner, I. Sorte	175	6,1
29	Weizenbrot, feinstes	177	6,8
30	Linsen	325	25,9
31	Erbsen, gelbe	323	23,1
32	Bohnen, weiße (Vits-)	311	25,3

wichtigsten Nahrungsmittel.

Ernährung. Von RAGNAR BERG und Dr. med. MARTIN VOGEL.)

Fett	Kohle-hydrate	Tausendstel Verbindungsgewichte			Lfde. Nr.
		Basen	Säuren	Summe	
g	g	+	−		
95,1	—	0,69	5,12	— 4,43	1
94,9	—	1,11	12,47	— 11,36	2
84,0	0,5	20,96	28,27	— 7,31	3
80,0	0,5	15,98	19,97	— 3,99	4
86,0	—	31,97	40,54	— 8,57	5
32,0	0,2	15,35	27,82	— 12,47	6
10,1	0,5	12,37	49,66	— 37,29	7
0,8	0,2	13,14	36,10	— 22,96	8
45,5	0,6	18,00	42,50	— 24,50	9
8,9	1,2	20,07	44,39	— 24,32	10
12,1	0,5	17,12	39,35	— 22,23	11
4,8	0,2	6,85	15,74	— 8,89	12
11,0	—	13,90	26,60	— 12,70	13
17,4	—	534,43	552,78	— 18,35	14
0,3	—	16,44	35,96	— 19,52	15
0,1	0,1	18,57	10,79	+ 7,78	16
0,1	0,1	17,43	12,49	+ 4,94	17
3,5	4,0	15,60	11,39	+ 4,21	18
22,3	4,2	10,67	7,52	+ 3,15	19
5,5	1,0	102,77	122,56	— 19,79	20
1,0	4,3	12,82	30,12	— 17,30	21
0,8	75,9	13,38	23,57	— 10,19	22
1,3	75,5	23,63	57,93	— 34,30	23
0,8	78,5	4,66	10,25	— 5,69	24
5,9	67,0	23,26	33,24	— 9,98	25
0,4	72,5	9,36	14,47	— 5,11	26
1,3	38,7	25,00	31,00	— 6,00	27
0,6	35,0	22,17	24,75	— 2,58	28
0,6	57,8	11,02	17,69	— 6,67	29
1,9	52,8	28,85	46,65	— 17,80	30
1,9	52,7	35,86	39,27	— 3,41	31
1,6	48,3	45,71	50,00	— 4,29	32

Nährstoffgehalt der wichtigsten

Lfde. Nr.	Es enthalten 100g	Wärme-einheiten	Eiweiß g
	Nüsse:		
33	Haselnüsse	676	17,4
34	Walnüsse	645	15,8
	Knollen, Wurzeln:		
35	Kartoffeln	94	2,1
36	Möhren, Karotten	45	1,2
37	Kohlrüben	41	1,5
	Gemüse:		
38	Erbsen, junge grüne (Schoten)	79	6,4
39	Rosenkohl	49	4,8
40	Grünkohl (im Dezember)	66	3,6
41	Wirsing	44	3,3
42	Bohnen, Schnitt- oder Brech-	38	2,7
43	Spinat	37	3,5
44	Rotkraut	33	1,8
45	Blumenkohl	31	2,5
46	Weißkraut, Kappes	29	1,9
47	Sauerkraut	24	1,5
48	Rapünzchen, Feldsalat	23	2,1
49	Spargel	20	1,8
50	Salat	17	1,4
51	Rhabarberstiele	14	0,4
	Früchte:		
52	Datteln, getrocknete	303	1,8
53	Zwetschen, Dörr- (Backpflaumen) . . .	263	2,3
54	Feigen, getrocknet	247	3,6
55	Pflaumen	59	1,0
56	Kirschen	54	1,2
57	Äpfel	53	0,4
58	Zwetschen	51	0,8
59	Birnen	50	0,4
60	Apfelsinen	49	1,1
61	Pfirsich	45	0,9
62	Erdbeeren	43	0,6
63	Stachelbeeren	42	0,5
64	Johannisbeeren	42	0,5
65	Aprikosen	40	0,9
66	Brombeeren	37	0,3
67	Himbeeren	34	1,9
68	Heidelbeeren	33	0,8
69	Preißelbeeren	25	0,1
70	Tomaten	22	1,0
71	Gurken	15	1,1
	Zucker:		
72	Raffinade, weiß	398	—
73	Brauner (Klopfer)	394	1,3

Nahrungsmittel (Fortsetzung).

Fett	Kohle-hydrate	Tausendstel Verbindungsgewichte			Lfde. Nr.
		Basen	Säuren	Summe	
g	g	+	–		
62,6	7,2	24,04	24,25	– 0,21	33
57,4	13,0	12,89	20,61	– 7,72	34
0,1	21,0	15,25	7,95	+ 7,30	35
0,3	9,2	15,64	6,10	+ 9,54	36
0,2	8,2	10,53	7,34	+ 3,19	37
0,5	12,0	21,87	16,72	+ 5,15	38
0,5	6,2	16,25	26,12	– 9,87	39
0,6	11,4	27,63	23,63	+ 4,00	40
0,7	6,0	11,94	6,79	+ 5,15	41
0,1	6,6	17,17	7,02	+ 10,15	42
0,6	4,4	39,32	26,23	+ 13,09	43
0,2	5,9	15,83	9,54	+ 6,29	44
0,3	4,6	11,58	8,49	+ 3,04	45
0,2	4,9	22,39	14,18	+ 8,21	46
0,7	2,9	?	?	?	47
0,4	2,7	15,03	10,25	+ 4,78	48
0,2	2,6	9,06	7,56	+ 1,50	49
0,3	2,2	21,30	7,17	+ 14,12	50
0,4	2,2	13,65	4,72	+ 8,93	51
–	72,2	23,22	19,13	+ 4,09	52
0,5	62,3	35,90	20,90	+ 15,00	53
–	56,7	42,24	14,43	+ 27,81	54
–	12,8	8,41	3,61	+ 5,80	55
–	11,2	7,92	4,08	+ 3,84	56
–	12,0	3,31	2,37	+ 0,94	57
–	10,9	8,18	4,19	+ 3,99	58
–	12,0	6,16	2,90	+ 3,26	59
–	9,5	12,46	2,85	+ 9,61	60
–	9,3	10,61	4,17	+ 6,44	61
–	9,0	6,61	4,85	+ 1,76	62
–	8,6	14,13	4,68	+ 9,45	63
–	7,7	8,90	3,00	+ 5,90	64
–	8,0	8,65	2,11	+ 6,54	65
–	6,8	10,05	2,91	+ 7,14	66
–	5,3	9,72	4,43	+ 5,29	67
–	6,0	2,74	1,31	+ 1,43	68
–	3,8	6,30	11,10	– 4,80	69
0,2	4,0	20,72	7,05	+ 13,67	70
0,1	2,2	70,08	38,58	+ 31,50	71
–	99,5	–	–	–	72
–	98,5	1036,22	214,22	+912,00	73

Gehalt der Nahrungsmittel an Mineralstoffen.

Berechnet auf Grund ihrer chemischen Wertigkeit (Verbindungsgewichte).

I. Nahrungsmittel mit Säureüberschuß.

Art der Nahrungsmittel	Prozentuales Verhältnis der säurebildenden Mineralstoffe	Prozentuales Verhältnis der basischen Mineralstoffe
Rindfleisch, mager	70,8	29,2
Schweinespeck, durchwachs.	56,9	43,1
Schellfisch	68,8	31,2
Hühnerei, ohne Schale	72,7	27,3
Quark	70,1	29,9
Käse	54,4	45,6
Butter	56,1	43,9
Margarine	57,4	42,8
Palmin	96,1	3,9
Weißbrot o. Milch u. Salz	72,0	28,0
Zwieback	67,1	32,9
Makkaroni	60,7	39,3
Haferflocken	58,8	41,2
Gröberes Weizenmehl	58,3	41,7
Vollkornbrot (Simonsbrot)	53,9	46,1
Reis, unpoliert	72,6	27,4
Reis, poliert	72,5	27,5
Rosenkohl	66,8	33,2
Linsen	61,8	38,2
Weiße Bohnen	54,8	45,2
Erbsen, reif	52,3	47,7
Preißelbeeren	70,3	29,7
Erdnüsse	61,3	38,7
Haselnüsse	52,2	47,8
Kakaopulver, rein	51,8	48,2

0 10 20 30 40 50 60 70 80 90 100

Gehalt der Nahrungsmittel an Mineralstoffen.

Berechnet auf Grund ihrer chemischen Wertigkeit
(Verbindungsgewichte)

II. Nahrungsmittel mit Basenüberschuß.

Art der Nahrungsmittel	Prozentuales Verhältnis der säurebildenden Mineralstoffe	Prozentuales Verhältnis der basischen Mineralstoffe
Rinderblut	36,7	63,3
Kuhmilch	46,6	53,4
Kohlrabi	41,6	58,4
Kartoffeln	37,2	62,8
Karotten	28,9	71,1
Rettig, schwarz	26,1	73,9
Rote Rüben	21,6	78,4
Spinat	45,6	54,4
Brunnenkresse	44,3	55,7
Weißkraut	43,7	56,3
Zwiebeln	40,9	59,1
Schnittlauch	35,8	64,2
Gurke	35,5	64,5
Kopfsalat	25,2	74,8
Tomaten	25,0	75,0
Schnittbohnen, grün	38,0	62,0
Erdbeeren	42,3	57,7
Äpfel	37,4	62,6
Hagebutten, getrocknet	31,5	68,5
Stachelbeeren, rot	27,3	72,7
Feigen, getrocknet	25,5	74,5
Pflaumen	23,7	76,3
Zitronen	20,5	79,5
Steinpilze	43,3	56,7
Rohrzucker (Rohzucker*)	19,4	80,6

Anm. * Raffinierter weißer Zucker ist fast frei von Mineralstoffen

Der Mineralstoffgehalt der Nahrungsmittel.

An basischen Mineralstoffen, berechnet nach Tausendstel Verbindungsgewichten, sind enthalten in je 100 g:

I

	Kalk (CaO)	Magnesia (MgO)	Kali (K_2O)	Natron (Na_2O)	Eisen (Fe_2O_3)
Aal	11,37	3,51	0,03	2,13	0,65
Hering	3,45	2,00	2,98	11,64	0,66
Hühnerei	3,43	1,07	3,92	6,38	0,08
Schweinefleisch, mittelfett	2,81	2,51	8,35	1,54	0,14
Schellfisch	1,11	2,18	8,56	4,29	0,30
Rindfleisch	0,61	1,45	10,78	3,38	0,26
Rinderblut	0,35	0,31	1,38	13,29	3,34
Kuhmilch	6,25	0,80	4,04	1,97	0,02
Käse (Handkäse)	5,53	0,90	6,29	1,64	0,25
Quark	3,12	0,27	4,52	1,34	3,57
Butter, ungesalzen	1,12	0,33	1,30	0,99	0,08
Palmin	0,10	0,01	0,11	0,18	0,05
Margarine	Spur	0,00	1,24	0,00	0,00
Reis, unpoliert	5,50	20,57	14,33	6,88	2,66
Hafergrütze	4,36	6,35	8,31	2,29	0,53
Haferflocken	3,55	6,01	8,82	2,61	1,57
Roggenbrot (Schwarzbrot)	2,81	1,06	6,95	8,82	1,47
Weißbrot o. Salz u. Milch	1,90	1,53	3,13	0,70	0,17
Zwieback	1,85	1,30	3,99	2,65	0,21
Makkaroni	0,70	0,68	0,95	5,33	1,70
Reis, poliert	0,40	1,91	1,58	0,61	0,16
Weizenmehl, grob	6,12	1,70	4,75	0,11	0,10
Haselnüsse	7,14	5,75	7,91	0,41	0,96
Erdnüsse	5,56	9,12	10,82	1,30	1,30
Steinpilze	1,35	1,24	14,75	0,89	0,44

II

	Kalk (CaO)	Magnesia (MgO)	Kali (K_2O)	Natron (Na_2O)	Eisen (Fe_2O_3)
Rettich	17,07	9,55	25,45	6,60	2,38
Blumenkohl	9,38	3,29	7,35	4,29	0,10
Schnittlauch	7,29	2,02	6,99	1,34	0,59
Weiße Bohnen	5,56	11,07	22,50	1,07	0,54
Kopfsalat	5,38	3,16	8,21	2,50	2,05
Kohlrabi	4,51	3,91	8,64	2,42	1,31
Erbsen, reif	4,19	9,30	20,88	0,73	0,76
Linsen, reif	4,08	2,21	13,33	7,87	1,36
Spinat	2,90	4,72	18,98	3,05	1,64
Karotten	2,76	1,60	5,30	5,04	0,27
Weißkraut	2,49	1,95	12,15	1,36	0,31
Tomaten	2,15	4,24	8,02	5,44	0,87
Schnittbohnen, grün	2,10	2,50	5,50	0,44	0,12
Zwiebeln	1,52	0,55	3,27	1,14	0,09
Rote Rüben	1,48	0,11	2,58	11,22	0,29
Rosenkohl	1,25	1,65	9,60	0,15	0,32
Kartoffeln	0,98	2,28	11,28	1,85	0,06
Feigen, getr.	8,08	5,78	24,66	2,01	1,71
Zitronen	4,05	1,42	7,23	0,08	0,57
Hagebutten	2,51	10,06	13,11	2,03	0,51
Erdbeeren	1,46	1,09	2,67	0,89	0,50
Preißelbeeren	1,35	0,79	2,31	0,17	0,08
Pflaumen	0,61	1,02	6,22	0,40	0,16
Stachelbeeren, rot	0,50	1,58	7,19	3,15	0,02
Äpfel	0,40	0,20	2,39	0,42	0,02

Diätkur bei Tuberkulose gehört hierher. Wenn auch der Erfolg bei tuberkulöser Organerkrankung zweifelhaft ist, so ist doch der Heilerfolg bei Lupus ein zweifellos günstiger. Die Haut wird allgemein als Kochsalzdepot des Körpers anerkannt. Durch die kochsalzfreie Ernährung wird die Zufuhr von Na-Ionen und Cl-Ionen nach der Haut möglichst unterbunden. Nach JESIONEK soll dadurch dem Hautparenchym eine vermehrte Tätigkeit zur Produktion von antituberkulösen Schutzstoffen zukommen. Hieraus soll sich auch die ungenügende Beeinflussung der inneren Organtuberkulose erklären, da die in der Körperflüssigkeit enthaltenen Schutzstoffe weniger konzentriert vorhanden sind.

Es ist bei der Krankenkost stets auf ihre *säuernden* und *alkalisierenden Eigenschaften* zu achten. Ob eine Kost sauer oder basisch ist, kann nicht durch den Geschmacksinn entschieden werden. Manche Nahrungsmittel, die durch einen Überschuß von organischen Säuren wie Fruchtsäuren und Essig (saure Gurken, saure Kirschen, Sauerampfer usw.) unserem Geschmacksinn sauer erscheinen, wirken im Körper als alkalische Kost, da die organischen Säuren zu Wasser und Kohlensäure verbrennen. Die Kohlensäure wird zum größten Teil durch die Lunge ausgeschieden. Es bleiben für den Stoffwechsel die basischen Salze übrig. Die Einteilung der Speisen in saure und alkalische (basische) geschieht auf Grund der Aschenanalyse (R. BERG). Hier werden die Anionen (z. B. Chloride, Sulfate, Phosphate) und die Kationen (z. B. K, Na, Ca) bestimmt und die Summe der Anionen- und Kationen-Äquivalente einander gegenübergestellt. (Das *Äquivalentgewicht* ist die Gewichtsmenge eines Elementes, die zur Bindung eines Atoms H gerade genügt. Das *Äquivalent* des Elementes ist die Menge, die ein Äquivalentgewicht eines Elements, in Grammen ausgedrückt, enthält.) Diese Säuren-Basen-Äquivalentenbestimmung ist nicht frei von unvermeidlichen Fehlern und wird daher niemals die Bedeutung erlangen können, wie die Calorienberechnung für den Energiehaushalt. Vorerst haben wir noch keine bessere Methode. Die hier eingefügten Tabellen von RAGNAR BERG enthalten nach der obigen Bestimmungsmethode den Durchschnittswert des Säure- oder Basenüberschusses verschiedener Nahrungsmittel.

Es mag hier gesagt sein, daß durch Analyse und Versuche allein kein zutreffendes, vollständiges Bild einer richtigen Ernährung gewonnen werden kann.

Eine saure Kost muß also bei der Verbrennung einen Überschuß von sauren Äquivalenten liefern und theoretisch den Stoffwechsel mehr nach der sauren Richtung drängen, eine basische Kost einen Überschuß von basischen Äquivalenten und den Stoffwechsel in eine weniger saure oder gar alkalische Richtung drängen. Der Einfluß der Kostform auf den Körper kann sich vor allem in den Ausscheidungen, besonders in der *Harnreaktion* zeigen. Eine nach den Aschenanalysen zusammengestellte acidotische oder alkalotische Kost braucht nicht immer und unbedingt den Stoffwechsel nach der sauren oder alkalischen Seite zu verschieben. Es entspricht also der biologische Erfolgswert nicht immer dem chemischen Aschenwert. Auch Neutralsalze wie z. B. Kochsalz vermögen in großen Gaben acidotisch und Kaliumchlorid meist alkalotisch zu wirken. Auch eine plötzliche und strenge Entziehung von Kochsalz zeigt eine acidotische Wirkung. Die Beeinflussung des Stoffwechsels nach der sauren oder basischen Seite ist auch von Hormonen, Vitaminen und anderen Faktoren abhängig, aber zur Zeit noch schwer erkennbar. Wir stehen hier noch am Anfang der Erforschung des intermediären Mineralstoffwechsels.

Bei einer acidotisch eingestellten Kost wurde eine myeloische Tendenz, bei einer alkalotischen Kost eine lymphatische Tendenz des Blutbildes gefunden. — Trotz übereinstimmender Blutgruppe kommen bei der Bluttransfusion noch öfter schwere Zwischenfälle vor. Gibt man den Kranken vorher eine alkalische Kost, so daß der Urin eine alkalische Dauerreaktion zeigt, so wird die Bluttransfusion ohne Komplikationen ausgeführt.

Wenn wir von einer acidotisch oder alkalotisch *wirksamen* Kost sprechen, so tun wir dies im Hinblick auf den Einfluß der Kost auf die *Urinreaktion,* die uns in der Praxis als Maßstab dienen muß, denn Bestimmung der Kohlensäurespannung oder der Alkalireserve des Blutes wäre zu umständlich.

Vertreter der sauren Kost sind Fleisch, Wurst (außer Blutwurst), Eier, Käse, Fisch, Fette, Getreidemehl, Brot, Haferflocken, Reis, Hülsenfrüchte, Nüsse, Rosenkohl, Spargel, Artischocken, Zwiebeln, Preißelbeeren und andere. *Vertreter der basischen Kost* sind Kartoffeln, die meisten Gemüse, Obst und Früchte, frische Milch, Tee, Kaffee, Wein, Traubenmost, Trauben, Rosinen.

Die uns im Stoffwechsel begegnenden **Säuren** (Anionen), die hier Bedeutung haben, sind folgende: 1. Cl-Ionen (Salzsäure), die an Na (die am reichlichsten vorhandene Base) zu Chlornatrium gebunden wird und im Magen als freie Salzsäure vorhanden ist, 2. SO_4-Ionen (Schwefelsäure), die aus dem im Eiweiß vorkommenden Schwefel durch Oxydation entstehen. (Schwefelreich sind z. B. Kleie, Leguminosen, Zwiebeln und Eier von Hühnern, die Getreide und Kleie fressen, desgleichen das Fleisch von Haustieren, die Getreideschrot erhalten.) Ein Teil der Schwefelsäure ist nicht frei im Harn enthalten, sondern bildet Ester mit Phenol und Indol (gepaarte Schwefelsäure). Im Darm entsteht aus dem Tyrosin des Eiweißes durch Bakterien Phenol und aus dem Tryptophan das Indol, die in der Leber mit Schwefelsäure gepaart werden. 3. PO_2-Ionen (Phosphorsäure) entstehen bei der Verbrennung der Phosphatide, der Nucleinsäure und phosphorhaltiger Eiweißkörper, weiterhin beim Zerfall des Lactacidogen in den Muskeln, auch wird Phosphorsäure mit der Nahrung zugeführt. 4. CO_3-Ionen (Kohlensäure). Sie ist im Harn nur in kleinen Mengen enthalten.

Als **Basen,** Kationen, die zur Neutralisation der Säuren im Körper dienen, kommen folgende in Betracht: 1. Das reichlich vorhandene Na-Ion, das größtenteils an Salzsäure zu Chlornatrium und an Kohlensäure zu Soda (im Darmsaft) gebunden wird. 2. Das K-Ion, das besonders von Fleisch, Eiern und Kartoffeln geliefert wird. 3. Ca-Ion, das besonders in Kuhmilch, Eidotter, Erdbeeren, Feigen, Spinat vorkommt. Der Kalk wird gewöhnlich an Phosphorsäure zu unlöslichem phosphorsaurem Kalk gebunden und im Kot neben fettsaurem Kalk ausgeschieden. 4. Mg-Ion, das zum Aufbau der Gewebe notwendig ist. Es wirkt lähmend auf das Zentralnervensystem und steht dadurch in einem gewissen Antagonismus zum Calcium, das die Lähmung wieder beseitigt. 5. Ammoniak NH_3 entsteht aus dem Eiweiß (Aminosäuren). Seine Ausscheidung im Harn wächst, wenn zur Neutralisierung der Säuren im Stoffwechsel die anderen Basen nicht ausreichen. Es muß dann das NH_3, das zur Harnstoffbildung bestimmt ist, zur Neutralisierung des Säureüberschusses herangezogen werden. Neuerdings nimmt man als bewiesen an, daß die Niere im Bedarfsfalle (Acidosis) selbst Ammoniak bildet.

Bei Zufuhr einer Kost mit Säuren- oder Basenüberschüssen müssen nach erfolgter Resorption ins Blut auch in ihm durch die Puffersubstanzen ausgesprochene Reaktionen auftreten, die gleichzeitig mit Hilfe von fein abgestimmten Regulationsmechanismen (Magensaftsekretion, entsprechende Anpassung der Ausscheidungsorgane und Anregung des Atemzentrums) die schwach alkalische Reaktion des Blutes aufrechterhalten. Nehmen z. B.

die sauren Valenzen im Blut zu (durch Kohlensäure, Milchsäure u. a.), so nimmt die Atemgröße zu. Diese Regulation ist so fein, daß dadurch die Atmung wesentlich zur Erhaltung des Säure-Basengleichgewichtes im Blut und Organismus beiträgt. Es ist also schwer, die Blutreaktion auf längere Zeit zu beeinflussen.

Wenn auch durch eine entsprechende Kost eine säuernde oder basische Wirkung von längerer Dauer auf Blut und Gewebe beim Menschen sehr fraglich ist, so lassen sich aber doch Ionenwanderungen und -Verschiebungen erreichen, die für unsere Beobachtung in den uns bekannten Mineraldepots (Haut und Knochen) sichtbar in Erscheinung treten, wenngleich auch das feine Spiel der Vorgänge für uns noch ziemlich im Verborgenen liegt. Man denkt dabei einerseits an das antagonistische Verhalten der einzelnen Ionen, andererseits an ihre gegenseitige Substitutionsfähigkeit. SPIRO nennt diese Ionenbewegung eine **Mineralumlagerung oder Transmineralisation.** Wahrscheinlich beruht hierauf die Wirkung unserer Trinkkuren. Durch die Untersuchungen von DEGKWITZ und KROETZ ist gezeigt worden, daß auch die Wirkungsursache bei Bestrahlungen mit natürlicher oder künstlicher Höhensonne oder Röntgen zum Teil in einer Mineralverschiebung zu suchen ist. Es mag hier auch erwähnt sein, daß man bei der Urämie an eine Verschiebung des Salzgleichgewichtes im Organismus gedacht hat. Nach JAQUES LOEB besitzt Kochsalz in reinem Zustande eine erhebliche Giftigkeit, die aber durch die Anwesenheit anderer Salze wie Kaliumchlorid und Calciumchlorid aufgehoben wird, d. h. wenn unter den Mineralsalzen eine Beziehung hergestellt werden kann, wie wir sie in der Blutflüssigkeit finden. Da bei Urämie die Ausscheidung von NaCl gestört ist, sammelt es sich im Körper an, wodurch eine Gleichgewichtsstörung zwischen antagonistisch wirksamen Elektrolyten entsteht. Inwieweit eine saure oder basische Kost eine Reaktionsänderung im Stoffwechsel hervorrufen oder eine Transmineralisation begünstigen kann, muß bei unseren heutigen, noch unvollkommenen Untersuchungsmethoden unentschieden bleiben. Die Wirkung einer Kost auf den Stoffwechsel des Körpers kann meist nur aus dem Verhältnis zwischen der Summe der eingeführten und der Summe der ausgeschiedenen Anionen und Kationen als eine summarische Erkenntnis erschlossen werden. Es genügt aber vorerst, zu wissen, daß durch saure und alkalische Kost eine Stoffwechseländerung oder Umstimmung erreicht werden kann, ohne daß es uns möglich wäre, sie therapeutisch feiner und örtlich wirksam abzustimmen. Die Wirkung kann um vieles erhöht werden durch gleichzeitige Gaben von säuernden (Calciumchloratum, Ammon. chloratum) resp. alkalisierenden Chemikalien (Natr. bicarb. Kal. citric. $\bar{a}$). Beschränken wir die örtliche Heilwirkung einer sauren Kost auf die abführenden Harnwege, so ist uns allen die Säuretherapie bei Cystopyelitis und zum Teil auch bei Nierensteinen bekannt, wenngleich auch im letzteren Falle eine saure Kost nicht immer empfehlenswert erscheint. Die Säuretherapie bei Pyelitis ist eine sehr dankbare, da sie von allen Behandlungsarten die erfolgreichste ist. Die Beeinflussung der Reaktionslage nach der sauren Seite hin wird noch verstärkt durch gleichzeitige Gaben von 3mal täglich 3 g Ammoniumchlorid.

Liegt eine Stoffwechselstörung vor, wo die Reaktionslage nach der alkalischen Seite hin verschoben ist, wie z. B. bei der Tetanie, so können wir auch hier durch eine saure Kost (Hafer, Öl, Brot, Fleisch, Wurst; kein Obst, keine Kartoffeln, kein Gemüse) unter Beigabe von Ammoniumchlorid, saurem Ammoniumphosphat oder Calciumsalzen sehr günstige Erfolge erzielen. Da neuerdings auch die Epilepsie von einigen Autoren zum Teil als eine alkalotische Stoffwechselstörung angesprochen wird, so hat man auch hier, wenn auch mit wechselndem Erfolg, die Säuretherapie angewandt. Auch bei Asthma, Migräne und Ekzem hat man die saure Kost schon mit Erfolg angewandt. Die bekannteste von allen acidotischen Stoffwechselstörungen ist die Acidosis der Diabetiker. Hier richten wir schon fast mit einer mechanischen Selbstverständlichkeit die Kost so ein, daß ein alkalotischer Effekt erzielt werden kann. Bei schweren Diabetesfällen können wir jedoch damit keinen Erfolg haben, auch wenn wir noch Natriumbicarbonicum besonders zugeben, da der krankhaft gestörte Stoffwechsel einen Überschuß an Säuren hervorbringt. Bei kardialen und renalen Erkrankungen nimmt man ebenfalls an, daß das Blut mit Säuren überschwemmt sei. Dies tritt bei schweren Herzfehlern ein, wenn das Atemzentrum einer Zunahme der Kohlensäurespannung im arteriellen Blut trotz vermehrter Atmung nicht genügend entgegenwirken kann. Bei Nierenkranken sprechen wir von urämischer Acidose, hervorgerufen durch die Unfähigkeit der kranken Niere, die aus der Nahrung stammenden überschüssigen sauren Äquivalente zu neutralisieren oder auszuscheiden. Der thyreotoxische Körper (Basedowkranke) ist gegen Säurezufuhr sehr empfindlich, besonders bei körperlicher Arbeit, wo beim Basedowkranken die

Milchsäurebildung vermehrt und der Alkalibedarf ein größerer ist. Unsere Ernährung für derartige Krankheiten ist ja als lactovegetabile oder als Obst- und Gemüsekost rein alkalisch zugeschnitten. Bei schweren Albuminurien sollte man neben der alkalisierenden Kost noch Gaben von Natr. bicarb. und Kal. citric. ā (3mal täglich 1 gestrichenen Teelöffel) versuchen, wodurch die Albuminurie oft günstig beeinflußt wird.

Kurz zusammengefaßt:

Ein krankhafter Vorgang im Körper wird sich wohl immer im Stoffaustausch zwischen Zelle und Gewebeflüssigkeit in irgendeiner Weise bemerkbar machen (intermediäre Verschiebungen). Wir haben es in der Blutflüssigkeit wie auch in den Organzellen des Körpers mit einem Gemisch von molekular- und ionendispersen Lösungen zu tun. Durch die Tätigkeit und den energetischen Ablauf im Körper, durch die Zufuhr einer Nahrung, die entweder nach der alkalischen oder nach der sauren Seite abweicht, kommen Verschiebungen von Ionen und Kolloiden dauernd vor, aber es halten dabei die Körperflüssigkeiten ihre zum Leben notwendige Reaktion ein für allemal fest. So ist die normale Blutreaktion eine schwach alkalische, die unter allen Umständen durch den Puffercharakter der im Blut gelösten Salze (besonders Natrium bicarbon.) und bestimmte Eiweißkörper (besonders Hämoglobin) konstant erhalten wird. Zur Konstanterhaltung der lebenswichtigen Blutreaktion tritt nicht nur die absättigende Wirkung der Puffersalze des Blutes, sondern auch die regulierende Tätigkeit von Nieren und Atmung (durch vermehrte oder verringerte Lungenventilation) in Erscheinung. Die gesunde Niere vermag je nach Notwendigkeit einen sauren oder einen alkalischen Urin selbst zu produzieren. Die Reaktionsänderung wird bewirkt durch das mehr oder weniger starke Überwiegen des sauren oder des basischen Phosphates. Wenn bei einer Acidosis (Diabetes) dem Blute immer neue Mengen von Säure zufließen, so daß alle Vorräte von Alkalien aufgebraucht werden und auch die Tätigkeit von Nieren und Atmung zum Ausgleich nicht ausreichen, so wird zur Absättigung der sauren Valenzen Ammoniak herangezogen. Dieses Ammoniak stammt nicht, wie man früher glaubte, aus der Leber oder dem peripheren Blute, sondern wird erst in der Niere selbst gebildet, bei Niereninsuffizienz und Nierenschrumpfung ist die Eigenschaft dieser Ammoniakbildung zum größten Teil verloren gegangen.

Hieraus erkennt man, daß der Körper mit allen Mitteln bemüht ist, sein Säure-Basen-Gleichgewicht aufrechtzuerhalten, weil größere Abweichungen von der Norm mit dem Leben unvereinbar sind.

Wenn wir eine alkalische oder saure Nahrung dem Körper zuführen, so werden die Basen oder Säuren durch den Darm in die Blutbahn aufgesogen. Hier werden sie durch die entsprechenden Puffersubstanzen und durch die Tätigkeit von Nieren und Atmung ausgeglichen oder ausgeschieden. Durch den Eintritt der sauren oder basischen Valenzen in den Stoffwechsel muß aber eine Verschiebung von Ionen entsprechend dem Zweck der Puffersalze vor sich gehen (Mineralumlagerung oder Transmineralisation), ohne daß dadurch das Säure-Basen-Gleichgewicht eine dauernde Störung erleidet. Eine Nahrung wird daher im intermediären Stoffwechsel keine bleibende Reaktionsänderung bringen, dagegen aber wird der Urin sauer oder alkalisch und die Lungenventilation eine erhöhte oder eine verringerte sein.

Die Bedeutung einzelner Elektrolyte.

Calcium. Der Körper bedarf Calcium zum Aufbau seiner Zellkerne und besonders zum Aufbau des Knochengerüstes. Die Knochen enthalten 6,6% in Form von Calciumcarbonat und 60% in Form von Calciumphosphat. Der Kalkbedarf des Menschen schwankt zwischen 0,4 und 2% CaO täglich. Die tägliche Kalkausscheidung im Harn wird auf 0,15 bis auf 0,25 g geschätzt, im Kot ist sie durchschnittlich noch höher. Durch eine saure Kost soll die Kalkausscheidung gesteigert werden. Bei Vorhandensein von viel Phosphorsäure wird der Kalk zu Calciumphosphat gebunden und als solches im Darm ausgeschieden, da er scheinbar die Nieren schlecht passiert. Phosphor- und Kalkstoffwechsel sind überhaupt auf das engste miteinander verkuppelt. Eine ausreichende Kalkzufuhr kann für den Körper (Knochen, Zähne und für seine vielen anderen Aufgaben) und ganz besonders bei Schwangeren und Stillenden nicht gleichgültig sein. In bezug auf das zentrale Nervensystem besteht zwischen Calcium und Magnesium ein Antagonismus. Mg wirkt lähmend auf das Zentralnervensystem, Ca beseitigt die Lähmung wieder, daher die Anwendung des Mg bei Tetanus. Ca wirkt ebenso wie Adrenalin sympathicoton, Kalium wirkt ebenso wie Insulin vagoton. Auch hier haben wir den Antagonismus: Adrenalin-Calcium auf der einen Seite und Insulin-Kalium auf der anderen Seite. Man erkennt hieraus die enge Funktionsabhängigkeit von Hormonen, Elektrolyten und dem vegetativen Nervensystem. Viele Drüsen mit innerer Sekretion wie Sexualdrüsen, Thymus, Thyreoidea, Epithelkörperchen, Hypophyse, Nebennieren bringt man mit dem Kalkstoffwechsel in Zusammenhang. Gleichzeitig ist aber der Kalkstoffwechsel von dem Vitamin D abhängig, wie von der Rachitis und Osteomalacie bekannt ist. Calciumvermehrung führt zur Acidose, Kaliumvermehrung zur Alkalose. Calcium hat einen die Gefäßpermeabilität hemmenden Effekt, es übt eine entquellende, wasserfreimachende Wirkung auf Gewebe und Plasmakolloide aus. Es bewirkt Diurese, Bluteindickung und Blutdrucksenkung. Wird Ca im Überschuß zugeführt, so tritt es auch in das ödematöse Gewebe ein und verdrängt hier das Natrium. Daher kann bei Zufuhr von Calcium chloratum eine gute Wasserausscheidung bei Nierenkranken erreicht werden. Aus dem gleichen Grunde kombiniert man Diuretin und Euphyllin mit Ca. Unentbehrlich ist Ca für die Gerinnungsvorgänge im Körper, für die Ausscheidung des Faserstoffes aus dem Blute. Auch hemmt es die durch Kochsalz allein bewirkte Reizung der Muskelfasern und Drüsenzellen.

Verarmt das Gewebe, insbesondere die Haut, an Ca, so wird die Entzündungsbereitschaft der Haut gesteigert (z. B. erythemsteigernde Wirkung durch Höhensonne, wenn die Haut vorher mit einer Schmierseifenlösung oder anderen — Ca ausfällenden — Lösungen abgebürstet wurde [Münch. med. Wschr. 22, 1931]).

Auch bei pathologischen Prozessen im Körper spielt das Ca eine große Rolle. So versucht der Körper z. B. tuberkulöse Lungenerkrankungen durch Ablagerungen von Ca zur Ausheilung zu bringen. Wir führen therapeutisch zur Begünstigung dieses Heilbestrebens dem Körper Ca zu, am besten in Verbindung mit Vitamin D (Vigantol). Auch Pro Ossa, über das eine Fülle von Literatur vorliegt, hat sich gut bewährt. Französische Forscher denken bei der Tuberkulose an eine Demineralisation, die besonders in einer Verarmung an Calcium, Magnesium und Phosphor bestehen soll. Diese Ansicht wird jedoch sehr bestritten. Die Phagocytose vermag durch Ca erheblich gefördert zu werden. Auch bei der Arteriosklerose stellt die Calciumablagerung einen Teilvorgang dieses ganzen pathologischen Prozesses dar. Die durch mechanische Schädigung veränderten Gefäße zeigen besonders im späteren Alter eine Ablagerung von feinsten Kalkkörnchen in den Elastinsubstanzen (Calcinose). Durch Experimente ist bewiesen, daß man mit Hilfe von Adrenalin Verkalkungen der Aortenmedia beim Kaninchen erzeugen kann. Auffallend ist die starke Calcinose bei Diabetes, Gicht und

Hypertonie. Bei allen diesen Formen von Calcinosen macht man eine allgemeine Acidose oder eine lokale Acidose der Gefäßmedia verantwortlich.

An Lebensmitteln sind kalkreich: Käse, Eigelb, Milch, Hafer, kalkarm dagegen Fleisch, Kartoffeln, Mehl, Mais, Reis, Hülsenfrüchte.

Phosphor. Ca und Phosphor bilden ein untrennbares Ganzes. Gerade die neuere Forschung hat bewiesen, daß der Phosphatkalkstoffwechsel ganz besonders bei Rachitisfällen auf das innigste mit Vitaminwirkung zusammenhängt. Besonders im Knochen finden wir den Phosphor in anorganischer Form als Ca- und Mg-Phosphat. Weiterhin in den körperlichen Eiweißsubstanzen wie Nucleoalbumin und Nucleoproteiden, dann in den Phosphatiden, von denen das Lecithin im Zentralnervensystem von größter Wichtigkeit ist. Die Verbindung zwischen Zucker und Phosphorsäure als Hexosediphosphorsäure wurde schon früher erwähnt. Phosphorsäure und Monophosphate haben eine erregende Wirkung, die unangenehm werden und zur Schlaflosigkeit führen kann, wie wir von Recresal her wissen. Die Phosphorsäure wird sowohl durch den Darm als auch durch den Urin ausgeschieden. Durch Muskelarbeit nimmt die Phosphoräureausscheidung im Harn zu. Je nach der Löslichkeit der Phosphate wird die Phosphorsäure im Harn respektive im Kot ausgeschieden. Die Kalium- und Natriumverbindungen der Phosphorsäure sind löslich und werden daher im Harn ausgeschieden, der phosphorsaure Kalk dagegen ist nur bei einem Überschuß von Säuren löslich, bei alkalischer Reaktion dagegen unlöslich. Der unlösliche Kalk wird durch den Darm ausgeschieden. Bei fleischreicher Ernährung, wo dem Körper viel Säuren zur Verfügung stehen, wird der größte Teil der Phosphorsäure im Harn ausgeschieden. Beim Pflanzenfresser geht nahezu die gesamte Phosphorsäure in den Kot über. Besteht bei Blasenkatarrh eine ammoniakalische Gärung, so kommt es zur Abscheidung von Ca- und Mg-Phosphaten. Das zuweilen auf unzersetztem Harn vorhandene irisierende Häutchen besteht ebenfalls aus Calciumphosphat. Die Phosphatdiathese, über deren Erklärung noch keine Einigkeit herrscht, kommt häufig mit neurasthenischen Störungen vor.

Kalium. Bestimmten Geweben sind bestimmte Ionen eigen. So enthalten die Zellen neben Phosphor auch Kalium. Zwischen Ca und K besteht ein Antagonismus oder besser eine Harmonie, in dem Ca sympathisch und K vagisch wirkt. Das Verhältnis K : Ca scheint nervös vom Zwischenhirn aus geregelt zu werden. Bei Wunden führt man Hyperämie, Turgor, Quellung und die Flüssigkeitsverhältnisse im entzündlichen Gewebe auf einen höheren Kaliumgehalt zurück, da die Kaliumsalze durch ihre parasympathische Reizung eine aktive Gefäßdilatation bewirken. Bei Abklingen und Heilung der Entzündung müßte dann das Calcium überhandnehmen, das durch Sympathicusreizung die Constrictoren erregt und dadurch entwässernd und austrocknend wirkt. Soweit Untersuchungen vorliegen, scheint sich diese Annahme zu bestätigen. Das Kalium kommt im tierischen und pflanzlichen Körper besonders in den Organen und Geweben vor, die durch erhöhte Lebenstätigkeit ausgezeichnet sind. Der prozentuale Kaligehalt ist am höchsten in lebhaft funktionierenden und in starker Oxydation befindlichen Geweben, vor allem in den drüsigen Geweben. Kalireiche Ernährung regt nach Versuchen an Pflanzen und Tieren das Wachstum und die Tätigkeit einzelner Drüsen an. Erbsen enthalten 12,5‰ K_2O, Bohnen 12,1‰, gelbe Rüben 4‰, Sellerieknollen 7,6‰, Kartoffeln 6‰, Weintrauben 5‰. Winterweizen und Hafer je 5‰ K_2O, das aber zum größten Teil in der Kleie bleibt und nur $^1/_4$ in das Mehl übergeht. Frisches Fleisch enthält 3,5‰. Das Kalium wird zum größten Teil durch den Harn ausgeschieden. Viel Obstsorten sind reich an Kalium.

Natrium. Als Hauptdepot für Na und Cl dient die Haut, auch Lunge, Darm und Muskeln sind kochsalzreich. Die Gewebeflüssigkeit enthält vorwiegend Na und Cl. Der Gesamtvorrat des Körpers beträgt ungefähr 150 g. Die tägliche Zufuhr von Kochsalz soll nicht mehr als 6—8 g betragen. Bei nebennierenlosen Tieren tritt eine gefährliche Natriumverarmung ein. Eine Einschränkung von Kochsalz kommt bei Nierenkrankheiten, Ödemen, Lupus, Diabetes insipidus in Betracht, dagegen ist die Zufuhr zu erhöhen bei reichlichem Erbrechen salzsaurer Flüssigkeit (Ileus) und bei starkem Schwitzen.

Bei starkem Kochsalzentzug in der Nahrung hält der Körper mit größter Zähigkeit durch Einschränkung der Ausfuhr seinen Kochsalzbestand fest. Auch nach monatelanger Darreichung einer ungesalzenen Nahrung wird die Salzsäuresekretion nicht oder nur wenig geschädigt. Das chemisch fast reine Kochsalz, das wir den Speisen zur Würzung zusetzen, muß im Körper, da es eine einseitige Kochsalzzuführung ist, zu einer Demineralisation führen. Nach Versuchen von Bock wird nach Infusion äquivalenter Kalium- und Natriummengen mehr Kalium ausgeschieden, als zugeführt wurde, während gleichzeitig noch über

40 % des Natriums zurückgehalten wird. Hiernach findet eine Verdrängung des Kalium durch Natrium statt. Da beim Schwitzen reichlich Kochsalz, aber auch Kalium und Calcium ausgeschieden werden, so soll man bei stark schwitzenden Kranken (Rheumatikern, Nervösen, Tuberkulösen) den Verlust an Mineralstoffen nicht durch einseitige Natriumzufuhr zu decken suchen, sondern entsprechend der Mineralausscheidung eine Zufuhr von Natrium, Kalium, Calcium und Magnesium herbeiführen, um eine einseitige Natriumüberschwemmung und Kaliumverarmung zu vermeiden. In den organischen Nahrungssubstanzen befindet sich Natrium nur in Mischung mit Kalium, Calcium und Magnesium, so daß hierdurch das Kationengleichgewicht nicht gestört wird. Es ist also Natrium für den Organismus unschädlich, wenn die physiologische Relation der Kationen gewahrt wird.

Die große Rolle, die NaCl bei der Bildung von Ödemen (bei Nierenwassersucht, dekompensiertem Herzfehler, Hypertonikern und hydrophiler Fettsucht) spielt, ist schon in früheren Abschnitten erwähnt. Die Schilddrüse treibt NaCl und Wasser aus den Depots (daher Anwendung von Thyreoidea bei Nephrose), Hypophysenhinterlappen hält sie in den Depots zurück (daher Anwendung bei Diabetes insipidus). Bei einer Kochsalzeinschränkung auf 3 g je Tag wird niemals eine Kochsalzverarmung des Blutes und niemals eine Aciditätsverringerung im Magen auftreten. Durch eine verringerte NaCl-Abgabe mit dem Harn paßt sich der Körper der neuen Ernährung an. Zwischen dem Kohlehydratstoffwechsel und dem Kochsalz bestehen enge Beziehungen. Die Zuckeraufnahme im Darm erfolgt am schnellsten, wenn man der Zuckerlösung $^1/_4$—$^1/_2$ % Kochsalz zusetzt. Daraus erklärt sich das größere Kochsalzbedürfnis der Pflanzenfresser (Kohlehydratreichtum). Bei allen Rohköstlern wäre daher eine gewisse Kochsalzzufuhr notwendig, da ein Sinken des Blutchlorgehaltes schwere Krankheitszustände verursachen kann. Bei höherer Kochsalzzufuhr hat man bei Tieren Unfruchtbarkeit beobachtet. Man soll auch bei der Unfruchtbarkeit der Menschen daran denken.

Eisen. Das Eisen ist unentbehrlich für den Aufbau des Hämoglobins. Die Gesamtmenge des im menschlichen Körper enthaltenen Eisens wird auf 2,4—3,2 g geschätzt. Hiervon entfallen 85 % auf das Bluthämoglobin. Der Eisengehalt, von den im Körper zerfallenen roten Blutkörperchen, wird nach der Leber transportiert. Hier wird ein Teil durch die Galle in den

Darm ausgeschieden, ein Teil aber von der Leber als Eisenvorrat zurückgehalten. Selbst das in den Darm mit der Galle ausgeschiedene Eisen kann teilweise wieder resorbiert werden. Die Hauptmenge gelangt also im Stoffwechsel wieder zur Verwendung. Danach ist der Eisenverlust des Körpers ziemlich gering. Im hohen Fieber und nach bestimmten Krankheiten ist der Eisenverlust größer. Nach Blutverlusten und in der Schwangerschaft braucht der Körper eine größere Eisenzufuhr. Die Milch ist so eisenarm, daß der Säugling seinen Eisenvorrat in der Leber mit auf die Welt bringen muß, um keine Störung in der Hämoglobinbildung zu erleiden. Dieser Vorrat reicht so lange, bis das Kind auch andere Nahrung aufzunehmen vermag. Eine zu lange fortgesetzte einseitige Milchernährung führt zu Anämie. Eisenhaltig sind Blut- und Leberwurst, Spinat, Karotten, Tomaten, Salat, Rotkraut. Im Obst ist relativ wenig enthalten. Mehl, Milch, Reis, feines Weizenmehl und Weißbrot enthalten nur ganz minimale Mengen.

Kupfer. Das Kupfer ist in der letzten Zeit als blutbildendes, die Hämoglobinbildung anregendes Mittel in den Vordergrund gerückt. Es kommt in allen Pflanzen und tierischen Zellen, besonders im Blut von Schwangeren, vor. Frauenmilch soll überhaupt einen höheren Kupfergehalt haben als Kuhmilch. Auch Mohrrübensaft soll kupferreich sein. Das Kupfer hat sich bei Kinder- und Säuglingsanämien sehr gut bewährt, so daß man wohl annehmen muß, daß es ein notwendiges Element in unserer Ernährung darstellt. Im Hämoglobinmolekül ist es nicht enthalten. Aus den Untersuchungsergebnissen kann geschlossen werden, daß die Eisenwirkung bei der Hämoglobinbildung durch Kupfer ergänzt wird, wohl in Form einer katalytischen Wirkung. Von einer 0,5proz. Kupfersulfatlösung (Cupr. sulfuric. 0,5, Aq. dest. ad 100,0) gibt man 2mal täglich 1 Teelöffel. Gleichzeitig gibt man von Ferr. carbon. saccharat. eine kleine Messerspitze voll.

Magnesium. Es kommt im Knochen als Mg-Phosphat vor. Auch die graue Substanz des Nervensystems ist reich an Mg. Französische Autoren haben festgestellt, daß geistige Überanstrengung den Verlust an Mg und Phosphorsäure in besonderem Maße erhöht. Mg übt eine lähmende Wirkung auf das Zentralnervensystem im Gegensatz zum Ca aus. Daher die Verwendung des Mg bei Tetanus. Die Stellung des Mg im Wasser-Mineralhaushalt ist noch wenig geklärt, wahrscheinlich ist es aber dabei nicht belanglos. Wie das Eisen im Körper die

Rolle der Oxydationen zu erfüllen hat, so spielt das Mg wahrscheinlich bei den Synthesen des tierischen Organismus eine große Rolle.

Jod. Es findet sich im Körper nur in organischer Bindung, besonders als Thyreoidin in der Schilddrüse. Die Jodmenge ist äußerst gering, so daß man sie in der Schilddrüse auf etwa 5 mg schätzt. Der Jodgehalt in anderen Organen ist noch viel geringer. Die Krankheitserscheinungen von seiten der Schilddrüse sind wahrscheinlich auf den veränderten Jodgehalt zurückzuführen. Der Jodmangel im Körper ist bedingt durch eine zu jodarme Ernährung. In Gegenden, wo der Boden jodarm ist, hat man daher, um der Kropfkrankheit vorzubeugen, das sogenannte **„Vollsalz"** eingeführt, das auf 100 Kilo Kochsalz 0,5 g Jodkali enthält.

Leider hat die übertriebene Reklame für „Vollsalz" schon gar manchen Gesunden krank gemacht. Es wird nicht nur als Heilmittel, sondern auch als Vorbeugungsmittel empfohlen gegen Arterienverkalkung, Skrofulose, Kropf u. a. Solchen Auswüchsen muß mit aller Strenge entgegengetreten werden, denn diese Reklamen sind Irreführungen und Täuschungen des Volkes. Wieviele Kranke trifft man allein, die Vollsalz gebrauchen in dem Glauben, im Vollsalz sei kein Kochsalz enthalten und sie führten daher eine kochsalzfreie Ernährung durch. Andere wieder klagen über Herzbeschwerden, Zittern, Nervosität, Schweißausbrüche und andere Erscheinungen. Eine nähere Nachforschung ergibt oft als Ursache den täglichen Gebrauch von Vollsalz.

Vitamine. Die Lehre von den Vitaminen ist noch ein junger Zweig der Wissenschaft. Wenn auch schon lange geahnt, so wurden die Vitamine aber doch erst in dem letzten Jahrzehnt entdeckt, in ihrer Bedeutung richtig erkannt und zum Teil auch schon synthetisch dargestellt. Nach der heutigen Anschauung können die Vitamine unter der Einwirkung der Sonnenstrahlen nur in den Pflanzen und Früchten entstehen, nicht dagegen im Tierkörper. Vom Vitamin D weiß man aber, daß es auch in den Wurzelkeimen vorkommt, die doch keiner Sonnenbestrahlung ausgesetzt sind. Der menschliche Organismus ist überhaupt nicht in der Lage, Vitamine zu bilden. Sie werden nur mit der Nahrung zugeführt und können im Körper aufgespeichert werden. Im Winter, wo uns die vitaminreichen Gemüse, Salate und Obstsorten fehlen, wird dieser Vorrat aufgebraucht. Sicher beruhen die im Frühjahr allgemeine Müdigkeit und Abspannung auf dem eingetretenen Vitaminmangel im Körper. Es ist geglückt, durch künstliche Bestrahlung von Lebensmitteln und deren lipoidlöslichen unverseifbaren Bestandteilen Vitamin D zu erzeugen oder sagen wir besser Substanzen zu erzeugen, die die gleiche Wirkung haben wie Vitamin D. (Siehe Genaueres unter Vitamin D.) Da durch Bestrahlung des menschlichen Körpers ebenfalls das dem Cholesterin anhaftende Ergosterin, das als antirachitisches Provitamin bezeichnet wird, in Vitamin D oder in eine Substanz, die Vitamin D-Wirkung besitzt, umgewandelt wird, so muß man daraus schließen, daß der Körper unter dem Einfluß der Bestrahlung Vitamin D bilden kann. In Form von Vigantol ist das Vitamin D als die erste reife Frucht vom Baume dieser jungen Wissenschaft gefallen und ist in seiner Wirkung auf den Stoffwechsel des Skeletts dem natürlichen Vitamin D ebenbürtig. Auch Vitamin B_1 und C sind jetzt synthetisch darstellbar.

Der Bedarf an Vitaminen ist sehr großen Schwankungen unterworfen und richtet sich nach Lebensalter, Geschlecht, Gesundheitszustand, Umwelt und Beschäftigung. Da die Vitamine von besonderer Einwirkung auf das Wachstum und den Gewichtsansatz sind, so ist es ohne weiteres verständlich, daß ihr Fehlen während der frühen Entwickelungsperioden und in der Kindheit zu schweren Stoffwechselstörungen führen muß. Der gesunde Mensch braucht Vitamine, erst recht aber der Kranke. So ist besonders bei Magen- und Darmerkrankungen und bei fieberhaften Krankheiten eine reichliche Vitaminzufuhr nötig. Zum Beispiel kann ohne Gegenwart von Vitamin C ein Ulcus ventriculi nur schwer heilen.

Bei den menschlichen Avitaminosen hat sich gezeigt, daß sie nicht immer nur auf das Fehlen eines Vitamins zurückzuführen sind, sondern daß vielmehr eine gestörte Korrelation innerhalb der einzelnen physiologischen Wirkstoffe vorliegt. So kann z. B. eine schwere Rachitis nicht durch Vitamin D geheilt werden ohne gleichzeitig ausreichende Menge von P, Ca, Mg. Desgleichen sind Vitamin A und C notwendig, um die schlechte Capillarfunktion, die erhöhte Infektionsbereitschaft und die Senkung des Grundumsatzes zu beseitigen. Hieraus läßt sich für die Therapie erkennen, daß man bei den Avitaminosen auch den Teilursachen Rechnung tragen muß. Aber auch eine Diät, deren calorische Nahrungsbestandteile untereinander in einem unphysiologischen Verhältnis stehen, kann den Boden für eine avitaminotische Erkrankung vorbereiten. So bereitet z. B. eine Störung im Eiweißstoffwechsel den Boden für die Pellagra, eine Störung des Kohlehydratstoffwechsels für Beri-Beri und eine Störung im Fettstoffwechsel für Skorbut vor. Die Beziehungen im Stoffwechsel sind zwischen den Calorienträgern, den Elektrolyten und den katalytisch wirkenden Stoffen (Hormone, Fermente und Vitamine) sehr innige. So besteht wohl sicher eine enge Beziehung zwischen Vitamin D und der Schilddrüse, zwischen Vitamin C und der Nebennierenrinde, zwischen Vitamin B_1 und der Hypophyse.

Alle Vitamine müssen durch die Nahrung zugeführt werden. Es kann nicht ein Vitamin durch ein anderes vertreten werden. Wie für die übrigen Nahrungsmittel und die Mineralsalze gilt auch hier das Gesetz des Minimums. Eine Mindestmenge von allen Vitaminen muß in der Nahrung vorhanden sein, um die Sicherheit des Gesamtstoffwechsels zu garantieren. Über das Schicksal der Vitamine im Körper weiß man wenig. Das Vitaminbedürfnis des Fetus ist recht groß und steht mit der Ernährung der Mutter während der Schwangerschaft in naher Beziehung. So haben die fettlöslichen Vitamine A und D das intrauterine Wachstum zu ermöglichen. Vitamin A kann in der Leber gespeichert werden. Fehlen des Vitamins C verursacht eine Schädigung an Knochen und Zähnen, besonders aber Skorbut und hämorrhagische Erscheinungen. Eine vitaminreiche Kost ist daher für schwangere Frauen zu empfehlen, ganz besonders, wo ein habituelles Absterben der Kinder am Ende der Zeit besteht. Auch bei Neigung zu Eklampsie wird eine vitaminreiche Ernährung empfohlen.

Die Zahl der Vitamine steht noch nicht fest, am besten teilen wir die Vitamine in *fettlösliche und wasserlösliche Vitamine.* Die fettlöslichen Vitamine sind das antixerophthalmische Vitamin A, das antirachitische Vitamin D und das Antisterilitäts-Vitamin E. Alle anderen Vitamine sind wasserlöslich. Der erwachsene Körper hat in den sogenannten Fettdrüsen, Nierenfett, Axillarfett usw. das Vitamin A aufgespeichert. Es ist schon öfter erwähnt worden, daß der Gehalt unserer Nahrung an Eiweiß, Kohlehydraten, Fett und Mineralsalzen in engster Wechselwirkung steht. Man denke nur an den Mehlnährschaden kleiner Kinder, wo eine einseitige Ernährung mit Kohlehydraten zu einem verwässerten Ansatz (pastösen) und im weiteren Verlauf zu schweren atrophischen Zuständen führt. Erst eine Kost, die Eiweiß, Fett, Kohlehydrate, Salze und Vitamine enthält, stellt wieder das Stoffwechselgleichgewicht her. Auch das Hungerödem der Kriegszeit gehört hierher. Wir können heutzutage mit Sicherheit sagen, daß Hormone — Vitamine — Mineralien und Nährstoffe ein biologisches Ganzes bilden und daß nur ihre richtige Zusammensetzung Gesunde gesund zu erhalten und Kranke gesund zu machen vermag. Da Vitamine nicht nur in frischen Pflanzen, sondern auch in Leber, Eiern, Milch, Käse, Fleisch vorkommen, so muß in einer gemischten Kost, wenn die Speisen nicht totgekocht werden, all das enthalten sein, was eine gesunde Ernährung verlangt.

Wir wissen aus Erfahrung, daß die Vitamine bei verschiedenen Krankheiten, die keine A- oder Hypovitaminosen sind, eine ausgesprochen günstige Wirkung haben. Hier muß man annehmen, daß der Körper durch die Vitamine eine größere Widerstandskraft erhält, wodurch er leichter in der Lage ist, die Krankheit zu überwinden.

Der Mangel an **Vitamin A** ruft an den Augen eine Keratomalacie und ein Versiegen der Speichelsekretion hervor. Auch die Widerstandsfähigkeit des Körpers gegenüber Infektionskrankheiten wird durch seinen Mangel herabgesetzt. Ebenso will man bei Fehlen des Vitamin A Steinbildung in den Harnwegen festgestellt haben. Jetzt weiß man, daß das Vitamin A auch ein Wachstumsvitamin ist, das beim erwachsenen Menschen in der Leber und im Fett, in der Retina und in Corp. lut. aufgespeichert ist. Bei Vitamin A-knapper Ernährung wird es aus den Depotstellen abgegeben. Auch bei dem Fetus wird das Vitamin A in der Leber aufgespeichert. In der Muttermilch ist neben Vitamin B und C auch Vitamin A und ganz besonders im Colostrum. Auch das Fett der Brustdrüsen enthält bei geschlechtsreifen Frauen reichlich Vitamin A. Durch schwere konsumierende Krankheiten wie Krebskachexie, Sepsis, Eiterungen wird der Vitamin A-Gehalt der Leber nicht beeinflußt, dagegen verlieren bei perniziöser Anämie Fett und Leber das ganze Vitamin A. Das Vitamin A ist ein direkter Antagonist des Thyroxins. Die wachstumsfördernde Wirkung des Vitamin A wird durch Thyroxinmedikation aufgehoben. Vitamin A ist bei Basedow im Blut herabgesetzt oder fehlt vollständig. Man gibt daher bei Basedow 3mal 30 Tropfen Vogan. Auch hartnäckige Appetitlosigkeit und Magersucht sind auffallend günstig beeinflußt worden. Das Vitamin A ist besonders in Butter, Eigelb, Milch und Lebertran enthalten, auch in Leber, Lunge, Nieren, Herz, Hering, Bückling, Sprotten ist es reichlich vorhanden, weiterhin in grünen Pflanzenteilen wie Spinat, Kohl, Mangold, Salat, grünen Erbsen, dann in Tomaten und Karotten. Das besonders in Pflanzen vorkommende Carotin ist eine Vorstufe des A-Vitamins. Die Milch und die daraus hergestellte Butter ist um so vitaminreicher, je mehr Grünfutter die Kühe enthalten. Durch Kochen und Konservieren, Braten und Backen wird der Vitamin A-Gehalt der Speisen nicht nennenswert herabgesetzt. Bei einer normal zusammengesetzten Kost kann also eine unzureichende Vitamin A-Zufuhr so leicht nicht vorkommen. Das im Handel befindliche Vitamin A-Präparat **Vogan** enthält ungefähr 100mal soviel Vitamin A als Lebertran. Vitamin A kann noch nicht synthetisch dargestellt werden. Es ist löslich in Öl, durch Luftsauerstoff und Säuren wird es zerstört. Detavit enthält Vitamin A und D, auch Scottin enthält Vitamin A und D, Vitamin A Degewop.

Der Gehalt von Nahrungsmitteln an Carotin und Vitamin A, ausgedrückt in Milligramm Carotin pro 100 g Frischsubstanz:

Lebertran	4—200	Spinat	8—24
Butter	2—20	Karotten	8
Eigelb	4—20	Tomaten	1,6
Leber	7—40	Schwarze Kirschen	0,6

Vitamin B_1. Es ist das älteste wissenschaftlich bearbeitete Vitamin, wird jetzt synthetisch dargestellt und ist als *Betaxin*, *Betabion* und *Benerva* im Handel. Es enthält Schwefel, ist löslich in Wasser, in saurer Lösung kochbeständig und empfindlich gegen Luftsauerstoff. Durch Alkali wird es rasch zerstört. Vitamin B_1 kommt vor in den äußeren Zellschichten der Samen von Reis, Roggen, Weizen, Gerste und in den Samen von den Hülsenfrüchten, wie Erbsen, Bohnen, Linsen, von tierischen Organen in Muskeln, auch Herzmuskel, Leber, Nieren, Gehirn, Rückenmark, Nervensträngen, Eigelb und Milch. Am reichlichsten in Vollkornbrot und Hefe. Die typische B_1-Avitaminose ist die in Asien weitverbreitete Beri-Beri, die durch Zufuhr von sehr viel Zucker noch beschleunigt wird, da der Verbrauch von Vitamin B_1 mit dem Kohlehydratgehalt der Nahrung ansteigt. Es bestehen also enge Beziehungen zwischen dem Vitamin B_1 und dem Kohlehydratstoffwechsel, besonders dem des Nervensystems und des Gehirns. Daher seine Anwendung bei neurologischen Erkrankungen. In der Leber regelt es die Glykogenbildung. Beim Fehlen von Vitamin B_1 hypertrophiert die Nebenniere. Bei avitaminotischen Tieren steigt der Gehalt der Gewebe an Milchsäure, Brenztraubensäure und Methylglyoxal an und wird durch Zufuhr von B_1 beseitigt. Gleichzeitig können eine Schädigung des Wasserhaushaltes mit Oedernen, Störungen des Magen-Darmkanals, Achylie, Lähmung der Peristaltik und Entzündung der Schleimhäute vorhanden sein. In unserer Gegend kommen besonders die B_1-Hypovitaminosen vor, die am häufigsten mit Funktionsstörungen des Nervensystems verbunden zu sein scheinen, da nach subcut. oder intram. Injektion von Vitamin B_1 Besserung oder Heilung der Nervenschmerzen eintritt. Am besten sind die Erfolge bei Neuritis oder Polyneuritis infolge von Diabetes, Alkoholmißbrauch, fieberhaften Erkrankungen und Schwangerschaft. Auch leichtere Fälle von funikulärer Myelose infolge perniziöser Anämie können durch Vitamin B_1 weitgehend gebessert oder geheilt werden. Chorea minor soll nach kurzer Zeit durch Vitamin B_1 geheilt werden. Man kann B_1 auch öfter mit Erfolg versuchen bei Colitiden, bei schwerer Appetitlosigkeit und bei Magen-Darmatonien. Der Mensch hat nur geringe Vorräte von B_1 im Körper, so daß er es immer von außen zuführen muß. Die bei fieberhaften Krankheiten oder Magengeschwüren übliche kohlehydratreiche Kost enthält nicht genügend Vitamin B_1, so daß es künstlich zugeführt werden muß, entweder in Form von Tabletten besser als Spritzen subcut. oder intram. 3 mal tägl. 2 Tabl. oder tägl. 1—2 Injektionen Betabion oder Betaxin oder 2—3 mal wöchentl. Betabion oder Betaxin forte.

Vitamin B_2. Es ist keine einheitliche Substanz, sondern ein Vitamin B_2-Komplex, der mindestens aus 3 Faktoren besteht und mit B_2—B_6 bezeichnet wird. Die wichtigsten von diesen wasserlöslichen Faktoren sind das Lactoflavin als Vitamin B_2 und das Anti-Pellagra-Vitamin als B_6. Lactoflavin ist im Tier- und Pflanzenreich weitverbreitet als gelber, grünfluorescierender Farbstoff. Beim Säugetier reichlich in Nieren, Nebennieren, in Milch, Eiern und Hefe. Es wird synthetisch dargestellt, in Wasser schwer löslich, in saurer und neutraler Lösung kochbeständig, empfindlich gegen Alkalien. Beim Menschen kennt man keine A- oder Hypovitaminose. Bei Diabetikern wird aber durch Einspritzungen von Lactoflavin der Zuckergehalt gesenkt: Man gibt es am besten mit Vitamin B_1 zusammen.

Vitamin B_6. Seine Wirkung gegen Pellagra ist noch nicht rein dargestellt, auch seine chemischen Eigenschaften sind unbekannt. Eine Vitamin B_6-reiche Kost besteht aus Leber, Fleisch, Fisch, Eidotter, Hefe, Milch und Gemüse.

Vitamin C. Als Cantan, Cebion, Fructamin und Redoxon im Handel.

Nach den neuesten Forschungen ist es eine Kohlehydratsäure, die man Ascorbinsäure benannt hat. Sie ist ein weißes feinkrystallines Pulver, das sich in Wasser leicht löst. Die Nebenniere, woraus es zuerst dargestellt wurde, ist besonders reich an Vitamin C. Sein Fehlen ist die Ursache des kindlichen Skorbuts (Möller-Barlowsche Krankheit) und auch des Skorbuts bei Erwachsenen. Liegen im Dickdarm bakterielle Erkrankungen vor, so wird die Resorption des Vitamin C im Dickdarm verhindert, und es kommt zu einer Hypo- oder Avitaminose, auch wenn ausreichend Vitamin C in der Nahrung zugeführt wird. In solchen Fällen ist daher nur ein Erfolg durch parenterale Zufuhr zu erwarten (subcutan, intram., intrav.), wodurch gleichzeitig die Heilung sehr beschleunigt wird. Früher glaubte man, daß nur der an Vitamin C-Mangel leidet, der an Skorbut erkrankt sei. Heute wissen wir, daß Skorbut ein prämortaler Endzustand einer Krankheit ist, die nach Entziehung von Vitamin C sehr rasch eintritt. Es gibt viele Vorstufen (präskorbutische Zustände), die als wiederholte Infekte der Luftwege, des Darmes und der ableitenden Harnwege auftreten und auf Zufuhr von Vitamin C verschwinden. Als vorbeugendes Mittel kann man es bei Frühgeburten und künstlich ernährten Säuglingen verabreichen. Bei allen hämorrhagischen Diathesen wurden durch intravenöse Injektionen sehr gute Erfolge erzielt. Auch bei Magen-, Lungen- und Genitalblutungen hat sich die intrav. Zufuhr als sehr wirksam erwiesen. Bei Magengeschwüren scheint neben der gewöhnlichen Ulcuskur eine reichliche Zufuhr von Vitamin C die Heilung zu beschleunigen. Bei Colitis ulcerosa sieht man bei intrav. Injektionen oft eine Besserung, aber doch keine Heilung. Durch die Zufuhr von Vitamin C kann man objektiv eine Zunahme der Thrombocyten, einen Anstieg des Albumins im Plasma, eine gefäßabdichtende Wirkung und eine Verkürzung der Blutsenkungszeit feststellen. Die Blutregeneration bei sekundärer Anämie erfolgt durch Eisen und Vitamin C schneller als ohne die Vitamin C-Beigabe. Bei Lebercirrhose hat Vitamin C eine allgemein günstige Wirkung und erhöht auch die Urinausscheidung. Am besten 0,5 g intrav. Auch bei Basedow, akuten und chronischen Infektionskrankheiten vermag man durch Vitamin C einen günstigen Einfluß auszuüben. So gebe ich mit bestem Erfolg bei allen Kinderkrankheiten, auch bei starken Erkältungen sofort täglich 5—10 Tabletten Vitamin C. Bei Pneumonie vermag man durch 2—4malige intrav. Zufuhr von 0,5 g Vitamin C eine auffallend günstige Wirkung zu erzielen. Auch bei Schwangerschaftserbrechen ist intrav. Zufuhr zusammen mit Vitamin B_1 von günstiger Wirkung. Eine prophylaktische und therapeutische Anwendung findet Vitamin C in der Zahnheilkunde, besonders bei Paradentose, Alveolarpyorrhöe und Caries.

Sicher ist Vitamin C ein reversibel oxydierbarer Körper, der in den Intermediär-Stoffwechsel eingreift, Beziehungen zum Mineralstoffwechsel und zu den Drüsen mit innerer Sekretion hat.

Das wasserlösliche Vitamin C kommt nur in Verbindung mit Wasser vor und findet sich reichlich in frischen Gemüsen und Früchten, besonders in Spinat, Kohl, Salat, Sauerkraut, Citronen, Apfelsinen, Himbeeren, jungen Möhren, in gekeimten Samen, am reichlichsten in Hagebutten, wenig dagegen in Äpfeln, Birnen, Pflaumen und Zwetschen. Der Gehalt der Kartoffel an Vitamin C kann mit „gut" bezeichnet werden und wird durch Kochen höchstens um 50 % herabgesetzt. In der rohen Milch ist der Gehalt sehr wechselnd und hängt von der Art der Aufbewahrung ab. Bei Zimmertemperatur und offenem Gefäß verringert sich der Gehalt innerhalb 4 Stunden um über 50 %. Der Gehalt in der Frauenmilch ist doppelt so hoch, am höchsten in der Colostramilch. Vitamin C ist sehr empfindlich gegen länger einwirkende Hitze, Eintrocknen und gegen Luft. Die Aufbewahrung von Milch in verkupferten oder versilberten Gefäßen hat eine stark schädigende Wirkung auf Vitamin C, besonders bei gleichzeitiger Erwärmung. Durch ultraviolette Bestrahlung wird Vitamin C in reiner wäßriger Lösung, in Fruchtsäften und in der Milch zerstört, die antiskorbutische Wirkung der Milch geht verloren.

Vitamin C-Gehalt von einigen Nahrungsmitteln
(in mg pro 100 g Substanz).

	roh	gekocht		roh	gekocht
Milch, Butter, Käse:			*Hülsenfrüchte:*		
Kuhmilch	0,5—1	—	Grüne Bohnen . .	10	1—4
Mehlprodukte:			Gelbe Bohnen . .	16	6
Kartoffeln	10	5—10	Grüne Erbsen . .	—	8
Gemüse:			*Gemüsefrüchte:*		
Spinat	8	2	Tomaten	15	10
Blumenkohl . . .	50	8	Melonen	8	—
Grünkohl	75	16	Gurken	8	—
Rosenkohl	50	50	*Salate:*		
Spargel	25	—	Feldsalat	20	—
Weißkraut	40	2	Kopfsalat		
Blaukraut	50	8	grüne Blätter .	8	—
Kohlrabi	100	16	gelbe Blätter .	8	—
Rote Rüben . . .	8	—	Endivien	10	—
Teltower Rübchen	22	—	Wasserkresse . . .	16—20	—
Steckrüben . . .	—	10	Sellerie	6	—
Schwarzwurzeln .	5	5	Rettich	10	—
Meerrettich . . .	100	25	Radieschen . . .	25	—

	roh	gekocht		roh	gekocht
Zwiebel	5	—	Quitten	15	—
Schnittlauch . . .	50	—	Kirschen, gelb . .	5	—
Petersilie	100	—	schwarz	15	—
Obst:			Heidelbeeren. . .	10	—
Orangen	50—100	—	Brombeeren . . .	22	—
Mandarinen . . .	25	—	Preiselbeeren. . .	15	—
Citronen	50—100	—	Weintrauben. . .	5	—
Grapefruit. . . .	50—100	—	Aprikosen	12	—
Erdbeeren	50	—	Pfirsich	8	—
Johannisbeeren,			Pflaumen, getrock-		
schwarz	100	—	net	8	—
rot	16	—	Bananen	8	—
Himbeeren. . . .	25	—	Ananas	8	—
Stachelbeeren . .	28	—	Hagebutten . . .	500	—
Äpfel	2—15	—	Feigen	5	—
Birnen	1— 3	—	Datteln	3	—

Vitamin D. Das Vitamin D hat ein großes Interesse gewonnen, da es gelungen war, durch Bestrahlung von Ergosterin mit ultraviolettem Licht eine Substanz darzustellen, die mit Vitamin D_2 bezeichnet wurde. Dieses Vitamin D_2 ist in seiner sicheren Wirkung gegen Rachitis ein klassisches Beispiel für die künstliche Darstellung des Vitamins. (Von ausschlaggebender Bedeutung für das Wachsen der Knochen und die Entwicklung des Gebisses.) Unsere Obst- und Gemüsesorten enthalten kein Vitamin D, dagegen sind Lebertran, Eigelb, Hering, Bückling, Sprotten, Steinpilze, Morcheln und Pfifferlinge gute Vitamin D-Quellen. Vitamin D_2 ist nicht identisch dem Vitamin D im Lebertran. Durch Ultraviolettbestrahlung von Produkten aus dem Pflanzenreich entsteht Vitamin D_2, durch Bestrahlung von Produkten aus dem Säugetierreich Vitamine, die sich wie Lebertranvitamine verhalten. Gibt man z. B. der Kuh bestrahltes Futter, so enthält die Milch Pflanzenvitamin (D_2), bestrahlt man dagegen die Milch, so enthält sie tierisches Vitamin D wie im Lebertran. Die Bestrahlung zerstört jedoch in der Milch das Vitamin C. Das Lebertran- oder tierische Vitamin wird mit Vitamin D_3 oder „natürliches" Vitamin D bezeichnet. Künstlich wird es hergestellt aus 7-Dehydrocholesterin durch UV.-Bestrahlung. Vitamin D_2 und D_3 sind chemisch nahe verwandt, löslich in Öl, beständig gegen Hitze und Alkali, empfindlich gegenüber Oxydation. Beide, in Öl gelöst, werden therapeutisch angewandt. Die früher gefürchtete verkalkende Wirkung übermäßig hoher Dosen Vitamin D hat heute ihre Schrecken verloren, da man erkannt hat, daß diese Wirkung in der Hauptsache durch Nebenprodukte bedingt ist, die bei der Bestrahlung von Ergosterin entstehen. Vitamin D_3 und D_2 sind frei von diesen Nebenprodukten. Vitamin D beeinflußt den Phosphat- und Kalkstoffwechsel. Aus noch unbekannten Vorstufen werden Phosphat und Calcium freigemacht, der Gehalt des Blutes an PO_4 nnd Ca steigt an und die Verknöcherung des Osteoblastengewebes wird ermöglicht. Außer gegen die Avitaminose-Rachitis ist Vitamin D auch wirksam bei den D-Hypovitaminosen Osteomalacie, Osteoarthropathie und Osteoporose. Auch bei Spasmophilie und Tetanie wird es mit Erfolg angewandt. Die Dosis zur Rachitisheilung beträgt täglich 5—10—15 Tropfen der öligen Lösung, die prophylaktische Dosis 2—3—6 Tropfen (Vigantol). Bei Asthma und Heufieber hat man auch in manchen Fällen gute Erfolge erzielt. Wahrscheinlich kommt die Wirkung über den Mineralstoffwechsel zustande, da unter dem Einfluß von Vitamin D die Kalkreserven steigen. — Da Frühgeburten besonders leicht an Rachitis erkranken, gibt man ihnen vorbeugend 2 mal täglich 1—3 Tropfen, bei florider Rachitis älterer Säuglinge braucht man täglich bis 20 Tropfen. — Auch die Osteomalacie, die man als Spätrachitis bezeichnen kann, läßt sich durch Vitamin D günstig beeinflussen, desgleichen kann die Heilung von Frakturen beschleunigt werden.

Vitamin E. Es findet sich besonders reichlich in Weizenkeimlingen, Erdnüssen, Placenta und Hypophysenvorderlappen, auch in Brunnenkresse, tierischem Fett und Lebertran ist es vorhanden. Bei Vitamin E-Mangel treten bei Ratten Störungen in der Fortpflanzung ein (Azoospermie und habitueller Abort). Aber auch bei Frauen hat man damit ausgezeichnete Erfolge erzielt bei habituellem Abort, Sterilität und Neigung zu Frühgeburten. Vitamin E kann noch nicht synthetisch dargestellt werden. Im Handel als Evion-Merck und Vitamin E-(Promonta). 3 mal täglich 2 Tabletten nach dem Essen. Kurdauer einige Monate.

Vitamin H. Es kommt in Hefe, Käse und Kartoffeln vor. Es kann noch nicht synthetisch dargestellt werden. Seine Bedeutung für die Menschen ist noch unbekannt.

Faktor P. Die blutungsverhindernde Wirkung der künstlich hergestellten Vitamin C-Präparate ist nicht so eindeutig wie früher, als man zur Vitamin C-Therapie Citronensaft oder andere Vitamin C-haltige native Produkte verwandte. Durch weitere Forschung und Untersuchung von Citronensaft konnte noch eine krystallisierte Fraktion erhalten werden, die aus einem Flavanon (pflanzl. Farbstoff) besteht. Es ist ein schwach gelblicher Farbstoff, schwer löslich in Wasser und Alkohol, mit lebhaft gelber Farbe, in Alkali löslich. Man konnte bis jetzt noch keine P-Avitaminose erzeugen und kann daher noch nicht von einem Vitamin P, sondern nur von einem Faktor P sprechen. Man glaubt, daß zur Erzeugung von Skorbut nicht nur der Mangel von Vitamin C, sondern auch vom Faktor P notwendig sei. Der Faktor P vermag die Permeabilität der Gefäße und allgemein die der Zellgrenzflächen herabzusetzen. Sein Hauptindikationsgebiet ist die vasculäre Purpura, dann alle hämorrhagischen Diathesen, die auf Vitamin C nicht ansprechen. Auch die hämorrhagische Nephritis reagiert gut auf Faktor P. Durch Kombination mit Vitamin C kann oft die Wirkung erhöht werden. Beide werden intrav. injiziert.

Rohkost.

Im Zusammenhang mit den Vitaminen mag auch mit einigen Worten der Rohkost gedacht werden. Auch in ihr steckt ein guter und wohl zu beachtender Kern, wenn man sie nicht mit fanatischer Einstellung allzu einseitig anwendet. Man kann der Rohkost eine erzieherische Wirkung zusprechen, indem sie die Menschen der Gegenwart, die nur gewohnt sind, weichgekochte Speisen fast ungekaut hinunterzuschlucken, wieder lehrt, richtig zu kauen und einzuspeicheln, so daß die Speisen genügend zerkleinert und aufgeschlossen werden. Weiterhin bringt die Anstrengung eines langen und sorgfältigen Kauens, wodurch die Speichelabsonderung stark angeregt wird, leichter ein Gefühl der Sättigung, so daß eine Überernährung eher vermieden wird. Daher ist die Rohkost zur Entfettung sehr geeignet. Wenn wir den Begriff der Rohkost wörtlich nehmen wollen, so gehören auch rohes Fleisch, rohe Eier, roher Fisch, rohe Milch, Austern und anderes hinzu. Da aber die Rohkost ein Kind des Vegetarismus ist, so ist darunter nur ungekochte pflanzliche Nahrung zu verstehen. Die pflanzliche Kost wird ausgezeichnet durch ihren Kohlehydratreichtum, ihren Vitaminreichtum und ihren Mineralstoffreichtum. In 100 hl Apfelsaft sind 870 kg, in der gleichen Menge Traubensaft 1350 kg Fruchtzucker enthalten. Besonders betont werden muß die Eiweiß- und Kochsalzarmut der Rohkost und ihr großer Gehalt an Cellulose. Die Eiweißarmut kann leicht zur Eiweißunterernährung und damit zur Erkrankung führen. Der Reichtum an Cellulose macht die Rohkost für viele Menschen und ganz besonders für Magen- und Darmkranke unverträglich und ist ein großes

Hindernis für die Verdauung und Ausnützung der Rohkost, da unsere Verdauungssäfte keine cellulosespaltenden Fermente besitzen. Es muß daher bei Verdauungsschwachen eine solche Kost leicht zu schweren Gärungserscheinungen und Verdauungskrankheiten führen. Durch Zerkleinerung, Quellung und Kochen in Wasser werden die Zellwände gesprengt und die Nahrungsstoffe erst den Verdauungssäften zugänglich gemacht. So wird jeder, der nicht ein eingeschworener Jünger der Rohköstler ist, Konzessionen machen und besonders die Nahrungsmittel, die im rohen Zustande für uns schwer oder unverdaulich sind, im gekochten oder gedämpften Zustande genießen. Hierfür kommen besonders Kartoffeln, Körner, Mehl und gewisse Gemüse wie Bohnen, Rosenkohl, Spargel u. a. in Betracht. Es ist auch bis jetzt noch nicht bewiesen, daß durch den gewöhnlichen Koch- oder Dämpfungsprozeß der Nährwert unserer Nahrungsmittel herabgesetzt würde. Durch allzu langes Kochen wird natürlich der größte Teil der Vitamine zerstört oder ausgelaugt, und wenn das Brühwasser weggeschüttet wird, der Mineralstoffgehalt beträchtlich herabgesetzt, so daß die Nahrung keine vollwertige mehr sein kann. Aber jeder verständige Mensch ißt ja neben seiner normal gekochten Kost auch Obst und Salate, so daß wegen Mangel an Vitaminen und Mineralsalzen keine Gefahr für die Gesundheit besteht. Um das Säurebasengleichgewicht im Körper zu erhalten oder etwas nach der alkalotischen Seite zu verschieben, ist natürlich Rohkost empfehlenswert, denn alle Fleischkost, auch Körner und Hülsenfrüchte, liefern einen Säureüberschuß. Es mag auch kurz auf die Infektionsmöglichkeiten hingewiesen sein, die durch nicht genügend gereinigte Rohkost (Blattgemüse) hervorgerufen werden (Typhus, Paratyphus, Cholera, Würmer).

Daß die Rohkost keinen Schutz für Krankheiten gewährt und keine Garantie für längeres Leben gibt, mag hier aus bestimmten Gründen betont werden. Überhaupt kommt eine dauernde Ernährung mit Rohkost in unserem Klima nicht in Frage. Vorübergehend für eine Zeit von 4—8 Wochen zur Umstimmung des ganzen Stoffwechsels kann sie bei den unten angeführten Krankheiten empfohlen werden. Der Begriff der Diät muß aber weitergefaßt und auf alle Funktionen des Lebens ausgedehnt werden. Essen und Trinken, Atemübungen und Sport in frischer Luft und Sonne, früh zu Bett und früh heraus, den ganzen Körper morgens oder abends durchmassieren oder bürsten müssen als erzieherische Lebensordnung der Diät beigesellt werden. Die

Vorzüge, die die Rohkost gegenüber der gewöhnlichen Ernährung hat, sind kurz folgende: Die Rohkost ist reich an Vitaminen und Mineralsalzen, aber ziemlich arm an Calorien. Sie ruft, da sie zu einem längeren und gründlicheren Kauen zwingt, leicht ein Gefühl von Sättigung hervor. Man kann sie daher sehr gut verwenden bei Fettsucht und überall da, wo eine Nahrungsbeschränkung als Behandlungsmethode in Frage kommt. Da sie gleichzeitig eiweißarm ist, kommen auch Nieren-, Leberkrankheiten und besonders auch Zuckerkrankheit in Betracht. Durch ihre Armut an Kochsalz fand sie schon früher in Form von Obst- und Gemüsetagen Aufnahme bei der Behandlung von Herz- und Nierenkrankheiten. Ein weiteres Anwendungsgebiet der Rohkost wegen ihrer Kochsalz- und Eiweißarmut (und Purinfreiheit) ist noch Gicht, Rheuma, Gelenkerkrankungen, Thyreotoxikosen, Migräne, Hypertonie, Eklampsie, Epilepsie (durch die NaCl-Armut wird die Bromwirkung erhöht). Durch ihren Cellulosereichtum wird die Rohkost zu einem sehr guten Mittel gegen Stuhlverstopfung und die dadurch bedingte intestinale Autointoxikation, und hierin liegt ihr therapeutischer Erfolg. Jede Übertreibung ist aber auch hierbei zu vermeiden, damit nicht durch ein Übermaß von Cellulose Darmbeschwerden auftreten. Eine zarte Rohkost ist oft von gutem Erfolg bei Magen- und Darmkrankheiten, besonders bei Hyperacidität.

Eine ganz einseitige Rohkosttherapie soll ihrer Eigentümlichkeit, aber auch ihrer oft glänzenden Wirkung wegen erwähnt werden. Es ist die *Apfel- und die Sauerkrautkur.*

Die **Apfelkur** wird bei akutem und subakutem Darmkatarrh mit lang andauerndem Durchfall oder beim sog. Sommerdurchfall angewandt. Die kranken Erwachsenen oder Kinder, Kleinkinder und selbst Säuglinge essen zwei Tage lang, eventuell länger, soviel rohe Äpfel als sie essen können. Man darf nur ganz reife gute Äpfel verwenden. Sie werden geschält und von Kernen und Kerngehäuse befreit und dann fein gerieben. Die Menge dieses rohen Apfelbreies beträgt pro Mahlzeit 100—300 g je nach Alter, pro Tag bei fünf Mahlzeiten 500—1500 g. Diese Apfelkost gibt man zwei Tage lang ohne jede andere Nahrungs- oder Flüssigkeitszufuhr. Am zweiten Tage tritt in den meisten Fällen fast ausnahmslos geformter Stuhl auf. Vom dritten Tage ab gibt man Schonungskost und geht in den nächsten Tagen zur Normalkost über. Auch bei Ruhr und Typhus wird ein Versuch nicht vergeblich sein. Wem diese eigenartige Behand-

5*

lung gegen das innere Empfinden geht, dem rate ich, sich durch einen Versuch von der guten Wirkung zu überzeugen. Man kann anstatt der Äpfel auch Bananen oder Johannisbeeren verwenden. Man kann auch das Handelspräparat Aplona nehmen, das mit Wasser angerührt wird und ebensogut wirkt wie die frischgeriebenen Äpfel. Da wahrscheinlich bei diesen Kuren die Pectine die wirksame Substanz sind, hat man das reine Pectinpräparat **Santuron** dargestellt. Ihre mechanische Reinigungswirkung geschieht durch die große Quellungs- und Gelatinierungsfähigkeit, durch ihre Adsorptionswirkung und Peristaltikbeschleunigung. Das Pektin ist also kein Stopfmittel.

Die **Sauerkrautkur** kommt bei hartnäckiger Verstopfung und Darmatonie zur Anwendung. Die Kranken bekommen 3mal am Tage vor den Mahlzeiten Sauerkraut zu essen, am besten im rohen Zustande. Ich lasse bei empfindlichen Kranken das rohe Sauerkraut durch den Wolf mahlen und mit reichlich Sauerkrautbrühe essen. Es enthält Vitamin A, B und C. Am dritten Tage stellt sich meist schon die Wirkung ein. Diese Sauerkrautkur ist meines Wissens zum ersten Male von AUG. HEISLER und die Apfelkur von AUG. HEISLER und später von Prof. MORO beschrieben worden.

Hier mag die **Hirsekur** kurz besprochen sein, obwohl sie keine Rohkostkur darstellt: **Hirse** wird 1—2 Stunden mit der fünffachen Wassermenge aufgeweicht, dann mit der gleichen Menge der nach der Jahreszeit erhältlichen Suppenkräuter (Möhren, Sellerie) versetzt und langsam zum Kochen gebracht. Der fertige Brei wird dann mit Butter oder Öl und einer Prise Kochsalz durchgerührt und mit süßer Sahne angerichtet. Der Hauptvorteil der Hirse beruht auf ihrem reichlichen Kieselsäuregehalt. Diese Kur hat sich bewährt bei chronischen Furunkeln, bei der fortschreitenden Linsentrübung, bei Fisteleiterungen nach Knochenverletzungen. Am überzeugendsten ist die Wirkung bei der chronischen Gicht. Neben Si enthält die Hirse noch Magnesium, Kali und Phosphor.

Das Verhältnis der einzelnen Nahrungsbestandteile zueinander

soll für den Gesunden derart zusammengesetzt sein, daß die tägliche Kost für einen Mann von 70 Kilo Gewicht bei sitzender Lebensweise ungefähr 42 g Eiweiß (HINDHEDE), 42 g Fett und 420 g Kohlehydrate enthält. Der Eiweißgehalt erscheint hier auf die Dauer etwas bedenklich tief, so daß es für einen Gesunden wohl besser ist, folgende Verhältniszahlen zu wählen, die einen höheren Eiweißbetrag enthalten: 80 g Eiweiß, 83 g Fett, 268 g Kohlehydrate. Hierin ist gleichzeitig ein Sicherheitsfaktor an Eiweiß enthalten, so daß eine Eiweißunterernährung nicht zu befürchten ist. Nun kann man aber die Verhältniszahlen nicht ohne weiteres festsetzen, da sie von Fall zu Fall sich ändern müssen. Braucht ein Erwachsener je Tag 80 g Eiweiß, so hat er diese Eiweißmenge notwendig, ob er arbeitet oder ob er sich dem süßen Nichtstun hingibt. In der Calorienzufuhr muß aber eine Änderung eintreten. In dem ersten Falle müssen bei Schwerarbeitern Fette und Kohlehydrate erhöht, im zweiten Falle erniedrigt werden. Hierdurch wird das Verhältnis zwischen Eiweiß und den anderen Nahrungsmitteln stark verschoben. Weiterhin muß man heutzutage bei den vielen Stadtmenschen, deren Arbeit in Zimmer und Bureau verrichtet wird, darauf achten, daß die Verdauungsorgane nicht durch allzu große Nahrungsmengen, wie es z. B. bei Rohkost der Fall wäre, überbelastet werden dürfen. Bei der schwer arbeitenden Landbevölkerung, wo auch das Hungergefühl ein viel größeres ist, können unbeschadet cellulosereiche Rohstoffe zugeführt werden. Bei den Geistesarbeitern wird man mehr eine konzentrierte Nahrung mit wenig Ballaststoffen verabreichen, um die Verdauungsorgane nicht zu überbelasten.

Der Eiweißbedarf wird am besten gedeckt durch das biologisch vollwertige Eiweiß: Fleisch, Eier, Milch, Milchprodukte und Kartoffeln. Durch diese Eiweißträger findet keine Überfüllung der Verdauungsorgane statt, wie es bei reiner Rohkost der Fall sein müßte, was besonders für geistige Arbeiter und für sitzende Berufe von Wichtigkeit ist. Die Festsetzung des Energiewertes der Nahrung geschieht nach Calorien. „Die Lehre der Nahrung nach Calorien bleibt unumstößlich festbestehen, wenn uns auch die wissenschaftliche Erkenntnis gelehrt hat, daß die rein calorische Betrachtung der Ernährungsprobleme unzureichend ist und daß noch andere Stoffe in Betracht zu ziehen sind, die zwar keine Energien liefern, aber doch für den Körper und sein Fortbestehen unentbehrlich sind.“ So müssen mit den drei Grundstoffen der Ernährung gleichzeitig Minerale und Vitamine eingeführt werden, um eine optimale Entfaltung der Lebensvorgänge zu gewährleisten. Unsere Kost soll eine gemischte sein. Hierin ist das Säurebasenverhältnis auf das beste gewahrt, so daß der Gesunde nicht der Gefahr einer Übersäuerung ausgesetzt ist. Aber selbst ein Überschuß an Säuren, wenn er nicht zu stark und nachhaltig auf den Körper einwirkt, wird durch Pufferstoffe in Blut und Gewebe abgesättigt, durch Nieren, Darm und Atemzentrum nach der neutralen Seite hin reguliert. R. Berg fordert bei der Kost einen Überschuß an Basen, weil er eiweißsparend wirkt und die Gesunderhaltung besser garantiert. Durch genügende Zulage von Gemüse, Obst und Kartoffeln ist es leicht, dieser Forderung Rechnung zu tragen. Weiterhin sind entsprechend der Psychologie der Verdauungsorgane, die Zusammenstellung und Zubereitung der Nahrung, die Art und Aufmachung der dargebotenen Speisen sowohl für den Gesunden als auch erst recht für den Kranken von ausschlaggebender Bedeutung.

Bei der **Krankendiät** ist die Frage sehr schwer zu beantworten, wie es mit der *Verdaulichkeit* eines Nahrungsmittels und seiner Bekömmlichkeit steht. Die meisten Ärzte wissen, daß die Verdaulichkeit wie auch die Bekömmlichkeit oder Verträglichkeit meist eine ganz individuelle ist. Die Verdaulichkeit hängt ab von der Verdaubarkeit eines Nahrungsmittels, und diese ist abhängig von dem jeweiligen Zustand der Verdauungsorgane und der Art und der Zubereitung der dargebotenen Nahrung. Von diesem Verdauungsvorgang, der Resorption der aufgeschlossenen und verflüssigten Nahrung und ihrer Verwertung und Wirkung jenseits der Verdauungsorgane hängt die Bekömmlichkeit ab. Hieraus erkennt man ohne weiteres, wie schwer es oft sein kann, für einen Kranken eine Kost aufzustellen, die für ihn leicht bekömmlich ist. Dies glückt nur von Fall zu Fall und dann am besten, wenn man auch die Erfahrung des Kranken zu Hilfe nimmt, ohne sie aber zum Führer werden zu lassen. Die Erfahrung lehrt ja zur Genüge, daß auch allgemein leicht verdauliche Speisen selbst von manchen Gesunden sehr schlecht vertragen werden. Der von Brugsch aufgestellte Grundsatz: „Eine Speise wird um so verdaulicher, je mehr sie sich der flüssigen Form nähert", kann nicht immer als allgemein richtig anerkannt werden. Man denke nur an die Verträglichkeit der Milch bei verschiedenen Personen.

Trotzdem brauchen wir eine Übersicht über die Speisen, die wir im Durchschnitt als leicht verdaulich und verträglich bezeichnen können. In diesen leicht verdaulichen Speisen fehlen besonders Schlacken und darmreizende Stoffe. Wir sprechen am besten von einer **Schonungskost,** da wir den individuell so verschiedenen Begriffen von Verdaulichkeit und Bekömmlichkeit doch keinen einheitlichen Sinn geben können. Die Wahl der Schonungskost muß aber bei Verdauungskrankheiten entsprechend unseren pathologisch-physiologischen Kenntnissen so getroffen werden, daß z. B. bei Achylia gastrica Fleisch möglichst gemieden wird und die Amylaceen im Vordergrunde stehen, umgekehrt kann wieder bei Hyperacidität Fleisch bevorzugt werden. Bei Pylorospasmus und Pylorusstenose können selbst leichte Hafer-, Grieß- oder Mehlsuppen wegen ihrer zu großen Flüssigkeitsmenge schwer im Magen liegen. Aber nicht nur für Magen-Darmkranke kommt eine Schonungskost in Betracht, sondern auch bei Stoffwechselkrankheiten, Nieren-, Herz- und Gefäßkrankheiten, Eklampsie, Tuberkulose, perniziöser Anämie, Rachitis, Epilepsie, Migräne und anderen. Gleichzeitig stellt die Schonungskost auch einen wichtigen Faktor dar für Erholungsbedürftige und Gesunde, die empfindliche Verdauungsorgane haben. An und für sich schwer für die Verdauungssäfte aufschließbare Nahrungsmittel können durch eine entsprechende Zubereitung für die Schonungsdiät brauchbar werden. So werden erst durch Kochen, Dämpfen, Braten, Backen, Zerkleinern, Durchsieben die Cellulosehüllen in pflanzlichen Nahrungsmitteln gesprengt und die Stärke in einen verdauungsmöglichen Zustand gebracht.

Künstliche Ernährung.

Ist auf dem Wege der natürlichen Ernährung keine Nahrung mehr zuzuführen, so tritt die Rectalernährung in ihre Rechte. In dieser Nahrung können nicht sämtliche Nahrungsstoffe vorhanden sein, weil die Schleimhaut des Mastdarms für Eiweiß gar nicht, für Fett nur wenig aufnahmefähig ist. Die Spaltprodukte von Eiweiß: Albumosen und Peptone, werden gut resorbiert, desgleichen auch Kohlehydrate und Alkohol.

Zuerst Reinigungsklistier, dann läßt man mittels Irrigator mit Tropfvorrichtung die Flüssigkeit so langsam einfließen, daß in 1 Stunde 200 ccm in das Rectum kommen.

Ernährungsflüssigkeit: Dextropur 30,0, Alkohol 30,0, Wasser 1000,0 oder Dextrin 150,0, Alkohol 30,0, NaCl 7,0, Wasser 1000,0. In beiden Lösungen gibt man 10 Tropfen Tct. Opii spl.

Oder tägliche subcutane Ernährung mit je 500 ccm 6proz. steriler Dextropur-Lösung in jeden Oberschenkel, oder intravenös 10proz. Dextrose oder Kalorose bis 1000 ccm täglich. Sehr empfehlen kann ich das **Vitalserum** von den Sächsischen Serumwerken, das ebenfalls rectal gegeben und vom Darm leicht behalten und resorbiert wird. Es hat mir auch sehr gute Dienste beim unstillbaren Erbrechen von Schwangeren geleistet. Eine Ernährung durch die Haut mittels Einreibung von Nährstoffen gibt es nicht.

Hungerkuren.

Wir gebrauchen Hungerkuren, um auf einzelne Organe oder den ganzen Körper entlastend und befreiend zu wirken. Es wird dadurch umstimmend auf den kranken Stoffwechsel und den jeweiligen Körperzustand gewirkt, niemals aber auf eine Konstitution. So kann jemand durch eine Hungerkur seine Gichtanfälle oder sein allzu starkes Fettpolster verlieren, seine Konstitution wird aber immer dieselbe bleiben. Von Modehungerkuren zur Erzielung einer schlanken Linie kann hier nicht die Rede sein.

Eine Hungerkur von 1—3 Tagen ist unbedenklich, wenn nicht ein besonderer Krankheitszustand vorliegt, der zur Vorsicht mahnt. Besonders ist der Zustand des Herzens zu beachten. Es braucht nicht besonders betont zu werden, daß eine strenge Hungerkur von mehr als 3 Tagen unbedingt einer ärztlichen Aufsicht bedarf. Manche Kranke muß man bei einer längeren und strengeren Hungerkur mit besonderer Überredungskunst über die ersten Tage, wo sich das Hungergefühl bis zur Unerträglichkeit steigern kann, hinwegbringen. Dieses Hungergefühl kann von einem allgemeinen Unlustgefühl und Schwindel begleitet sein, auch Hungerschmerz und schwer beklemmende Angstgefühle kommen vor. Eine Hungerkur soll immer dem Kräftezustand des Kranken angepaßt sein, und wenn sie 8 Tage überschreitet, nur immer im Krankenhaus durchgeführt werden. Man beginnt mit der Hungerkur nicht sofort, sondern vermindert an den vorhergehenden Tagen die Kost ganz allmählich und reinigt an diesen Tagen den Darm gründlich durch Abführmittel. Am besten läßt man morgens nüchtern 1—2 Glas Apenta trinken. An den Hungertagen gibt man reichlich Pfefferminz- und Kamillentee oder Flieder- und Lindenblütentee zu trinken und täglich einen Einlauf mit einem Liter Kamillentee. Gleichzeitig wird besonders auf Mundreinigung geachtet und die Zunge täglich mit feuchter Zahnbürste gereinigt, der Körper jeden Morgen oder Abend mit lauwarmem Wasser abgewaschen, abgetrocknet und mit Franzbranntwein oder Nervpin eingerieben. Ist Massage notwendig, so kann sie ohne weiteres durchgeführt werden. Die Kranken bleiben während der Kur im Bett. Eine auffallende Bradykardie und Übelkeit, besonders wenn ein Herzfehler besteht, sind ein warnendes Zeichen. Überhaupt soll man bei Coronarsklerose und Myokarditis nicht allzu schnell für eine Hungerkur entschlossen sein, höchstens wenn eine bestehende Fettsucht schädigend im Vordergrunde steht.

Wir unterscheiden bei den *Hungerkuren* eine *strenge* und eine *milde Form.* Bei der strengen Form wird jede Zufuhr von Nahrungsmitteln unterbunden, bei der gemilderten Form nur eine Nahrungsbeschränkung oder, wenn eine gewisse Diät führend sein muß, eine Entziehung von bestimmten Nahrungsmitteln bei gleichzeitiger Beschränkung der Gesamtnahrungszufuhr angeordnet.

Den großen Wert der Hungerkuren kannte schon HIPOKRATES, und auch unser ärztliches Denken und Handeln haben sich in den letzten Jahren wieder mehr und mehr — vielleicht durch die Erfahrungen, die wir in den Kriegshungerjahren gemacht haben — auf die therapeutische Anwendung der völligen Nahrungsentziehung oder Nahrungsbeschränkung besonnen.

Am bekanntesten sind uns die Hungertage bei der Diabetikerbehandlung und besonders bei den insulinresistenten Fällen, wo durch nur einen Hungertag der Stoffwechsel günstig beeinflußt und eine Erholung des Zuckerstoffwechsels fast immer bemerkbar wird. 3—4 Hungertage, wie es ALLEN in Amerika tat, ist nicht allen seinen Diabetikern zum besten bekommen. Dagegen kann man die Kranken, die im Koma liegen, 2 bis höchstens 3 Tage hungern lassen, gibt ihnen aber reichlich Wasser mit Kognak zu trinken, um Ketonkörper und andere Stoffwechselprodukte auszuscheiden. Für weit besser halte ich eine tägliche Zufuhr von 1 Liter Saft aus frisch ausgepreßtem Rohobst. Siehe S. 184 die gegenwärtige Behandlung des Coma diabeticum. Wir haben uns in der Behandlung der schweren Diabetiker überhaupt daran gewöhnt, die Kost so einzustellen, daß die Kost am Anfange der Behandlung einer Unterernährung gleicht, und in dem Grade, wie der Stoffwechsel sich erholt, wird sie zu einer ausreichenden Kost aufgebaut, die aber wieder einmal durch Einschaltung von Einzel-Hunger- oder Rohsafttagen unterbrochen wird. Auch bei Gallensteinanfällen sind mehrere Hungertage von sehr guter Wirkung. Bekannt ist auch die günstige Einwirkung der Hungertage auf Migräne. Es gibt aber auch Migränekranke, bei denen das Hungern Anfälle auslöst. Bei Nephritis und Schwangerschaftserbrechen haben sich die Hungertage schon allgemein eingeführt, wenn auch oft bei Schwangerschaftserbrechen Insulin mit Traubenzucker ein sichereres Mittel ist. Bei nervösem Erbrechen bringen 1—2 Hungertage ebenfalls einen guten Erfolg. Da durch eine Hungerkur eine vermehrte Säuerung des Körpers bewirkt wird, so glaubte man auch bei Epilepsie, wo eine Verschiebung des Säurebasengleichgewichtes nach der basischen Seite gefunden wurde, Hungertage mit Erfolg anwenden zu können. Es glückte aber nur in einzelnen Fällen, da die Voraussetzung nicht immer bei Epileptikern zutrifft. Bei schweren Infektionskrankheiten mit hohem Fieber und Benommenheit lehnt schon das natürliche Empfinden der Kranken jede Nahrung ab. Hier soll man in den ersten Tagen die Kranken auch nicht zur Aufnahme von Nahrung zwingen, sondern allmählich mit frisch ausgepreßten Obstsäften, die mit Traubenzucker (Dextropur) gesüßt sind, beginnen. Auch bei Schlaganfall mit Bewußtlosigkeit läßt man den Kranken am besten 3 Tage ohne Nahrung und sorgt nur für Zufuhr von Flüssigkeit und durch Einlauf für Reinigung des Darmes. Bei Hypertension ist bei knapper und möglichst ungesalzener Kost die Einschaltung eines Hungertages von Erfolg. Bei Lebererkrankungen ist eine strenge Hungerkur nicht angezeigt, da der Glykogenschwund schädigend auf das Lebergewebe wirkt. Am besten gibt man Traubenzucker oder frisch ausgepreßte Obstsäfte mit Traubenzucker gesüßt.

Bei Erkrankungen des Verdauungskanals selbst ist es schon ein allbekanntes Volksmittel, den Kranken hungern zu lassen und ein Abführmittel zu geben. Besonders notwendig erscheint das Hungern bei blutendem Magengeschwür, Gärung und Fäulnisdyspepsien und Dysenterie.

Bei den *milden Hungerkuren* sind täglich 800—1000 g Milch (550—750 Calorien) gestattet oder 800—1000 g Obst (250 bis 500 Calorien) oder $^3/_4$ Liter Rohobstsäfte (siehe nächste Seite). Solche beschränkte Nahrungszufuhr geben wir besonders bei Herzkranken, bekannt als *Karellsche Milchkur*, oder zur Einleitung und als Einschaltungstage bei einer Entfettungskur. Bei Nierenerkrankung stehen die Obsttage im Vordergrund. Auch bei Diabetes mellitus haben Obsttage oft eine sehr günstige Wirkung. Bei allen akuten Infektionskrankheiten ist die Kost eine beschränkte und gleicht einer Unterernährung. Man gibt hier am besten Buttermilch, Sauermilch, Joghurtmilch, frisch ausgepreßte Obstsäfte und bei weiterer Besserung Hafer, Grieß, Reis usw. Auch bei Gelbsucht, Gallensteinanfällen soll man eine möglichst knappe Kost verabreichen, die möglichst aus Kohlehydraten besteht: Frisch ausgepreßte Obstsäfte gesüßt mit

Dextropur, frische geriebene Möhren. Überhaupt ist es für Gallensteinkranke eine sehr wichtige Lebensregel, gerade dann aufzuhören, wenn es am besten schmeckt. Bei Arterienverkalkung und Hypertension ist eine mäßige Kost die beste Therapie.

An die Hungertage bei einer Magenblutung schließen sich die Tage mit beschränkter Nahrungszufuhr an, man führt zuerst eßlöffelweise Milch oder mit Dextropur gesüßte Obstsäfte zu und versucht allmählich durch Beigabe von Hafer, Grieß, Ei, Butter u. a. den Calorienwert der Erhaltungskost zu erreichen. Bei chronischer Gastritis, Gastroptose wird nach einer Vorperiode von 2—3 Hungertagen eine knappe Kost gegeben, die erst allmählich gesteigert wird.

Frühlingskuren.

Zur Frühlingskur werden fast ausschließlich lebensfrische Pflanzen oder aus ihnen gepreßte frische Säfte verwendet, zu Blutreinigungskuren nimmt man im allgemeinen Tees aus getrockneten Pflanzenteilen. Die frischen Pflanzen führen als Ergänzungsmittel Vitamine und Mineralsalze zu. Besonders geschätzt wird die chlorophyllreiche Brennessel (Urtica urens L. und Urtica dioica L.), vor allem als Brennesselsaft, wirkt ebenso wie der Spinatsaft blutbildend und hat auf die Sekretionstätigkeit von Magen und Darm, Pankreas und Galle Einfluß. Wirksam auch bei alimentärer Hyperglykämie. Eine Abkochung der zerkleinerten Nesselblätter wirkt diuretisch. Zur Frühlingskur eignen sich am besten junge, zarte Blätter, die zusammen mit dem Löwenzahn als Salate und Gemüse gegessen werden. Brunnenkresse: reich an Vitamin A und C. Saft zusammen mit Löwenzahn-, Erdrauch-, Kerbel- und anderen Pflanzensäften zur Frühlingskur gebraucht, morgens 2—3 Eßlöffel einige Wochen lang. Die Brunnenkresse wirkt gegen Skorbut und Struma. Weitere Verwendung bei Pruritus vulvae, Ekzem und Diabetes. Frischer Löwenzahnsaft ist ein volkstümlich geschätzter Frühlingskräutersaft. Weitere zu Frühlingskuren gebrauchte Kräuter: Wegwarte, Schöllkraut, Erdrauch, Sauerampfer.

Behandlung mit vegetabilen Rohsäften.

Zu therapeutischen Zwecken kann man auch eine Rohkostbehandlung als ausschließliche Ernährung mit frisch ausgepreßten rohen Obst- und Gemüsesäften durchführen. Diese Rohsäftekur muß als eine milde Fastenkur betrachtet werden. Diese

Säfte haben bei empfindlichen Verdauungsorganen einen Vorzug vor der Rohkost, die öfter die Verdauungsorgane belastet, aber man muß die Säfte langsam schluckweise nehmen und sozusagen gut kauen, damit sie mit Speichel durchmengt werden. Ich verordne die Rohsäfte besonders gern bei allen fieberhaften Krankheiten, Magen- und Darmerkrankungen, Magengeschwüren, Leber-, Nieren-, Herzkrankheiten. Hierdurch wird der kranke Körper reichlich versorgt mit Mineralien, Vitaminen, Fermenten, Enzymen und basischen Valenzen, was oft wichtiger ist als reichlich Calorienzufuhr. Man gibt täglich $^3/_4$—1 Liter Saft. Aus folgenden Gewächsen können die Säfte bereitet werden:

Obst: Äpfel, Birnen, Zwetschen, Pflaumen, Kirschen, Mirabellen, Trauben, Pfirsich, Aprikosen, Apfelsinen, Pampelmusen, Citronen, Ananas.

Beeren: Erdbeeren, Johannisbeeren (schwarz und rot), Stachelbeeren, Himbeeren, Brombeeren, Heidelbeeren, Holunderbeeren.

Gemüsefrüchte: Gurken, Kürbis, Melonen, Tomaten.

Blattgemüse: Kopfsalat, Endivien, Rapünzchen, Spinat, Melde, Wegwarte, Brennessel, Löwenzahn, Scharbock mit Beigaben von Kerbel, Beifuß, Melisse, Estragon, Petersilie, Dill, Boretsch, Fenchel.

Wurzelgemüse: Möhren, Rettich, Meerrettich, Sellerie, rote Rüben, Kohlrabi, Radieschen, Zwiebeln und Knoblauch.

Man gibt morgens, mittags und abends je 300 ccm zu trinken und wechselt immer zwischen Obst und Gemüsesäften ab.

Diese Fastenkost hat einen durchgreifenden Einfluß auf den Stoffwechsel, den Kreislauf, auf die chemischen und physikalischen Funktionsabläufe der Gewebe und Organe, wodurch eine gesteigerte Ausscheidung und dadurch Entgiftung des Körpers stattfindet.

Diese Wirkung wird hervorgerufen durch die Calorienarmut die stoffwechselentlastend, durch die Flüssigkeitsarmut, die kreislaufentlastend wirkt. Die Kochsalzarmut wirkt entquellend und entwässernd, wie auch der Kalium- und Calciumreichtum. Durch die Eiweißarmut tritt eine Entlastung im intermediären Stoffwechsel und besonders in der Leber ein, wodurch sich der Körper von Stoffwechselschlacken befreien kann. Die Fruchtsäuren wirken durstlöschend, aber auch alkalisierend im Körper, wodurch er sich von sauren Stoffwechselprodukten befreien kann. Die reichlichen Mineralien, Vitamine, Fermente, Enzyme und basischen Valenzen scheinen eine besonders günstige Wirkung bei der Reinigung des Stoffwechsels und der Wiederherstellung der Gesundheit zu haben.

Herstellung von Gemüsesäften. Zur Herstellung der Gemüsesäfte dienen frische rohe Blattknollen und Wurzelgemüse sowie Gemüsefrüchte, die stets auserlesen gut sein müssen. Die Gemüse dürfen nicht schon lange dem Boden entnommen und welk geworden sein. Wurzel- und Knollengewächse müssen im Winter im feuchten Sand eingegraben werden. Sind sie trotzdem gegen Frühjahr etwas geschrumpft und welk geworden, so legt man sie einige Stunden vor der Verwendung in kaltes Wasser.

Das Blattgemüse wird mit Wasser gründlich gereinigt, schlechte und angefaulte Stellen herausgeschnitten und auf einem Sieb abtropfen lassen. Dann treibt man es durch eine Fruchtpresse und filtriert den Saft durch einen Gazebeutel. Wurzel- und Knollengemüse werden nicht geschabt, sondern mit einer Wurzelbürste kräftig abgebürstet und schlechte Stellen entfernt. Dann reibt man die Wurzeln oder Knollen auf einem Reibeisen und preßt den Brei in einem Gazebeutel aus, bei größeren Mengen in einer Fruchtpresse.

Obstsäfte. Zu den Obstsäften darf nur vollreifes frisches Obst verwendet werden. Es kommen in Betracht Citronen, Apfelsinen, Trauben, Äpfel, Pfirsiche und Beeren. Die reifen Citronen sollen gelb aussehen, nicht grün. Citronen und Apfelsinen werden mit der Citronenpresse ausgepreßt. Die Äpfel werden mit einem Tuch gut abgerieben, Stiel und Blütenkelch entfernt. Die Äpfel werden mit der Schale auf einer Reibmaschine gerieben, das Kerngehäuse entfernt. Der Brei wird in einem Beutel oder in der Fruchtpresse ausgepreßt, Birnen und Pflaumen sollen nicht zu Rohsäften verwandt werden. Die Beerenfrüchte (Johannis-, Stachel-, Himbeer-, Holunderbeeren) werden gewaschen, von den Stielen befreit und durch die Fruchtpresse getrieben.

Die Gemüsesäfte können bis acht Stunden lang kalt aufbewahrt werden, die Obstsäfte müssen stets frisch bereitet werden. Die Gemüse- und Fruchtsäfte gemischt dürfen nicht aufbewahrt werden. Die Aufbewahrung der Säfte darf nur in Glas, Porzellan oder emailliertem Ton stattfinden.

Durstkuren (Trockenkuren).

Ein gewisses Optimum von Flüssigkeitszufuhr ist für die Aufrechterhaltung des Stoffwechsels im Körper notwendig. Je größer die Einschränkung der Wasserzufuhr, um so geringer muß die Nahrungsaufnahme werden. Bei einem größeren Calorienverbrauch hat der Körper mehr Betriebswasser notwendig. Das Wasser ist im Körper deponiert, im Bindegewebe besonders im Subcutangewebe. Der Körper wird stets vom Wasser durchströmt und ein Wasserverlust, der durch Exkretion und Transpiration stattfindet, durch eine tägliche Flüssigkeitszufuhr von ungefähr 2500 ccm wieder ersetzt. Hierbei ist die in den Speisen enthaltene Flüssigkeitsmenge mit einbegriffen.

Die Zufuhr von Flüssigkeit wird reguliert durch das Durstgefühl, das auf einen Reizzustand des Zwischenhirns zu beziehen sei (L. R. MÜLLER). Das endokrine System steht in Beziehung zum Wasserhaushalt. Man denke an Hypophysenhinterlappenhormon, Thyreoidin, Insulin. Mit dem Wasserstoffwechsel eng verknüpft ist der Mineralstoffwechsel (z. B. Kochsalz, Kalium, Calcium), S. 49—55.

Strenge Durstkuren mit völligem Ausschluß jeder Flüssigkeit sollten in der Praxis nicht über 1—2 Tage ausgedehnt werden. So kann der Kranke bei blutendem Magengeschwür 1—2 Tage ohne jegliche Nahrungs- und Flüssigkeitszufuhr bleiben. Durch diesen Durstzustand wird die Gerinnungsfähigkeit und Viscosität des Blutes erhöht — aber die Bluterneuerung verzögert. (S. unter Magengeschwür.) Das gleiche gilt für den Schlaganfall. Auch die Behandlung von Lungenblutungen mit Trockendiät und gleichzeitiger Darreichung von Kochsalz — das hierbei eine diuretische Wirkung ausübt, bei reichlicher Flüssigkeitszufuhr dagegen wasserretinierend wirkt — sind sehr zu empfehlen. Sonst dürfte die Trockenkur bei Lungentuberkulose keinen Nutzen haben. Eine Trockendiät hat sich besonders eingeführt bei Bronchiektasien, chronischer Bronchitis und Lungengangrän als die sogenannte SINGERsche Durstkur. Dann spielt die Trockendiät eine große Rolle bei nephritischen und cardialen Ödemen, wie eine Flüssigkeitsentziehung überhaupt bei Nachlassen der Herzkraft in Betracht kommt. Das nächtliche Asthma bei benigner Nierensklerose wird nach VOLHARD durch Trockendiät äußerst günstig beeinflußt. Auch bei Ascites und Pleuritis exsudativa wird man die Flüssigkeitszufuhr einschränken. Bei nervösen Erbrechen und Rumination sollen die Mahlzeiten ohne Getränke eingenommen werden und erst nach 2 Stunden darf etwas getrunken werden. Bei Gastroptose müssen Flüssigkeiten möglichst gemieden werden. Bei nervösen Polydipsien kann man mit allmählich verstärkter Durstkur zum Erfolg kommen, niemals aber bei Diabetes insipidus.

Die alte **Schrothsche Kur** ist weithin bekannt und wird in Nieder-Lindewiese (in Schlesien) bei fast allen Krankheiten angewandt. Die Kur wird eingeteilt in Durst- und Hungertage.

Es sind wöchentlich 3 Dursttage, 2 kleine und 2 große Trinktage. Es bestehen auch verschiedene Abweichungen von der ursprünglichen Kur. An den Dursttagen wird keinerlei Getränk eingenommen, an den kleinen Trinktagen $^1/_2$ Liter Wein, an den großen Trinktagen 1—$^5/_4$ Liter Wein. Zu jedem Getränk sollen altbackene Brötchen genossen werden. Diese darf man in beliebiger Menge jederzeit essen, sowohl an Durst- als auch an Trinktagen. An den 4 Trinktagen der Woche wird als Mittagsbrot etwa ein Tassenkopf voll von in Wasser gequollenem Reis, Grieß, Sago, Graupen oder Hirse gegeben. Es ist strenge Vorschrift, 4 Stunden nach diesem Mittagsbrot keinerlei Flüssigkeit zu sich zu nehmen. Nachdem der Kranke abends 2 Stunden zu Bett gelegen hat, bekommt er eine feuchtkalte Ganzpackung, die 4—5 Stunden liegenbleibt. Die ganze Kur wird durch tägliche Massagen und Wechselduschen unterstützt. Die Kur umfaßt 4—6 Wochen. Nach dieser Kur bekommt man am ersten Tag morgens Tee mit Rum und Zwieback, mittags einen Teller magere Reisbouillon und abends ebenfalls. Als Getränk Tee. Am zweiten Tag gibt es mittags und abends Hühnersuppe mit Nudeln, Reis und Gemüse. Am dritten Tag eingemachtes Kalbfleisch oder Huhn, abends wenig gekochten Schinken. Vom vierten Tage ab wird die Kost allmählich in die Normalkost übergeführt. An den ersten 4 Tagen gibt es nur Weißbrot und vom fünften Tage Hausbrot.

Rohsäftekur.

Da die Schrothsche Kur gegenüber unseren modernen Ernährungsanschauungen wirklich etwas reichlich veraltet erscheinen muß, so möchte ich für die gleichen Indikationen eine Rohsäftekur empfehlen. Hierdurch wird der Stoffwechsel nach der alkalotischen Seite hin beeinflußt. Durch die reichliche Zufuhr von Mineralsalzen und Vitaminen wird zur Regulierung des vegetativ-nervös-humoralen Milieus beigetragen. Man kann wohl sagen, daß unter dem Einfluß einer solch calorienarmen Rohsafternährung, die aber reich an Vitaminen, Enzymen, Fermenten und Mineralien ist, der Stoffwechsel am schnellsten angetrieben und zur Reinigung gebracht wird.

An den ersten 3 Kurtagen trinken die Kranken morgens nüchtern 1—2 Glas Apenta, um den Darm zu reinigen. Mittags $^1/_8$ Liter Obstsaft und abends $^1/_4$ Liter Gemüsesaft. Vom 4. Tage ab gibt man morgens und abends je $^1/_4$ Liter Obstsaft und mittags $^1/_4$ Liter Gemüsesaft. Jeden 3. Tag wird jetzt ein Einlauf mit 1 Liter Kamillentee zur Darmreinigung gemacht. Diese Rohsaftkur wird 14 Tage durchgeführt. Darauf folgen 2—3 Rohobsttage und dann noch 2—4 Wochen Rohkost. Die Kost wird dann durch Zulage von gekochten Kartoffeln, Knäckebrot mit Butter oder Quark allmählich zur vegetarischen Kost (fleischlosen Kost) umgestaltet. Diese strenge Form ist besonders bei Fettsucht und chronischer Arthritis, Gicht und Hypertonie angezeigt. Aber auch bei allen entzündlichen Erkrankungen ist eine 10tägige Rohsaftkur zu empfehlen. Bei Leber-Gallenblasenerkrankungen wird man gleichzeitig feuchtheiße Kompressen auf die Lebergegend machen. Bekannt ist bei Nieren-, Herz- und Hauterkrankungen die Rohsaftkur. S. S. 76.

Zweiter Teil.

Die Tuberkulose der Lungen.

Zum Verständnis des Stoffwechsels bei Lungentuberkulose mag folgendes vorausgeschickt sein: Von einer Stoffwechselsteigerung kann man bei Tuberkulösen eigentlich nicht sprechen. Der respiratorische Gaswechsel bei Tuberkulösen schwankt zwischen —20 bis zu +100, je nach der Schwere der Infektion, dem bestehenden Fieber und der Gesamtverfassung des Körpers (Ernährungszustand, Nervensystem). Fieber kann selbst bei schweren Fällen von Tuberkulose über längere Zeit hin, aber auch für immer fehlen. Die Steigerung des Stoffwechsels wird um so größer sein, je schwerer der Krankheitsprozeß und je höher das Fieber ist. Bei den schweren Fällen von Tuberkulose liegt der Eiweißumsatz etwas höher als beim Gesunden. Die Kost muß daher etwas mehr Eiweiß enthalten als bei Gesunden. In manchen Lungenheilstätten, z. B. Schömberg, rechnet man 150—180 g Eiweiß je Tag auf den Kranken, da hierbei die Erfolge besser sein sollen als bei einer Eiweißration von nur 80—90 g. Auf eine genügende Zufuhr von Kohlehydraten ist zu achten, da der Glykogenbedarf der Leber unter dem Einfluß der fieberhaften Erkrankung ein größerer sein muß. Die Fettzufuhr kann eine reichliche sein, eine therapeutische Wirkung soll ihr nicht zukommen, aber man kann sich doch nicht dem Eindruck verschließen, daß der Fettgehalt der Nahrung die Widerstandskraft des Körpers gegenüber der Tuberkulose erhöht.

Nach französischen Autoren soll bei der Tuberkulose eine *Demineralisation* vorliegen. Dies kann heutzutage nicht mehr im vollen Umfange aufrechterhalten werden. Es kommt nur für rasch verlaufende Fälle in Betracht. In bezug auf den *Mineralstoffwechsel* liegt keine Abweichung nach der acidotischen oder alkalotischen Seite vor. Der tuberkulöse Organismus neigt zu einer Kochsalzretention. Die Wirkungsursache der Diät von HERRMANNSDORFER sieht man in einer sogenannten Transmineralisation, also in einer Verschiebung des Ionengleichgewichts im Körper.

Der *Vitaminbedarf*, besonders an Vitamin C, ist größer als bei Gesunden und kann ausreichend gedeckt werden durch frische

Gemüse, Salat, Obst und Lebertran, vor allem durch Cantan, Cebion, Redoxon, zuerst durch Injektion und dann durch Tabletten.

Die Kostform für Tuberkulöse soll niemals eine schematische sein, sondern muß entsprechend der Vielgestaltigkeit der Krankheit individualisiert werden. Die Calorienzufuhr bei nur Tuberkulose-Verdächtigen, chronisch stationären oder stillstehenden Tuberkuloseformen, die im normalen Ernährungszustand sind, unterscheidet sich nicht von der eines Gesunden. Bei *fettsüchtigen Tuberkulösen* wird man eine Einschränkung der Calorien vornehmen, um vorsichtig zu entfetten. Hierzu eignet sich auch die kochsalzfreie Diät, da gerade die Fälle mit Adipositas eine starke Neigung zur Quellung ihrer Gewebe und Kochsalzretention haben. Das gleiche gilt auch für Tuberkulöse mit Nephrose, Hypertension und Kreislaufstörungen. Bei *mageren* und *schwächlichen* Tuberkulösen versucht man eine Mastkur, am besten mit Insulin und reichlich Kohlehydraten. Besteht neben der Tuberkulose gleichzeitig Diabetes, so kommt selbstverständlich eine strenge diabetische Kost mit Insulin in Betracht.

Für die meisten Fälle der Lungentuberkulose ist also eine gemischte eiweiß- und fett- — kohlehydrat- — reiche Kost angezeigt, die gleichzeitig genügend Mineralsalze und Vitamine enthält.

Die Heilwirkung der Herrmannsdorfer Kost bei Lungentuberkulose ist noch weiter zu erforschen und es bedarf noch besonders der Herausarbeitung der Indikationen, welche die Kranken für die Diät geeignet erscheinen lassen.

Wie aus dem Kostschema hervorgeht, wirkt die Herrmannsdorfersche Diät säuernd. Wir wissen, daß nach MAX RUBNER der Organismus seinen Salzbedarf nach der Richtung Säurebedarf oder Basenbedarf von selbst reguliert, auch ohne unser Zutun. Der Körper läßt sich weder eine saure noch eine basische Reaktion aufzwingen. Es ist aber bekannt, daß wir einer Kost überhaupt nicht ohne weiteres eine säuernde oder alkalisierende Wirkung zusprechen können. Die Wirkung ist davon abhängig, was für eine Ernährung vorausgegangen ist. Wird jemand zuerst mit einer alkalischen Kost ernährt und dann auf die Herrmannsdorfer-Diät gesetzt, so wird diese bei ihrem säuernden Charakter eine Verschiebung nach der sauren Seite hin bewirken. Öfter vermögen Kostformen, die den Säurebasenhaushalt in verschiedener Weise beanspruchen, auch dann sehr

	Herrmannsdorfer
Indikationen	Tuberkulose verschiedener Organe.
Wirkung	Säuernd.
Kochsalz	Verbannt.
Flüssigkeitszufuhr . .	Möglichst beschränkt. Austrocknung! Vgl. jedoch: Milch, Sahne; außerdem Suppen, Bier, Tee, Kaffee. Obst- und Gemüsesäfte.
Calorien	Tgl. 2700—3000.
Eiweiß	Tgl. 570 Cal.
Fleisch	Immer weniger zurückhaltend; jetzt wöchentlich 500—600 g. Außerdem Fische und Eingeweide.
Eier	Reichlich.
Milch	Tgl. $1^1/_2$ l.
(Sahne)	Tgl. $^1/_4$ l.
Kohlehydrate	Beschränkt. Tgl. 1025 Cal.
Brot	Tgl. etwa 60 g + Zwieback 20 g.
Kartoffel	Höchstens 125 g tgl.
Zucker	Etwa 30 g tgl.
Zerealien	Beschränkt.
Fett	Sehr reichlich. Tgl. 1400 Cal.
Butter	Tgl. 80—100 g.
Olivenöl	0
Hülsenfrüchte	Erlaubt.
Gewürze	Pfeffer, Weinessig, Fleischextrakt, Cenovis, Dardex.

tiefgehende Wirkungen auszuüben, wenn wir auch nicht in der Lage sind, in den Säften und Geweben des Körpers besondere Verschiebungen zu beobachten. Es läßt sich daher zur Zeit noch nicht entscheiden, ob eine Säuerung oder eine Alkalisierung angestrebt werden soll, ob Kohlehydrate- und Eiweißbeschränkung oder das Gegenteil angezeigt ist, ob Mineralogen oder Phosphorlebertran unbedingt notwendig sind. Diese Entscheidungen können nur durch praktische Arbeit bei kritischer, gerechter Einstellung getroffen werden. *Diese neue Herrmannsdorfer Diät hat bei Lupus überragende Erfolge gezeitigt, wie sie keine Behandlung zuvor aufzuweisen hat.* Über die Erfolge bei Lungentuberkulose ist das letzte Wort noch nicht gesprochen. Die bis jetzt vorliegenden Beobachtungen sind noch unvollkommen und lassen oft an Objektivität noch sehr zu wünschen übrig. Man darf nicht hoffen, fortgeschrittene Stadien von Tuberkulose in allen Fällen zur Heilung zu bringen. Die Tuberkulose ist eine unberechenbare Krankheit und unser Wissen über die noch mögliche Entstehung von Heilkräften im Körper ist noch zu gering. Durch diese Diätbehandlung sollen alle übrigen Behandlungsmethoden, die sich bei der Tuberkulosebehandlung bewährt haben, wie besonders Pneumothorax, nicht verdrängt werden.

Die **Kost nach Herrmannsdorfer** (aus dem Büchlein: Praktische Anleitung zur kochsalzfreien Ernährung von Mimicia und Adolf Herrmannsdorfer).

Verbotene Speisen:

Kochsalz.

Konserven jeder Art.

Geräuchertes oder gewürztes Fleisch (Wurst und Schinken).

Geräucherte oder gesalzene Fische.

Bouillonwürfel, Suppenwürze und Extrakte, außer den erlaubten.

Beschränkt erlaubte Speisen:

Mehl (etwa 30 g täglich).

Salzloses Brot (etwa 60 g täglich): Vollkornbrot, Knäckebrot, Pumpernikel, Zwieback (etwa 20 g täglich). Nudeln, Makkaroni, Bäckereien.

Kartoffeln (höchstens $^1/_4$ Pfd. täglich).

Zucker (etwa 30 g täglich): Brauner Kandiszucker und echter Bienenhonig sind zum Süßen zu bevorzugen. Schleimlösend wirkt bestrahlte Malzhefe (Heliosan) — teelöffelweise zwischen den Mahlzeiten.

Reis (ungeschälter Rangoonreis), Grieß, Maizena, Tapioka, Graupen.

Haferflocken.

Pfeffer.

Weinessig (Citrovinessig).

Liebigs Fleischextrakt.

Dardex und Carnolactin.

Bier („Heilbier", Malzbier, alkoholarmes Starkbier).

Marsala, Malaga, Madeira, Rotwein und Weißwein (als Zusatz zu den Speisen).

Kaffee, Kakao, Tee, Tisane (Deutscher oder Kräutertee, z. B. aus Lindenblüten, Pfefferminze, Kamillen oder dergleichen).

Anmerkung: Die Kost möglichst trocken halten! — Keine Getränke außer den erlaubten!

Erlaubte Speisen:

Frisches Fleisch (etwa 600 g in jeder Woche).

Eingeweide (Bries, Hirn, Leber, Lunge, Niere, Milz).

Frische Fische.

Milch: Etwa 1—1 1/2 Liter täglich in jeder Form; besonders rohe Milch, wenn Quelle einwandfrei; ferner saure Milch, Kefir, Joghurt, Joghurtkäse, salzarmer Käse, Quark, Topfenkäse; täglich etwa 1/4 Liter Sahne (Rahm).

Fette: Salzlose Molkereibutter (etwa 80—100 g täglich), Olivenöl, Schmalz (Schweinefett), salzloser Speck.

Obst und Früchte: Möglichst viel rohes, aber auch gekochtes, eingewecktes und getrocknetes Obst (z. B. Datteln, Feigen, Kastanien, Traubenrosinen, Sultaninen, Nüsse, Mandeln, Dörrobst), Kompotte, Marmeladen, Fruchtgelee, Fruchtsäfte, Apfelmost, Mandelmilch, Früchtebrot.

Salat und Gemüse: Gemüse nicht abbrühen, sondern nur dämpfen! Viel frisches Gemüse (auch rohe Preßsäfte). Tomaten, gelbe Rüben (Möhren), Schwarzwurzeln, Kohlrabi, Lauch, rote Rüben, Runkelrüben, Spargel, Blumenkohl, Rot- und Weißkraut, gewässertes Sauerkraut, Winterkohl, Rosenkohl, Wirsing, Kresse, Endivien-, Feld- und Kopfsalat, Rhabarber, Sauerampfer, Spinat, Erbsen, Bohnen, Linsen, Pilze, Gurken, Kürbisse, Melonen. Eier: Auch in Mayonnaise, Tunken, Puddings, Cremes, Brei.

Gewürze: Alle Kräuter: Majoran, Estragon, Dill, Gurkenkraut (Borretsch), Pfefferminzkraut, Kerbel, Zwiebeln, Porree, Kapern, Lorbeerblätter, Wacholderbeeren, Schnittlauch, Kümmel, Citronen, Petersilie, Salbei, Basilikum, Rosmarin, Sellerie, Knoblauch, Meerrettich, Rettich, Radieschen, Suppenkräuter (Wurzelwerk), Ingwer, Vanille, Zimt, Anis, Korinthen, Mandeln, Cocosnuß, Nüsse, Paranüsse, Rosinen.

Alle Kräuter nach Möglichkeit in frischem Zustande verwenden, für den Winter stelle man sich Kräuteressig her oder benutze getrocknete Früchte. Cenovis- (Vitamin-) Extrakt, „kochsalzfrei" ist empfehlenswert.

Tageseinteilung:

Die Kost wird auf folgende Mahlzeiten verteilt:

7 Uhr: Brei (etwa 1/2 Liter Milch, Haferflocken oder Reis oder Grieß oder Maizena oder Tapioka oder Hirse oder dergleichen; 1/2 Ei, 1 Eßlöffel Butter, Zucker, Citrone oder Zimmet oder Vanille).

Danach 1 1/2 Eßlöffel Phosphorlebertran.

9 Uhr: Dünner Kaffee (entweder Malz oder nur wenig Bohnen mit viel Milch, nach Wunsch auch Milchkakao oder Milchtee; Brot, Butter oder Marmelade oder

Honig. Dazu rohes Gemüse (gelbe Rüben, Kohlrabi, weiße Rüben, Blumenkohl, Gurken, Sauerampfer, Sellerie, Rettich, Radieschen, Tomaten, grüne Erbsen [Schoten], frische Maiskolben oder dergleichen). Diese Rohkost soll im Laufe des Tages verzehrt werden.

Nach dem Frühstück 1 Teelöffel Mineralogen.

10 Uhr: Bei empfindlichen Verdauungsorganen statt Rohgemüse eine Tasse Gemüsepreßsaft. Schwache und Schwerkranke lasse man auch rohe, mit Citronensaft beträufelte Eidotter schlucken.

12 Uhr Mittagessen: Wenig Suppe, 1 Gang, rohes Obst oder (im Winter) Kompott. Danach 1 Teelöffel Mineralogen.

3 „ Sahne (nach Belieben mit etwas Kaffee oder Tee), Obstkuchen, Keks, Zwieback, Butter- oder Marmelade- oder Honig- oder Früchtebrot.

$5^1/_2$ „ Abendessen: 1 Gang und Obst. Danach 1 Teelöffel Mineralogen.

8 „ Brei (wie morgens); im Sommer statt dessen an heißen Tagen saure Milch. Danach $1^1/_2$ Eßlöffel Phosphorlebertran.

Über den ganzen Tag verteilt wird die vorgeschriebene Milch verabreicht.

Anmerkung: Speisen nicht länger als unbedingt notwendig braten oder kochen! Möglichst reichlich Rohkost verwenden!

Die Hermannsdorfer Kost zeichnet sich besonders aus durch einen Reichtum an Mineralsalzen und Vitaminen. Von vegetarischer Kost kann man hier nicht mehr reden, da die Nahrung auf Milch ($1^1/_2$ Liter täglich), Eier (roh in Pudding und Suppen usw.), Fleisch, besonders die inneren Organe, wie Milz, Leber, Lunge, Nieren, Gehirn, Drüsen, ausgedehnt ist. Hierdurch wird die Kost ziemlich eiweißreich. Alle geräucherten und gesalzenen Fleischspeisen sind verboten. Der Kochsalzgehalt wird mit 3,4 g für den Tag angegeben, ist aber wohl sicher noch höher. — Obst, Früchte und Gemüse sollen in jeder Form, roh, gedünstet, getrocknet und als Säfte genossen werden. — Die Kohlehydrate werden eingeschränkt auf 200—250 g inkl. Brot (salzloses Vollkornbrot, Knäckebrot und Pumpernickel).

Von Fetten steht die salzlose Butter im Vordergrunde, dann folgen Schmalz, salzloser Speck und Olivenöl. Im ganzen täglich 160 g.

Die Vitaminmenge wird gesteigert durch tägliche Gaben von Lebertran.

Die Flüssigkeit soll beschränkt werden. Was von der vorgeschriebenen Milchmenge nicht für die Speisen verwandt wird, kann noch getrunken werden.

Da bei den Tuberkulösen oft der Appetit schwer darnieder liegt, sollen alle Speisen schmackhaft, besonders mit Küchenkräutern gewürzt werden.

Hier sei besonders auf das Diätkochbuch von Dr. Schlumm und Müller hingewiesen, das eine große Anzahl von Speisevorschriften für die Herrmannsdorfer Kost enthält.

Asthma bronchiale.

Der Erkrankung liegt teils eine ererbte, teils erworbene Disposition zugrunde. Als konstitutionelle Eigentümlichkeit bestehen nervöse Erregbarkeit eines erhöhten Vagustonus und eine erhöhte Anfallbereitschaft durch Veränderungen an den Bronchien. Die Störungen im Säure-Basen-Gleichgewicht sind erst in den letzten Jahren näher untersucht worden. Die Untersuchungsergebnisse sind für die Behandlung des Asthmas von großer Bedeutung geworden.

Beim Asthmatiker besteht eine Verschiebung der Blutreaktion nach der alkalischen Seite. Im Zustand der Anfallbereitschaft und im Anfall selbst wurde regelmäßig eine Erhöhung der Alkalireserve und meist auch eine Herabsetzung der Wasserstoffionenkonzentration des Blutes gefunden. Nach Abklingen des Anfalls sollen die Werte für Blutreaktion und Alkalireserve wieder normal werden. Wahrscheinlich besteht dauernd oder doch zeitweise eine alkalotische Stoffwechsellage, die mit einer erhöhten Empfindlichkeit und Erregbarkeit der Bronchien einhergeht.

Behandlung. Zur Beseitigung eines Anfalls dienen die bekannten Injektionspräparate. Zur Herabsetzung und Bekämpfung der Anfallbereitschaft des Asthmatikers versuchen wir die sog. Umstimmungsbehandlung, die eine Änderung im Säure-Basen-Haushalt des Asthmatikers bewirken soll. Glückt es, die beim Asthmatiker bestehende alkalische Reaktion des Blutes nach der sauren Seite hin zu verschieben, so schwinden die asthmatischen Anfälle oder es tritt wenigstens eine Besserung und Erleichterung ein. Um dieses Ziel zu erreichen, braucht der Kranke eine acidotisch wirksame Kost. Vertreter dieser Kost sind: Fleisch, Fisch, Wurst (ausgenommen Blutwurst), Eier, Käse, Fett, Öl, Brot, alle Getreidearten, Hülsenfrüchte, Nüsse,

Rosenkohl. Die Kost kann also eine sehr abwechslungsreiche sein. Milch, Gemüse, Obst und Kartoffeln müssen als Vertreter der alkalischen Kost gemieden werden. Um den Wirkungseffekt der sauren Kost noch zu steigern, gibt man eine Zulage von säuernden Salzen: z. B. 3mal täglich 2 g Ammoniumchlorid in Oblaten nach dem Kaffee. Nach 3 Tagen folgen 3 Tage Pause. Oder besser durchgehend ohne Unterbrechung 3mal täglich 2 Tabletten Silicalcium.

Dieser acidotischen Ernährung ganz entgegengesetzt ist die Behandlung mit Rohsäften, die besonders eine Reinigung des Körpers bezwecken soll. Jeden 2. Tag wird ein Einlauf mit 1 Liter warmem Kamillentee gemacht, um den Darm zu reinigen. Die Kranken erhalten täglich 1 Liter Rohsaft, von dem $^3/_4$ Liter aus Obstsaft und $^1/_4$ Liter aus Gemüsesaft bestehen. Sonst wird nichts gegessen und getrunken. Sollte am 3. oder 4. Tag ein Kranker sich schwach und elend fühlen, so kann man etwas Traubenzucker oder Knäckebrot gestatten. Vom 4. oder 5. Tage ab fühlen sich die Kranken wohl und können ohne Schwierigkeiten diese Fastenkur 14 Tage und länger durchführen. Von dieser Rohsaftkur wird dann vorsichtig auf Rohkost übergeleitet, nach einigen Tagen kann man Brei hinzufügen, dann Quark, Eier, Käse. Fleisch wird am besten noch nicht erlaubt. Gleichzeitig wird der ganze Körper täglich lauwarm abgewaschen, abgetrocknet und kräftig durchmassiert mit dem kleinen Massageapparat „Jungborn" (Kronen-Apotheke, Leipzig-Gohlis, 2,50 M.).

Bronchiektasie, Lungengangrän, foetide Bronchitis und Lungenempyem.

Bei diesen Krankheiten hat sich die *Durstkur nach Singer* als unsere beste Therapie bewährt. Die Kranken erhalten reichlich Gemüse und Obst in roher und gekochter Form. Die Flüssigkeitsmenge wird allmählich eingeschränkt. Zuerst erhalten die Kranken 3 Tage lang täglich 600 ccm Flüssigkeit. Dann wird ein Trinktag eingeschalten mit 1200 ccm und mehr Flüssigkeit, darauf folgen wieder 3 Dursttage mit täglich 400 ccm Flüssigkeit. Nach einem weiteren Flüssigkeitstage folgen wieder 3 Dursttage mit je 300 ccm Flüssigkeit und schließlich noch 3 Dursttage mit nur 200 ccm Flüssigkeit. Diese Kur wird mehrere Wochen bei gleichzeitig reichlicher Ernährung durchgeführt. Bei abgemagerten Kranken ist Lebertran zu geben. Der Auswurf nimmt bei dieser Kur auffallend stark ab und verliert seine eitrige Beschaffenheit. Die Kranken nehmen an Gewicht zu.

Als **Kost** kommt in Betracht:

Morgens: Geröstetes Weißbrot mit viel Butter und getrocknetem Obst oder Brot mit frischem Quark.

Frühstück: Ein Stück Brot mit Butter und einem Apfel.

Mittags: Rührei mit Schinken, Salat, Kalbfleisch mit Kartoffeln und Gemüse (die Gemüse werden als Flüssigkeit gerechnet) oder Omelette mit Kompott.

Nachmittags: Obst oder Brot mit Butter und Bienenhonig.

Abends: Rohgemüseplatte, Brot mit viel Butter, Mayonnaise aus Ei, Citronensaft und Öl, Käse, Brot, Eier.

Als ergänzendes Getränk gibt man frisch ausgepreßte Obstsäfte.

Der Erfolg läßt sich nach meiner Erfahrung noch erhöhen, wenn man gleichzeitig 2mal täglich 10 Tropfen Vigantolöl und täglich 6 Kalzantabletten oder Pro Ossa gibt.

Exsudative Diathese (Lymphatismus).

Die exsudative Diathese ist keine an sich ausgesprochene Krankheit, sondern sie stellt eine *Krankheitsbereitschaft* dar, eine erhöhte Neigung zu gewissen Erkrankungen, die durch äußere oder innere Ursachen ihre Auslösungen erfahren. Die Krankheit erhielt dadurch ihren Namen, daß besonders Haut- und Schleimhäute mit entzündlichen Absonderungen reagieren. Kommt hierzu eine tuberkulöse Infektion, so sprechen wir von **Skrofulose.** Die Krankheit tritt besonders im Kindesalter auf und befällt sowohl zarte schwächliche Kinder wie auch kräftige, die durch Fett- und Wasserapposition zur Bildung von schlaffem und sulzigem Gewebe neigen (ungünstige Mastfähigkeit).

Die auslösenden Ursachen der Erkrankung sind besonders eine fehlerhafte Ernährung in Form einer Mästung mit Fett, Kohlehydraten oder auch Eiweiß, schädliche Einwirkungen von Wärme und Kälte, Staub und Rauch auf das Kind mit seiner gesteigerten sensiblen Erregbarkeit. Auch Infektionskrankheiten, z. B. Masern, Lungenentzündung, Angina können die exsudativen Erscheinungen zur Auslösung bringen.

Behandlung: Jedes Übermaß in der Gesamtkost als in ihren einzelnen Faktoren ist zu vermeiden, ohne daß eine Unterernährung eintritt. Gedeiht ein Kind nicht richtig bei Brusternährung, so kann man zur Zwiemilchernährung mit präparierter Buttermilch (Eledon-Buttermilch in Pulverform) oder mit Haferflocken, Grießabkochungen in Wasser oder verdünnter

Milch übergehen, bei älteren Kindern mit Malzsuppen. Möglichst frühzeitig gibt man frisch ausgepreßten Apfelsinen-, Bananen- oder Apfelsaft und Spinat- und Möhrenbrei.

Bei den schwammig dicken Kindern werden die Stillmahlzeiten auf 4—5 herabgesetzt. Unter Umständen muß man zur Zwiemilchernährung übergehen und frühzeitig Obstsäfte und Gemüsebrei geben. Ist das Kind älter (8—9 Monate und mehr), so können Suppen mit Grieß, Reis, Sago usw. gegeben werden, weiterhin reichlich Gemüsebrei, Obstbrei und Kompott. Wenn Zähne vorhanden sind: Brot mit Aufstrich, Obst. Milch ist möglichst zu beschränken (bis auf 200—250 ccm auf den Tag).

Die stillende Mutter soll möglichst vegetarisch leben. Auch die Lebertherapie soll sich bei der exsudativen Diathese gut bewährt haben.

Die *hygienischen* Verhältnisse müssen für das Kind besonders beachtet werden. Die Räumlichkeit des Kindes muß nach Möglichkeit luftig, sonnig, staub- und rauchfrei, nicht zu kalt und nicht zu warm sein. Die Kleidung soll so gewählt sein, daß das Kind weder schwitzt noch friert. Das Kind ist peinlich sauber zu halten, so daß Schmutz- und Schmierinfektionen unterbleiben, und vor allen Personen in acht zu nehmen, die an Katarrh, Ekzem und besonders Tuberkulose leiden. Weiterhin sind die Kinder vor Infektionskrankheiten, z. B. Masern, in acht zu nehmen. Die Impfung soll bei exsudativen Kindern, besonders wenn sie schon Ekzem haben, unterbleiben.

Ein längerer Aufenthalt an der See oder im Mittel- und Hochgebirge ist von günstigem Einfluß. Zu Hause können Solbäder und Höhensonnenbestrahlungen durchgeführt werden. Sehr zu empfehlen sind Heublumenbäder. 20—40 Hände voll Heublumen werden in einem Kessel mit ungefähr 10 Liter Wasser eine halbe Stunde lang gekocht und dann dem Bade zugesetzt. Um die Duftstoffe der Heublumen zu erhalten, muß der Kessel zugedeckt bleiben. Die altbekannte *Lebertrantherapie* hat auch heutzutage noch nicht ihren Wert verloren. Auch Pro Ossa hat sich sehr gut bewährt.

Herzkrankheiten.

Der Kreislauf, der uns in seinem normalen Geschehen noch viel Rätsel aufgibt, ist erst recht in seinem pathologischen Zustande noch nicht klar durchdrungen, so daß wir noch keine sicheren Gesetze der Ernährung aufstellen können.

Alle, die einen Herzfehler in *kompensiertem Zustande* haben und alle die, die noch keinen Herzfehler haben, aber aus einer Familie stammen, wo eine Neigung zu Herzfehlern vorhanden ist, sollten folgende Richtlinien für ihr Leben beachten: Übermäßiger Genuß von Alkohol, Coffein und Nicotin, sportliche Überanstrengungen, starke seelische und geschlechtliche Erregungen sind zu vermeiden. Möglichst auf Regelmäßigkeit der Mahlzeiten achten, den Magen nicht mit schwerverdaulichen Speisen überladen, besonders nicht vor dem Schlafengehen. Nie zuviel essen und zuviel trinken! Für regelmäßigen Stuhlgang sorgen. Erkältungen vermeiden (besonders Angina) durch kühle Abwaschungen des ganzen Körpers mit anschließendem Durchfrottieren (empfehlenswert Massageapparat „Jungborn", nur 2.50 RM., Kronen-Apotheke, Leipzig-Gohlis). Der Schlaf soll ausreichend sein. Besteht Fettsucht, so ist durch eine entsprechende Diät für allmähliche Gewichtsabnahme zu sorgen.

Bei den *dekompensierten Herzfehlern* mit nur geringen Beschwerden ohne Ödeme verteilt man die Kost auf 3—4 Mahlzeiten und gibt die letzte Mahlzeit nicht zu spät abends und hält sie recht knapp. Kaffee, Tee, Alkohol sind meistens zu meiden. Ist rezepturmäßig Coffein angezeigt, so ist natürlich Kaffee gestattet. Wenn ich auch sonst kein Anhänger der Alkoholtherapie bin, so muß ich doch sagen, daß ein Schluck Alkohol dem Herzkranken gerade bei Herzmuskelschwäche oft außerordentlich gut bekommt. Maßhaltung ist stets erforderlich. Bei kohlensäurehaltigen Getränken läßt man die Kohlensäure erst entweichen. Zu kalte und zu heiße Speisen sind zu verbieten.

Eine Fülle im Magen und in der Oberbauchgegend deutet hier meist auf eine Herzschwäche hin, die eine Stauung im Gebiete der Vena meseraica bewirkt hat. Auf Leber-Gallenblase achten!

Bei der übrigen *Kost* ist besonders darauf zu achten, daß alle blähenden Speisen vermieden werden: Rot-, Weiß-, Rosenkohl, Wirsing, Sauerkraut, Erbsen, Bohnen, Linsen, Rüben, Zwiebeln, Knoblauch, Rettich, Süßigkeiten, zuviel Eier.

Bei *dekompensierten Herzfehlern mit ausgesprochener Atemnot und Ödemen* gehören die Kranken unbedingt in das Bett. Die Flüssigkeit ist täglich auf 1000 ccm zu beschränken. Am besten führt man die *Karellsche Kur* durch, indem man 3 Tage lang täglich 800 ccm Milch gibt und auf 4 Portionen verteilt oder 3 Obsttage, indem man anstatt Milch ein Kilo Obst täglich gibt: Apfelsinen, Bananen, Äpfel, Trauben, Tomaten, Radieschen. Diese kochsalz- und flüssigkeitsarme Diät hat eine stark wasserausschwemmende Wirkung. Die sich anschließende Kost soll kochsalzarm sein, solange die Urinmenge noch hinter der Flüssigkeitszufuhr zurückbleibt. Anstatt Kochsalz können die verschiedenen Kochsalzersatzmittel angewandt werden, oder Kationorm, das eine Na-antagonistische Zusammensetzung hat. Man kann den Herzkranken mit großem Vorteil die Früchte-Diätspeisen nach BIRCHER-BENNER geben (s. S. 99), die gleichzeitig sehr erfrischend und durststillend wirken, als Getränk die Obstfruchtsaftgemische (s. u. Nierenkrankheiten).

Wenn die Ödemausscheidung in Gang gekommen ist, so geht man zu einer kohlehydratreichen Ernährung mit wenig leichtverdaulichem Eiweiß (Geflügel, weich gekochte Eier, Weißkäse, Gelee) über. Kochsalz wird ersetzt durch Citrovin oder Curtasal. Als Zucker dient Dextropur (Traubenzucker), auch Bienenhonig ist empfehlenswert. Man gebe immer kleine Mengen leicht verdaulicher Speisen, damit der Magen sich nicht zu stark ausdehne, kein Meteorismus und kein Zwerchfellhochstand eintrete, wodurch das schwache Herz mechanisch beeinträchtigt würde.

Die *festgesetzte* **Kost,** die täglich in 4 kleineren Mahlzeiten besteht, könnte folgendermaßen zusammengesetzt sein:

Morgens: Milch oder Kakao, Haferkakao oder Hygiama mit Milch zubereitet, Malzkaffee, wenn Coffein angezeigt ist, echten Kaffee, Zwieback, Keks, salzfreies Knäckebrot, Toast mit Butter, Gelee, Honig.

Mittags: Obst- oder Gemüsesuppe oder Hühnerbrühe mit Reis-, Hafer-, Gerste-, Grieß-, Nudeln, Grünkern-, Tapioka- oder Frühjahrssuppe. Kalbfleisch, feingehacktes Rindfleisch, gekochter Fisch, Kartoffeln, Spinat, Möhren, Blumenkohl, Spargel, Teltower Rüben, Schwarzwurzel, junge grüne Erbsen, grünen Salat, Feldsalat, Löwenzahnsalat, Scharbocksalat. Fruchtauflauf, rote Grütze, BIRCHER-BENNER Früchte-Diätspeisen, Kompott, Obst, auf Wunsch kann man auch je nach Fall 1 Gläschen Wein gestatten.

Nachmittag: 1 Tasse Hygiama oder Kakao mit Milch oder Tee mit Schwarzbrot salzfreiem Knäckebrot und Honig.

Abends: 1 Teller Sauermilch oder Joghurtmilch mit Weißbrot, später Schwarzbrot und Butter oder nur Obst und Nüsse mit Weißbrot resp. Schwarzbrot, salzfreiem Knäckebrot und Butter oder 1 weichgekochtes Ei mit magerem Schinken, Brot und Butter.

Vor dem Schlafengehen: $^1/_2$ Glas frisch ausgepreßten Obstsaft.

Bei Herzkranken mit Fettsucht halte man wöchentlich 3 Rohkosttage ein, gebe nur wenig zu trinken, kein Kochsalz, und vermeide möglichst Süßigkeiten. Täglich leichte Massage des ganzen Körpers, bei weiterer Besserung leichte Gymnastik.

Bei dekompensierten Herzfehlern mit Ödemen und organischen Stauungen (Lungen, Leber, Nieren), ganz besonders wenn gleichzeitig Fettsucht vorhanden ist, kann man glänzende Erfolge erzielen, wenn man bei den Kranken 1—2wöchige Rohsaftkuren durchführt. S. S. 79. Der Kranke erhält täglich 600—1000 ccm Rohsäfte am Tage, von denen zwei Drittel aus selbstbereiteten Obstsäften und ein Drittel aus Gemüsesäften bestehen. Man läßt 3mal am Tage 200—300 ccm langsam, schluckweise trinken. Um den Geschmacksdrüsen entgegenzukommen, kann man mit Dextropur süßen. Die Kur kann in jedem Lebensalter durchgeführt werden. Die 3 ersten Tage stellen an die Energie des Kranken große Anforderungen, da Hunger, Unruhe und Schlaflosigkeit die Kranken sehr quälen. Man muß daher die Kranken darauf aufmerksam machen und ihnen sagen, daß vom 3. oder 4. Tag sich Wohlbefinden und allgemeine Erleichterung einstellen. Bei allzu großer Unruhe gibt man 3mal täglich 1 Luminalette. Die Kranken erhalten jeden Morgen ein kleines Glas Bitterwasser und jeden 2. Abend einen Einlauf mit 1 Liter Kamillentee zur Darmreinigung. Früh und abends wird die Zunge mit feuchter Zahnbürste von hinten nach vorn abgebürstet. Nach der Fastenkur geht man zur Rohkost über und bleibt bei der Flüssigkeitsbeschränkung. Allmählich ändert man die Kost in eine kohlehydratreiche mit Milch, Eier, Käse, Quark. Bei Schwer-Herzkranken ist die Kur zu kombinieren, besonders in den ersten Tagen, mit Strophanthin-Traubenzucker-Deriphyllin-Injektionen.

Gastrokardialer Symptomkomplex (Roemheld).

Hierbei klagen die Kranken über Druck, Enge und Stechen in der Herzgegend, Neigung zu Herzklopfen, Atemnot, vollen Leib, Irregularität des Pulses. Diese Erscheinungen treten besonders auf, wenn die Kranken viel blähende Speisen oder überhaupt zu viel essen. Die Ursache dieser Erscheinungen liegt an gestörten Wechselbeziehungen zwischen Magen und Herz, wobei sich besonders die räumliche Nachbarschaft mechanisch auswirkt. Es besteht eine große Magenblase und Gasansammlung in der linken Colonflexur mit Zwerchfellhochstand, wodurch eine Verlagerung des Herzens und der großen Gefäße bewirkt wird. Weiterhin findet eine chemische und toxische Beeinflussung des Herzens vom Magen- und Darmkanal aus statt. Meist reagiert hierauf nur ein an sich nervöses und leicht ansprechbares Herz. Die Gasansammlung wird verursacht durch sub- und anacide Zustände des Magens, Gärungsdyspepsie, Colitis, Verstopfung, Darmspasmen bei Dickdarmkatarrh, auch psychische Momente spielen eine Rolle.

Bei dieser Krankheit, bei der verschiedene Störungen zusammenwirken, ist es schwer, ein einigermaßen gültiges *Kostschema* aufzustellen. Vor allem sollen die Kranken wenig essen und alle Speisen gut kauen. Empfehlenswert sind Bauchmassagen und nach dem Essen kleine Spaziergänge. Wenn das Aufstoßen Schwierigkeiten macht, so helfen einige Tropfen Pfefferminzgeist (Spirit. menth. pip.) oder Validol. Stets auf reichlichen Stuhlgang achten.

Ich lasse die Kranken täglich den ganzen Körper und besonders den Leib kräftig massieren, wozu ich den Massageapparat „Jungborn" empfehle, den sich jeder Kranke wegen seiner Billigkeit anschaffen kann (2.50 RM.). (Leipzig N 22, Kronen-Apotheke.)

Bei Subacidität bewährt sich HCl-Zufuhr sehr gut (HCl, Pepsin $\overline{aa}$ 2,0 Tinct. strychni 5,0, Tinct. chin. cps. ad 30,0, vor dem Essen 30 Tropfen oder Citropepsintabletten). Bei Hyperacidität: Magnesium Perhydrol. Bei Gastritis häufige Magenspülungen mit Karlsbader Wasser. Bei Gärungsdyspepsie keine vegetarische kohlehydratreiche Kost, sondern eine Fleischfettdiät. Bei Colitis eine cellulosearme Kost. Alle Gemüse durchschlagen. Jeden 2. Abend einen Einlauf mit 1 Liter Kamillentee.

Alle kohlensäurehaltigen Wässer sind zu vermeiden, desgleichen alle blähenden Gemüse wie Rot-, Weiß-, Rosenkohl, Wirsing, Sauerkraut, Hülsenfrüchte, Schwarzbrot, frisches Brot, frische Brötchen, Konditoreiwaren, zuviel Rohobst. Als Getränk dienen alle Mineralwässer nach Entfernung der Kohlensäure, frisch ausgepreßte Obstsäfte, gesüßt mit Dextropur, Milch, Joghurt, Kefir. Im übrigen siehe unter Meteorismus s. S. 161.

Arterienverkalkung und Blutdruckerhöhung.

Hier ist vor allem die noch vorhandene Leistungsfähigkeit in ein richtiges Verhältnis zur Arbeit und zur Betätigung zu setzen. Alle anstrengenden Arbeiten, die mit häufigem Bücken verbunden sind, sind zu vermeiden. Alle seelischen Erregungen sind möglichst fernzuhalten, ohne deswegen dem Leben jede

Anregung und jeden Betätigungstrieb zu rauben. Täglich sind kleine Spaziergänge zu machen, die nie bis zur Ermüdung führen dürfen, wenn möglich in waldreicher Gegend. Rauchen und Alkoholgenuß müssen stark eingeschränkt werden, je nach der Schwere der Erkrankung. Abends ein kühles Sitzbad mit nachfolgendem kräftigem Durchfrottieren, besser Durchmassieren mit Massageapparat „Jungborn" (Kronen-Apotheke, Leipzig N 22). Wöchentlich 2 Kohlensäure- oder Sauerstoffbäder. An diesen Tagen fallen die Sitzbäder weg. Morgens beim Aufstehen leichte Schwingübungen mit Händen und Beinen und Atemübungen, bei denen der Leib ein- und ausgestoßen wird. Auf regen Stuhlgang ist stets zu achten. Der Magen ist niemals — besonders abends — zu überladen. Alle blähenden und stopfenden Speisen, starke Gewürze und viel Kochsalz, allzuviel Fleisch oder Extraktivstoffe sind zu vermeiden. Keinen Kaffee, wenig Alkohol. Der Krieg mit seiner kargen Kost hat auf die Arteriosklerose den besten Einfluß ausgeübt. Durch eine solche strenge Lebensumstellung kann die Arteriosklerose latent bleiben, ja vielleicht zurückgehen. Arterienverkalkung und Blutdruckerhöhung brauchen nicht immer parallel zu gehen. So findet man oft bei Arbeitern an den mittleren Gefäßen eine tastbare Rigidität bei nur wenig oder gar nicht erhöhtem Blutdruck. Bei den geistigen Arbeitern besteht umgekehrt eine Blutdruckerhöhung ohne sichtbare Veränderung an den Gefäßen.

Um allen Forderungen in der **Kost** gerecht zu werden, wäre hier eine Rohkost am besten am Platze. Man darf natürlich nicht sofort mit der gewohnten Kost brechen, sondern muß sie allmählich in eine Rohkost überführen.

Morgens: **Früchte-Diätspeise Müsli nach Bircher-Benner:** 1 Eßlöffel kondensierte gezuckerte Milch (Marke Milchmädchen) mit dem Saft einer halben Citrone und 1 gestrichenen Eßlöffel voll Haferflocken, die vorher 12 Stunden lang in 3 Eßlöffel Wasser vorgeweicht waren. Ein großer Apfel, der vorher mit einem trockenen Tuch abgerieben wird, wird mit Schale und Kerngehäuse auf einem Apfelreibeeisen gerieben und sofort in den Brei eingerührt, damit sich der Apfel nicht unter dem Einflusse der Luft gelb färbt. Auf die fertige Speise streut man noch 1 Eßlöffel geriebene Nüsse. Die Zubereitung erfolgt kurz vor dem Essen. Die Milch kann ersetzt werden durch Bienenhonig, die Haferflocken durch Weizenflocken, Weizenschrotmehl oder Roggenschrotmehl. Anstatt des Apfels kann man 150 g Heidelbeeren nehmen, die man vorher gut reinigt, durch eine Hackmaschine treibt und als feines Mus zusetzt oder durch Bananen, die man ebenfalls durch die Hackmaschine treibt und sofort der Mischung zusetzt. — Oder **Roggenflockenrohspeise:** Roggenflocken werden mit geriebenen Nüssen und etwas Zucker vermischt und hierauf mit kalter Milch übergossen.

Frühstück: Obst.

Mittags: Als Suppe: Roggenflocken werden mit Gemüsebrühe übergossen oder Tomatensuppe oder einer anderen Gemüsesuppe. Dann kann in der ersten Zeit der Koständerung noch Kalbfleisch, Fisch, Geflügel mit Kartoffeln und mit buttergedämpftem Gemüse gegeben werden oder Omelett mit Kompott — oder Früchte, Spargel mit brauner Butter, Reisauflauf mit Tomaten, Kressesalat. Nachtisch: Obst, Nüsse, Pudding. Später gibt man zuerst an einigen Wochentagen und dann fast an allen Wochentagen nur Rohkost in Form von Rohkostplatten, wie sie unter Nierenkrankheiten angeführt sind, und Speisen nach Rezepten, wie sie in dem Wendepunktkochbuche von Bircher-Benner zu finden sind.

Nachmittags: 1 Glas Joghurt oder Sauermilch oder Pfefferminz-Kamillentee, 1 Stück Vollkornbrot oder Knäckebrot ohne Salz mit Butter.

Abends: Nicht zu spät und nicht zuviel essen. Früchte, belegte Brote mit Tomaten, gedämpften Blumenkohl, Bananenkaltschale mit Biskuit oder Omelette mit Aprikosenkompott oder Spaghetti mit Tomatentunke und Nußcreme. Im Frühjahr und Sommer als Rohkostplatte: Sellerie, Löwenzahn, Radieschen oder Karotten und Kresse oder Blumenkohl, Gurken und grünen Salat oder Rettich und feingeschnittene Bohnen oder Schwarzwurzel, Rotkraut und Rettich oder rohe Tomaten, die ausgehöhlt und dann gefüllt werden mit feingeschnittenem Gemüse: Erbsen, Spargelköpfe, Blumenkohl. Die zur Füllung dienenden Gemüse werden in leichtem Salzwasser abgebrüht, mit Citronensaft beträufelt und mit Mayonnaise vermischt — oder Johannisbeerkaltschale, rote Grütze mit Rahm oder Kartoffelcroquettes mit Kopfsalat oder Obstsalat (Bananen, Äpfel, Apfelsinen, geriebene Nüsse und andere der Jahreszeit entsprechende Früchte). Als *Getränk* frisch ausgepreßte Fruchtsäfte,

Mineralwässer ohne Kohlensäure, Pfefferminz-, Kamillen-, Wermuttee, bei Schlaflosigkeit abends Baldriantee.

Bei *Blutdruckerhöhung* wird auch Trockenkost mit gleichzeitiger Kochsalzentziehung empfohlen. So ist von *Jürgensen* folgende Kost aufgestellt worden, die nur 700 ccm Flüssigkeit enthält.

Morgens: 100 g geröstetes Weißbrot, 10 g Butter, 20 g Zucker, 100 g gedämpfte Äpfel, 50 g Getränk.

Mittags: 50 g geröstetes Weißbrot, 2 Eier, 150 g gekochte Zwetschen, 250 g gedämpften Spinat.

Abends: 100 g geröstetes Weißbrot, 10 g Butter, 20 g Zucker, 25 g Honig, 100 g gedämpfte Äpfel, 50 ccm Getränk.

Allmählich muß man diese Kost durch Zulage von Butter, Quark, Käse, Eier, Brot, Salat mit Öl und Citronensaft zubereitet, auf einen höheren Calorienwert bringen.

Steht die Blutdruckerhöhung im Vordergrunde, so führt man in allen Fällen, wo überhaupt noch eine Besserung zu erreichen ist, eine Rohsaftkur mit gutem Erfolg durch. S. unter Herzkrankheiten S. 93.

Polycythämie. Durch Ernährung mit einer sehr eiweißarmen Kost schwinden die Beschwerden der Kranken und die Zahl der Erythrocyten geht auf Normalwerte zurück. Man führt daher 1—2 Monate streng eine eiweißarme Kost durch und fügt dann Milch, Käse und Fisch zu. Bei dieser Kost bleibt das Blutbild normal. Andere Fleischarten und Eier verschlechtern wieder das Blutbild.

Krankheiten der Nieren.

Es mag gleich zu Beginn darauf hingewiesen werden, daß keine Therapie inkl. Diät bei Nierenkrankheiten zu einem Erfolge führen kann, wenn nicht nach dem akuten Stadium alle Eiterherde im Körper, sei es an den Tonsillen, Zähnen, Nebenhöhlen des Kopfes usw. entfernt werden.

Wir unterscheiden bei den Nierenerkrankungen eine *entzündliche Form* (Glomerulonephritis) und eine *nichtentzündliche oder degenerative Form* (Nephrose) und die *primären und sekundären Nephrosklerosen.*

Glomerulonephritiden. Wenn die erkrankte Niere durch die entzündlichen Veränderungen nicht mehr in der Lage ist, ihre sekretorischen Funktionen zu erfüllen, so muß die Ausscheidung des Urins und der in ihm gelösten Salze gestört sein. Besonders erschwert ist die Ausscheidung der Endprodukte des Eiweißstoffwechsels. Je nach der Schwere der Erkrankung sammeln sich diese mehr oder weniger im Blute oder im Gewebe an und führen schließlich zu den urämischen Symptomen. Die Urinausscheidung ist verringert und das spezifische Gewicht erniedrigt. Die gleichzeitig auftretenden Ödeme sind bedingt durch ein Festgehaltenwerden von Kochsalz und Wasser im Gewebe. Die Nierenerkrankung scheint bei der Entstehung der Ödeme nicht das Primäre zu sein. Vielmehr liegt gleichzeitig eine Schädigung der Gefäße vor, die entstanden sein kann durch Stoffwechselprodukte, die durch die mangelhafte Nierenfunktion im Blute zurückgehalten werden oder die als eine der Nephritis beigeordnete Krankheit zu betrachten ist. Die primäre Ursache der Ödembildung und des erhöhten Blutdrucks wäre demnach extrarenal (in der Erkrankung der gesamten Capillaren) zu suchen. Die Gefäße zeigen eine größere Durchlässigkeit für das im Blut angehäufte Wasser. Das Kochsalz, das gleichzeitig im Gewebe zurückgehalten wird, spielt bei der Wasserretention eine wesentliche Rolle.

Wie aus dem oben Gesagten hervorgeht, können die Endprodukte des Eiweißstoffwechsels nur erschwert ausgeschieden werden, und die Ödembildung geht mit einer Retention von Kochsalz einher. Um diese Anhäufung im Körper zu vermeiden und die kranken Nieren zu schonen, müssen wir eine Kost wählen, die nach Abklingen des akuten Stadiums aus Kohlehydraten und Fetten besteht, da deren Endprodukte: Kohlensäure und Wasser vollkommen ausgeschieden werden. Der Caloriengehalt braucht hierbei nicht besonders beachtet zu werden. Da die Wasserausscheidung ebenfalls herabgesetzt ist, müssen wir auch die Flüssigkeitszufuhr einschränken. Überhaupt müssen wir die große Selbstheilungstendenz des Körpers unterstützen durch strenge Bettruhe, gleichmäßige Wärme und Vermeidung von seelischen Aufregungen, da die nervöse Beziehung zur Nierentätigkeit eine sehr große ist. Die frühere Milch- und Breidiät im akuten Stadium ist daher vollkommen verlassen worden. Auf guten Stuhlgang und eine sorgfältige Hautpflege ist zu achten.

Die Kost bezweckt eine Entlastung der Nierenfunktion, des Kreislaufs und des ganzen Stoffwechsels.

Kost. Bei Schwerkranken mit starken Ödemen, Hämaturie und der Gefahr einer Urämie leitet man die Behandlung grundsätzlich mit 3 Hunger- und Dursttagen ein. An diesen Tagen sollen die Kranken weder etwas essen noch trinken. Hierbei ist natürlich eine tägliche ärztliche Überwachung notwendig. Diese Hunger- und Dursttage sind von außerordentlich günstiger Wirkung. Bei gutem Willen der Kranken und ärztlich strenger Handhabung der Kur ist es fast immer möglich, die 3 Hunger- und Dursttage durchzuführen. Trägen Stuhlgang regelt man durch Bienenhonig, Manna, Malzextrakt, Feigen, Ricinusöl, Verstopfung durch Einlauf von 200 g warmem Öl oder 40 ccm Glycerin oder Lecicarbonzäpfchen. Nach diesen 3 Hungertagen erhalten die Kranken 4 Tage lang als 1. Frühstück 100 ccm Wasser mit 1 Teelöffel voll Traubenzucker oder mit Himbeer- oder schwarzem Johannisbeersaft und 100 g Obst, als 2. Frühstück dasselbe, mittags dasselbe, dazu 100 g Kompott, nachmittags nur 100 ccm Wasser mit Traubenzucker, abends dasselbe wie mittags. Die nächsten 4 Tage: 1. Frühstück 100 ccm Wasser mit Traubenzucker oder Fruchtsaft, 2. Frühstück 100 ccm Wasser mit Fruchtsaft und 100 g Banane, mittags 100 g Wasser mit Fruchtsaft, 100 g Kompott, 50 g Obst, nachmittags 50 g Kompott, abends wie mittags. Die nächsten beiden Tage: 1. Frühstück 200 ccm Wasser mit Fruchtsaft, 2. Frühstück: 100 g Banane, mittags 100 g Kompott, 50 g Banane, nachmittags 200 ccm Wasser mit Fruchtsaft, abends 100 g Kompott, 100 g Obst. Vom 15. Tage ab wird zu dieser Kost etwas Pudding von Maizena, Mondamin, Grieß oder Reis mit Kompott hinzugefügt, allmählich setzt man den Speisen etwas Butter zu mit etwas Weißbrot. Je nach der Besserung kann vom 24. bis 25. Tage an Gemüse und 1 Ei zu der vorhergehenden Kost gegeben werden. Dann geht man über zu Hafer-, Gerste-, Reis- und Mehlschleim. Auch auf die rote Grütze und die Beerensuppen sei hingewiesen (schwarze Johannisbeeren, Holunder-, Heidelbeeren und Hagebutten). Hier sind auch die *Früchte-Diätspeisen* nach BIRCHER-BENNER außerordentlich empfehlenswert und bringen eine erfrischende Abwechslung.

Vorschrift für **Früchte-Diätspeisen** ausreichend für eine Person: Man mischt einen Eßlöffel kondensierte gezuckerte Milch (Marke Milchmädchen) mit dem Saft einer halben Citrone und einem gestrichenen Eßlöffel voll Haferflocken, die vorher 12 Stunden lang mit 3 Eßlöffel Wasser vorgeweicht waren. Ein großer Apfel, der vorher mit einem trockenen Tuch abgerieben wird, wird mit Schale und Kerngehäuse auf einem Apfelreibeisen unter kräftigem Druck gerieben und sofort in den Brei eingerührt, damit sich der Apfel nicht unter dem Einfluß der Luft gelb färbt. Auf die fertige Speise streut man noch einen Eßlöffel geriebene Nüsse. Die Zubereitung geschieht unmittelbar vor

7*

dem Essen. An Stelle der kondensierten Milch kann man auch einen Eßlöffel Bienenhonig nehmen, oder wer den süßen Geschmack nicht liebt, nimmt ungezuckerte kondensierte Milch oder einen Eßlöffel Rahm. (Caloriengehalt 200—250.) Die Haferflocken können ersetzt werden durch Weizenflocken, Weizenschrotmehl oder Roggenschrotmehl, die auch 12 Stunden vorgeweicht werden müssen. Die Äpfel können ersetzt werden durch Erdbeeren, Himbeeren, Stachelbeeren, Pfirsiche, die man zu einem feinen Mus zerstößt. Kirschen, Zwetschen, Pfirsiche, Aprikosen entsteint man erst und treibt sie durch die Hackmaschine. Bananen werden geschält, enthäutet und durch die Hackmaschine getrieben.

Auch die **Fruchtsaftmischungen,** die eine erquickende Abwechslung bieten, seien erwähnt:

1. 100 g frisch gepreßter Apfelsinensaft, 100 g frisch gepreßter Äpfelsaft, 10 g frisch gepreßter Citronensaft, 25 g süßen Rahm oder 25 g kondensierte Milch (Marke Milchmädchen) oder 25 g Bienenhonig.

2. 100 g frisch gepreßter Kirschsaft, 100 g frisch gepreßter Erdbeersaft, 10 g frisch gepreßter Citronensaft, 25 g Rahm, Bienenhonig oder kondensierte Milch.

3. 100 g frisch gepreßter Pfirsichsaft, 100 g frisch gepreßter Himbeersaft oder Johannisbeersaft, 10 g frisch gepreßter Citronensaft, 25 g Rahm oder Bienenhonig oder kondensierte Milch.

4. Man gibt eßlöffelweise Mandelmilch zu trinken, die man in allen Reformgeschäften bekommt. Zu 200 ccm Mandelmilch kann man noch einen Eßlöffel Rahm mischen.

Verboten sind Erbsen, Bohnen, Linsen, Radieschen, Meerrettich. An Gemüsen sind **erlaubt** Spargel, Blumenkohl, Wirsing, Kohlrabi, Spinat, Möhren, Schwarzwurzel. Wer für Rohkost schwärmt, dem verordne man Früchteplatten, Gemüse- und Rohgemüseplatten. Zu den Früchteplatten sollen nur ausgewählte, frische und gereinigte Früchte verwendet werden. Für die **Rohgemüseplatten** müssen die Gemüse ebenfalls sorgfältig ausgesucht und gereinigt werden. So kann man z. B. eine *Gemüseplatte* zusammenstellen aus 50 g rohem Blumenkohl, der fein gerieben wird, 80 g Tomaten, die in feine Scheiben geschnitten werden, 50 g Endiviensalat, der fein zerschnitten wie Kopfsalat zubereitet und zum Garnieren der beiden ersten benutzt wird. Folgende *Salattunke* wird darüber gegossen: 2 Eßlöffel Olivenöl, 2 Teelöffel frischen Citronensaft, 1 Teelöffel

Rahm, 1 Teelöffel Honig, etwas fein geschnittenen Schnittlauch, etwas Petersilie, eine kleine Zugabe von feingehackten frischen Küchenkräutern. Statt des Olivenöls kann man auch folgende *Mayonnaise* verwenden: Zu einem Eigelb läßt man tropfenweise 240 g Olivenöl hinzufließen und rührt fortgesetzt, bis sich eine dicke Emulsion gebildet hat, dann setzt man einen Teelöffel Citronensaft hinzu und rührt um (BIRCHER-BENNER). Man kann selbstverständlich auch noch andere Gemüsearten und Rüben, wie rote Rüben, Gurken, Spinat, Kohl, Lauch in feingeriebener oder geschnittener Form zu einer Platte zusammenstellen. Bei dieser Rohkost fällt ein Kochsalzzusatz ganz von selbst weg.

Die **Kost** (ungefähr vom 25. Tage der obigen Kur ab) könnte man beispielsweise auf folgende Art zusammensetzen:

Morgens: Tee oder mit Milch gekochten Kakao, 100 g Weißbrot mit Butter oder Gelee oder Honig.

Frühstück: Obst (roh) mit oder ohne Sahne.

Mittags: Reis, Gersten- oder Haferschleim, Grießbrei oder Mehlsuppe mit Milch und Eigelb zubereitet, Gemüse mit zwei Eigelb oder Pudding von Mondamin, Maizena, Reismehl mit gekochtem Obst.

Nachmittags wie am Morgen.

Abends: Gemüse mit Kartoffeln, Nudeln, Makkaroni, Kompott, Obst, Tomaten oder Joghurt, saure Milch mit Butterbrot.

Oder die **Breiobsttage nach Schlayer:** Hierbei sollen täglich nicht mehr als 800—1000 ccm Flüssigkeit gegeben werden.

Morgens eine Tasse Kaffee mit Sahne und Zucker.

Frühstück: 150 ccm Milch oder Sahnenbrei von Reis, Grieß, Tapioka, Sago, Mondamin, Nudeln, dazu eine kleine Schale Apfelmus.

Mittags: Dasselbe oder die gleiche Menge Grieß mit Milch bereitet, dazu eine kleine Schale Apfelmus.

Nachmittags wie am Morgen.

Abends: Nochmals Brei wie mittags und Apfelmus.

In folgender Kost sind ungefähr 40 g Eiweiß enthalten: 400 g Gemüse, 200 g Kartoffeln, 100 g ungesalzene Butter, 200 g Weißbrot, 50 g Quark, 2 Eigelb, 50 g Hafer, Grieß oder Reisbrei mit Obst. Die Speisen werden am besten ungesalzen zubereitet. Man stellt dem Kranken für den Tag 5 g Kochsalz hin, damit er nach Belieben die Speisen salzen kann. **Auch**

Valentins „Meat Juice" mit 1,2 % Kochsalz und Dardex mit 3 % Kochsalz und einige Tropfen Maggiwürze können zum Würzen der Speisen Verwendung finden.

Als Kochsalzersatz kann man nehmen: Hosal oder Eugusal oder Citrovin oder Curtasal. Man kann aber auch nachhelfen durch Zusatz von **Küchenkräutern** wie Petersilie, Schnittlauch, Majoran, Estragon, Bohnenkraut oder Tomaten- und Citronensaft. Alle scharfen Gewürze wie Pfeffer, Senf, Paprika, Zwiebel, Knoblauch, Sellerie, Kümmel vermeidet man am besten. Auch Alkohol ist zu meiden. Kaffee und Tee können in geringer Menge gestattet werden.

Bei *fortschreitender Besserung* erhöht man die Zulage und gibt auch Fleisch als Geflügel, Kalbfleisch mit Gemüse, Salat, Kartoffeln oder gekochten Fisch mit ungesalzener Butter und Kartoffeln. *Verboten* sind nucleinreiches Fleisch: wie Leber, Niere, Schilddrüse, Hirn, Thymus, weiterhin auch geräuchertes, gepökeltes Fleisch, Fleisch- und Fischsalat, saure Fleischspeisen, Fischmayonnaise, konservierte Fische außer Ölsardinen.

Die Kranken bleiben im Bett, bis alle pathologischen Bestandteile aus dem Urin verschwunden sind. Tritt nach dem Aufstehen wieder Eiweiß im Harn auf, so ist nochmals Bettruhe erforderlich. Bei einer Resthämaturie ist die Ausheilung schlechter. Nach völliger Gesundung müssen sich die Kranken stets vor allen Erkältungen (besonders Angina) in acht nehmen und tragen am besten ein Katzenfell auf der Nierengegend.

Ob man bei *akuten Infektionskrankheiten*, wie z. B. bei Angina oder Scharlach, eine nachträgliche Schädigung der Nieren verhindern kann, wenn man während der Infektionskrankheit schon eine Schonungskost verabreicht, ist sehr fraglich. Auf alle Fälle wird man aber klug handeln, wenn man Alkohol, Gewürze, allzuviel Kochsalz und am besten auch Fleisch von der Kost streicht und nach der oben angegebenen Methode die Kranken ernährt.

Nephrose. Da die Nephrose eine schwere Schädigung des Gesamtkörpers darstellt, bei der die Niere eine mehr untergeordnete Rolle spielt, so ist auch das Verdünnungs- und Konzentrationsvermögen der Nieren erhalten und es besteht nicht die Gefahr der Urämie. Die Neigung zu hochgradigen Ödemen im Gewebe ist verbunden mit einer starken Anreicherung von Kochsalz. Reine Fälle von Nephrose sind sehr selten. Meist sind es Nephritiden mit stark nephrotischem Einschlag. Bei Nephrosen soll man immer an die Möglichkeit einer syphilitischen

Grundlage denken. Ist die Anamnese hierfür verdächtig, so ist eine vorsichtige antiluische Behandlung angezeigt.

Kost: In den ersten Tagen verfährt man wie bei der Nephritis und versucht einige Hunger- und Dursttage. Wenn diese am Widerstande der Kranken scheitern, gibt man täglich nicht mehr als 500 ccm Wasser mit Dextropur oder Fruchtsäften (Himbeer, Heidelbeer, Pfirsich, Apfelsinen, Kirschen, Apfel). Beginnt der Körper die Ödeme auszuschwemmen, dann geht man über zu Obst, Gemüse, Breikost. Es ist aber auch schon Eiweiß, am besten in Form von Milch oder Quark, zuzuführen, um den großen Eiweißverlust im Urin auszugleichen. Erst wenn das akute Stadium abgeklungen ist, erhöht man den Eiweißgehalt der Kost und gibt nicht mehr als 5 g Kochsalz oder Kochsalzersatz (S. 102) für den Tag.

Die *Kost* wäre dann ungefähr folgende:

Morgens: Milch oder Milchkakao, 100 g Weißbrot, Butter, Bienenhonig oder Gelee, 50 g ungesalzenen Quark mit Schnittlauch.

Frühstück: Obst, 50 g Weißbrot mit Butter.

Mittags: 1 Teller Haferschleim oder Reis, Grieß, Maizena, Mondamin, Nudeln (mit Milch zubereitet — auch in Form von Pudding). Oder 2 Eier zum Eierkuchen, Gemüse, Kartoffeln, Kompott oder Sahne mit Obst oder 1 Glas alkoholfreien Obstsaft.

Nachmittags: Milch oder Kakao oder Tee, auch Matetee mit 100 g Weißbrot und Butter.

Abends: Hafer- oder Gerstenschleim oder Grießbrei mit Milch gekocht, 100 g Weißbrot mit Butter und ungesalzenem Quark oder Salat mit Öl und Citronensaft oder Joghurtmilch, saure Milch oder 1 Ei oder Ölsardinen.

Auch hier ist auf regelmäßigen Stuhlgang und sorgfältige Hautpflege mittels Abreibungen oder Bädern zu achten. Ich verordne den billigen kleinen Massageapparat „Jungborn" (Kronen-Apotheke, Leipzig N 22) zum Durchmassieren des ganzen Körpers. Auch Schwitzbäder sind empfehlenswert.

Syphilitische Nephrose. Die Ernährung ist hier die gleiche. Es muß aber gleichzeitig eine Neo-Salvarsankur durchgeführt werden. Bei großer Hinfälligkeit und starken Ödemen versucht man zuerst eine Entwässerung durch kochsalzarme Kost und tägliche Gaben von 10—20 g Harnstoff herbeizuführen. Gleichzeitig beginnt man mit Salyrgan oder Novurit 1 ccm intravenös. Wird das Hg vertragen, aber es tritt keine Diurese ein, so gibt man nach 3 Tagen 2 ccm. Nach der Entwässerung beginnt man mit Neo-Salvarsan 0,15 ccm intravenös, wöchentlich 2 Spritzen.

Chronische Nephritis. Ist die akute Nephritis im Abklingen, so muß noch so lange Bettruhe beibehalten werden, bis das Eiweiß vollkommen aus dem Urin verschwunden ist. Aber auch dann sei man noch vorsichtig mit dem Aufstehen und lasse die Kranken ihre Mahlzeiten stets in Ruhelage einnehmen. Wenn dann der Urin beim Aufstehen und auch bei größeren Anstrengungen eiweißfrei bleibt, kann man von Heilung sprechen. Nun gibt es aber Fälle, wo das Eiweiß trotz wochen- und monatelanger Bettruhe und Diät nicht verschwinden will. Diese heilen entweder im Laufe der Zeit noch aus (man denke an die Feldnephritis) oder sie heilen mit Defekt oder sie gehen in ein langsam fortschreitendes chronisches Stadium über. Man achte stets auf latente Ödeme. Wenn in diesen Fällen trotz strenger Nierenkur mit Bettruhe kein vollkommener Erfolg erzielbar war, so läßt man die Kranken aufstehen und erweitert die Kost durch Zulage von Eiweiß. Es sollen aber doch für 2—3 Tage in der Woche noch Obst- und Obstbreitage beibehalten werden. Nach dem Essen soll stets horizontale Lage eingenommen werden. Man achte auf Abhärtung des Körpers durch warme Bäder und nachfolgende kühle Waschungen oder durch Abreiben des Körpers mit Franzbranntwein oder kühlem Wasser und anschließendem Durchfrottieren des ganzen Körpers. Die Kleidung muß angenehm warm sein, besonders ist auf warme Fußbekleidung zu achten. Das Tragen einer Leibbinde oder eines Katzenfelles auf dem Rücken wird allgemein als angenehm empfunden. Tritt plötzlich eine Verschlimmerung ein, so geht man sofort wieder zu einer strengeren Behandlungsperiode über. Alkohol ist stets zu vermeiden, alle Speisen nur schwach salzen und ohne sonstige Gewürze. Zum Salzen verordnet man Curtasal, Citrovin u. a.

Kost:

Morgens: Kakao mit Milch, Knäckebrot und Butter, Gelee, eventuell ein gekochtes Ei.

Frühstück: Obst.

Mittags: Haferschleim (Reis-Gersten-Schleim mit Eigelb und Butter), Kalbfleisch, Gemüse, Kartoffeln, Obst oder gekochter Fisch mit Kartoffeln und Butter. Nachtisch: Früchte-Diätspeise s. S. 99.

Nachmittags: Tee oder Kakao mit Brot und Butter.

Abends: 1 Teller Schleimsuppe, 1 weichgekochtes Ei und Salat mit Öl und Citronensaft oder Knäckebrot mit Quark oder Gervais, Obst.

Entwickelt sich die chronische Glomerulonephritis weiter zur **Schrumpfniere**, so muß die Kost in bezug auf Eiweiß Einschränkungen erfahren, um die Gefahr der Urämie und Herzinsuffizenz fernzuhalten. Man rechnet, da sich die Kost über lange Zeit erstrecken muß, ungefähr 0,7 g Eiweiß auf 1 kg Körpergewicht. Die Flüssigkeitsmenge hält man mit Vorteil höher, in dem Glauben, dadurch der Retention von Salzen und N-haltigen Stoffen entgegenzuwirken. So kann man die Kranken 2—3 Liter und mehr Flüssigkeit trinken lassen. Liegt gleichzeitig eine Herzinsuffizienz vor, so ist die Flüssigkeitszufuhr einzuschränken und das Herz zu kräftigen. Bei arteriosklerotischen Nierenerkrankungen (Nephrosklerosen) kommt die gleiche Diät in Betracht.

Bei allen chronischen Nierenerkrankungen sind

Verboten: Alle Gewürze wie Senf, Pfeffer, Essig, Kümmel, Nelken, Ingwer, Paprika usw. Auf Kochsalz am besten ganz verzichten und durch Hosal und Eugusal ersetzen. Bohnenkaffee und starker Tee, Fleischbrühe und Fleischextrakt. Fleischkost möglichst einschränken, ganz besonders sind zu vermeiden alle nucleinreichen Fleischarten (Leber, Niere, Hirn, Thymus, Milz usw.). Weiterhin gepökeltes und geräuchertes Fleisch, saure Fleischspeisen, Wurst, geräucherte und konservierte Fische (erlaubt sind Ölsardinen). Rettich, Knoblauch, Zwiebeln, Sellerie, Radieschen, Pilze, Dill, Fenchel, gewürzte Käse, saures Obst.

Kost:

Morgens: Malzkaffee, Milch, Kamillen- oder Pfefferminztee, Haferkakao oder Kakao, Hygiama, Weißbrot, Vollkornbrot, Knäckebrot, Keks, Zwieback, Butter, Gelee.

Frühstück: 1 Glas Buttermilch, Sauermilch, Joghurt, Mandelmilch.

Mittags: Als Suppe: Hafer, Grieß, Reis, Nudeln, Sago, Gerste, Tapioka, Graupen oder süße Obstsuppen oder rote Grütze. — Als Fleisch: Geflügel, gekochtes Rindfleisch (kein Schweinefleisch), Kalbfleisch, gekochter Fisch, Kartoffeln, Butter. — Als Gemüse: Möhren, Spinat, Blumenkohl, Spargel, Rosenkohl, grüne Erbsen, Bohnen. Salat nur mit Öl und Citronensaft zubereitet.

— Als Obst: Äpfel, Apfelsinen, Erdbeeren, Himbeeren, Bananen, Trauben, Ananas, süße Kirschen. Früchte-Diätspeise s. S. 99.

Nachmittags: Kakao mit Milch und Butterbrot.

Abends: 1 Teller Sauermilch oder Joghurt, Knäckebrot mit Butter, eventuell noch 1 Ei.

Wir wissen, daß wir bei diesem diätetischen Vorgehen das pathologisch-anatomische Krankheitsbild nicht mehr beeinflussen können, aber wir dürfen erwarten, durch die Kost der noch vorhandenen Nierenfunktion so weit gerecht zu werden, daß eine schwerere Störung im Körperhaushalt vermieden wird.

Urämie (azotämische). Wenn der Glomerulusapparat der Niere die Fähigkeit, die Abbauprodukte des Eiweißstoffwechsels auszuscheiden, immer mehr verliert und die Regulationsvorgänge des Körpers versagen, so rückt die Gefahr der Urämie nahe. Sie kündigt sich an durch Kopfschmerzen, Unruhe und Erbrechen. Man kehrt sofort zu eiweißfreien Tagen zurück und gibt nur Traubenzuckerwasser (2 Eßlöffel Dextropur) auf 1 Glas Wasser), Fruchtlimonade, frisch ausgepreßte Obst- und Gemüsesäfte, wie unter akuter Nephritis angegeben. Das Kochsalz braucht man nicht besonders zu beschränken. Wenn keine Herzinsuffizienz vorliegt, gebe man 2 Liter Flüssigkeit und mehr zu trinken. Bei *Herzinsuffizienz:* Cardiazol, Coffein, Campher. Bei *Erbrechen:* Eispillen, heiße Einläufe oder Magenspülungen mit kühlem Wasser, dem man einige Tropfen Salzsäure zugesetzt hat. Bei *Unruhe und Krämpfen:* Chloralhydrat, Kal. bromat. aa 6,0, Extr. belladonn. 0,4, Aq. dest. ad 200,0, D. S. Rectal 4—5 Eßlöffel voll. Auch ein Aderlaß von 400 bis 500 ccm ist von sehr guter Wirkung. Anschließend infundiert man am besten 100—200 ccm 10—20proz. Traubenzucker. Auch Lumbalpunktion ist zu versuchen. Es mag auf *Renotrat* hingewiesen sein, ein Präparat, das aus Sarsaparillwurzeln hergestellt ist, das auf urämische Symptome einen günstigen Einfluß ausüben soll, ohne den erhöhten Rest N herabzusetzen.

Bei der **Krampfurämie** (eklamptischen) liegt keine erhöhte N-Retention vor, sondern ein Hirnödem. Hier ist bei der Ernährung jegliches Kochsalz zu streichen und durch Citrone, Kapern, Dill, Hosal oder Eugusal zu ersetzen, da eine starke Kochsalzretention vorliegt. Im übrigen bleibt die Kost eine eiweißreichere als bei der azotämischen Urämie. Eine Lumbalpunktion bringt hier öfter einen guten Erfolg. Sonst ist die Ernährung wie bei der azotämischen Urämie.

Eclampsia gravidarum.

Die Eklampsie tritt selten vor dem fünften Monat der Schwangerschaft auf. Tritt sie früher in Erscheinung, so ist an Blasenmole zu denken. Die *Wochenbetteklampsie* tritt einige Minuten oder höchstens wenige Stunden nach der Entbindung auf.

Man betrachtete die Schwangerschaftseklampsie immer als eine Schwangerschaftsintoxikation. Jetzt nimmt man an, daß eine Stoffwechselstörung vorliegt, die plötzlich zu einem Stoffwechselzusammenbruch führt. Die Krampfanfälle sind nur ein Symptom dieser allgemeinen Erkrankung.

Die Schwangerschaftsalbuminurie bis zu 1‰ Eiweiß kann man als ein leichtes Stadium und wenn die Eiweißausscheidung zunimmt und das subjektive Befinden durch Kopfschmerzen, Sehstörungen und Übelkeit gestört wird, als ein schwereres Stadium der Schwangerschaftsintoxikation (Nephropathia gravidarum) bezeichnen, das von der Eklampsie nicht mehr weit entfernt ist.

Der *Urin* ist in seiner Menge verringert und zeigt erhöhtes spezifisches Gewicht. Die Eiweißausscheidung kann 40—50‰ und mehr betragen. Ausnahmsweise kann das Eiweiß im Urin fehlen und tritt erst nach dem ersten Anfall auf. Das Harnsediment enthält Zylinder, Eiweiß, weiße und wenig rote Blutkörperchen. Ödeme bestehen hauptsächlich an den Beinen, Bauchdecken, im Gesicht und an den Händen. Es besteht Kochsalzretention.

Der *Blutdruck* ist erhöht und steigt besonders vor dem Anfall. Auffallend ist der geringe Unterschied zwischen Minimum und Maximum. Es ist daher bei der Schwangerschaftsalbuminurie auf den Blutdruck zu achten.

Prophylaxe. Das Gedeihen des mütterlichen Organismus und die Entstehung spezifischer Schwangerschaftserkrankungen sind in gewissen Grenzen von der Art der Ernährung abhängig. Der schwangere Organismus erfährt eine bedeutende Umstellung seines Stoffwechsels. Die Ernährung kann daher nicht gleichgültig sein und muß einen Einfluß auf Mutter und Wachstum der Leibesfrucht haben. Erfahrung und experimentelle Forschung haben gezeigt, daß qualitative und quantitative Nahrungsbeschränkung die Neigung zu Schwangerschaftstoxikosen herabsetzt. Die Zufuhr von Eiweiß und Fetten ist herabzusetzen, so daß die Kost hauptsächlich aus Kohlehydraten, Gemüsen, Obst und frisch ausgepreßten Obstsäften mit Dextropur besteht (siehe Früchte-Diätspeisen S. 99). Wenig Kochsalz. Da dem Calciumstoffwechsel, wie überhaupt dem *Mineralstoffwechsel*, eine große Bedeutung beigemessen wird, so gibt man außer den Mineralsalzen, die durch Obst und Gemüse zugeführt werden, noch künstlich Calcium in Form von Calcipot, Tricalcol, Calcium-Sandoz, Kalk-Keks oder Kalk-Schokolade. Zur Zeit der Schwangerschaft besteht im mütterlichen Organismus ein lebhaftes Calciumbedürfnis. Da auch der *Eisenbedarf* in dieser Zeit ein großer ist und die mütterliche Nahrung nicht immer genügend davon enthält, so kann man Eisen in Form von Eisentinktur oder Ferronovin, Feometten verordnen. Durch Rohobst und Salat, der mit Citronensaft zubereitet wird, durch in Butter gedämpfte Gemüse oder durch Rohgemüse erhält der Organismus genügend *Vitamine*. Im Winter kann man Vigantol oder Höhensonne geben. Überhaupt ist bei den Schwangeren die Zufuhr von Vitamin A, B und C sehr wichtig. Die körperliche Betätigung sei eine rege, ohne eine besondere Anstrengung zu sein. Die Frauen sollen ihrer Hausarbeit nachgehen, spazierengehen und morgens, mittags und abends Atemübungen durchführen, da eine vermehrte Ventilation der Lungen einer Acidosis im Blute entgegenarbeitet.

Therapie. Treten die ersten Prodromalsymptome auf, die einen nahenden Anfall befürchten lassen, so ist sofort strengste Bettruhe notwendig mit 2—3tägiger absoluter Hunger- und Durstkur, eventuell mit Aderlaß. Jeden 2. Tag einen Einlauf mit 1 Liter warmem Kamillentee. Kann der Kranke dem zu starken Durstgefühl nicht widerstehen, so gibt man etwas Apfelbrei. Nach diesen 3 Tagen folgen 8 Tage Rohsaftkur. Jeden Tag gibt es 1 Liter Rohsaft zu trinken, der aus $^3/_4$ Liter frisch ausgepreßtem Obstsaft und $^1/_4$ Liter Gemüsesaft besteht. S. Vorschrift S. 75, 79. Der Einlauf wird während dieser Kur jeden 2. Tag wiederholt. Dann folgen 4 Rohkosttage.

Es sei auf die Früchte-Diätspeisen, die Fruchtsaftmischungen und die Obst- und Gemüseplatten hingewiesen (S. 99 u. 100). Allmählich geht man zu einer salz- und fleischlosen Kost über, bei der Eiweiß und Fett nur sehr beschränkt gegeben werden, um den Eiweißstoffwechsel der Leber weiterhin zu entlasten, die funktionsgeschwächte Niere zu schonen und einer Basenverarmung vorzubeugen.

Das bei schweren Fällen in Mitleidenschaft gezogene Herz wird durch Digitalis, Cardiazol, Coffein, Calcium-Diuretin, Calcium-Euphyllin gekräftigt. Campher ist kontraindiziert.

Die Behandlung einer Eklamptischen erfordert ein hohes Maß von Verantwortungsgefühl für den Arzt, wenn es sich um eine Kranke im Privathaus handelt. Tritt nicht bald eine Besserung ein, so ist es ratsam, die Kranke einem Krankenhaus zu überweisen.

Ist ein eklamptischer Anfall schon ausgebrochen, so leitet man die Morphium-Chloralhydrat-Behandlung mit Aderlaß ein, der im Hinblick auf den Blutverlust bei der nachfolgenden Geburt nicht zu groß gewählt werden darf. Hier mag auch auf die Erfolge hingewiesen werden, die Küstner (Frauenklinik Leipzig) durch intramuskuläre Injektionen von Thyroxin erzielt hat. Er injizierte das erstemal 2 mg, nach 10 Stunden wiederholte er die Injektion und 24 Stunden später nochmals 1 ccm. Die Wirkung trat 6 Stunden nach der ersten Injektion auf. Der Erfolg scheint nicht so groß zu sein, als man im Anfang glaubte.

Pyelitis (Cystopyelitis). Die Erreger, die bei Pyelitis in Betracht kommen, zeigen sich größtenteils sehr empfindlich gegen Säureschwankungen im Gewebe oder gegen eine Berieselung der Harnwege mit stark saurem Harn. Die Colibacillen dagegen zeigen eine große Wachstumsbreite nach der sauren und alkalischen Seite hin. Aber auch hier kommt man durch das sogenannte Schaukelverfahren zum Erfolg.

Durch die günstigen Erfolge, die man mit der **Säuretherapie** erzielt hat, ist diese Behandlungsmethode von einer praktischen Bedeutung für die Pyelitiden geworden. Solange sich der Kranke noch im akuten Stadium mit hohem Fieber befindet, ist von der Säuretherapie abzusehen. Bei Krankheitsfällen, die keinen so stürmischen Verlauf zeigen, kann man sofort mit der acidotisch wirkenden Kost beginnen. Jeden 3. Tag einen Einlauf mit 1 Liter warmem Kamillentee.

Vertreter der acidotischen Kost sind: Fleisch, Fisch, Wurst (ausgenommen Blutwurst), Eier, Fett, Öl, Brot, alle Getreidearten, Hülsenfrüchte, Nüsse, Spargelspitzen, Rosenkohl. *Vertreter der alkalischen Kost:* Milch, Gemüse, Kartoffeln, Tomaten, Gurken, die meisten Obstarten, Beeren und Steinfrüchte, die meisten Blattgemüse.

Behandlung: Drei Tage lang folgende Kost:

Morgens: Haferflocken mit Wasser gekocht oder 1 Tasse Kaffee und 1 Stück Knäckebrot mit Butter und Lachsschinken.

Mittags: Eine Grießsuppe, Kalbfleisch oder Geflügel mit Reis oder 1 Eierkuchen mit Brot oder Schinken und Spargel.

Nachmittags: 1 Tasse Lindenblüten-, Flieder- und Bärentraubenblättertee gemischt.

Abends: Knäckebrot mit Butter und Wurst, Schinken, Ei.

Der acidotische Effekt dieser Kost wird erhöht durch gleichzeitige orale Gaben von *Ammoniumchlorid.* Man gibt 3 Tage lang 3mal täglich 3 g, also täglich 9 g Ammoniumchlorid. Am besten morgens nach dem Kaffee 3 g Ammonium chloratum in Oblaten. Nach dem Mittagessen 3 g und nach dem Abendessen ebenfalls 3 g in Oblaten, mit etwas Wasser hinunter zu schlucken. An diesen 3 Tagen wird die Flüssigkeitszufuhr möglichst eingeschränkt. Länger als 3 Tage soll die Säuretherapie nicht durchgeführt werden, da bisweilen Albuminurie und Cylindrurie auftreten, die aber nach Absetzen der Säuretherapie wieder restlos verschwinden. Nach den 3 Säuretagen wird 8 Tage lang gewöhnliche Kost gegeben. In diesen acht Tagen kann man irgendein Harndesinfiziens verordnen und wenn nötig Blasenspülungen machen. Nach diesen 8 Tagen wird die Säurekur wiederholt. Hierbei kann man die Ammoniumchloridmenge auf 5 g pro dosi erhöhen. Wollen dieser Behandlung die Bakterien immer noch nicht weichen, so wendet man das sogenannte **Schaukelverfahren** an, indem man an diese 3 Tage der Säuretherapie sofort 3 Basentage anschließt mit folgender alkalotisch wirkenden Kost:

Morgens: 2 Tassen Milch.

Mittags: Kartoffeln mit Gemüse, Blutwurst und Obst.

Nachmittags: 2 Tassen Milch.

Abends: Wie mittags.

An diesen 3 Tagen gibt man noch täglich 15 g Natr. bicarbon., um die alkalische Wirkung zu erhöhen.

Anstatt Ammoniumchlorid kann man auch 3mal täglich 1—2 Dragées Acifact (Stroschein) geben, das erst im Duodenum seine Säure abgibt und daher auch bei Hyperacidität des Magens verabreicht werden kann.

Man soll auch bei Nierenbeckenentzündung die rohen Apfeltage versuchen. S. 67. Andere Autoren rühmen tägliche Gaben von 100—150 g Bienenhonig.

Nierensteine.

Die Nierensteine und Blasensteine haben ungefähr auf das 10—15fache ihrer früheren Häufigkeit zugenommen, jedoch nur in der Stadt, nicht dagegen auf dem Lande. Hieraus läßt sich doch wohl schließen, daß wahrscheinlich die Ernährung ein wichtiger Faktor bei der Entstehung von Nierensteinen sein muß. Die Phosphatsteinbildung wollte man als eine Avitaminose auffassen, aber sicher ist es nicht allein der Mangel an Vitamin A, sondern zugleich ein Mangel der Kost an uns noch unbekannten Faktoren. Rohe oder ungekochte Kost spielt wohl sicher keine Rolle. Die Einschränkung der Flüssigkeit ist dagegen bei allen Steinbildungen von Bedeutung.

Man darf nicht hoffen, durch eine bestimmte Ernährung, durch reichliche Wasserzufuhr und durch andere Vorsichtsmaßnahmen die Steinbildung zu unterdrücken, aber sicher kann man dadurch die Entstehung der Steine verlangsamen und hinausschieben.

Wenn der Eingang vom Nierenbecken zum Ureter durch einen Stein verstopft wird oder der Stein in den Ureter hineingelangt, so kann die entstehende Kolik auf reflektorischem Wege zu einer Funktionseinstellung der anderen Niere führen. Man kann versuchen, diese Anurie durch stark harntreibende Mittel, die den Stein zum Gleiten bringen, oder durch ein Einführen eines Katheters in den Ureter, eventuell am Stein vorbei in das Nierenbecken, zu beseitigen. Hält die totale Anurie länger als 48 Stunden an, so ist oft ein operativer Eingriff nicht zu umgehen. Dasselbe gilt für eine akut einsetzende Pyämie.

Die Nierensteinkoliken können nur beherrscht werden durch Injektionen von Morphium, Dilaudid, Eukodal und anderen Mitteln, wodurch der Schmerz beseitigt und der Spasmus gelöst wird. Ich ziehe die paravertebrale Injektion mit Tutocain den Morphiuminjektionen vor. Ist der Stein nicht allzu groß, so kann er durch die Kontraktionen der Uretermuskulatur hindurchgetrieben werden. Hierbei kann es vorkommen, daß weiche Steine zerbröckelt werden. Da uns kein Mittel zur Verfügung steht, Steine im Nierenbecken aufzulösen, so müssen wir versuchen, die Steine durch Anregung der Ureterkontraktionen zum Abgang zu bringen. Hierauf scheint die manchmal eintretende Wirkung von hohen Dosen Hypophysin, Physormon und Pituitrin (mehrmals täglich 2 ccm subcutan) zu beruhen. Besser und sicher ungefährlicher ist die Anregung der Diurese durch reichliches Trinken. Um 5 bis 10 Tropfen Harn zu entleeren, muß sich der Ureter einmal kontrahieren. Läßt man den Kranken täglich 3—4 Liter Flüssigkeit trinken, so kann es im Bereich der Möglichkeit liegen, daß durch die zahlreichen Ureterwellen, die über den Stein hinweg laufen, ein nicht zu großer

Stein hinausbefördert wird. Als Flüssigkeit kommen harntreibende Tees (Spec. diuret.), Fachinger, Wildunger, Brückenauer, Biliner, Karlsbader Wasser, Limonade, Tee oder Milch in Betracht. Man läßt alle 2 Stunden 400—500 ccm trinken. Gleichzeitig macht man hohe Einläufe, um für gründliche Darmentleerung zu sorgen. In die Nierengegend macht man heiße Kompressen. Der oft nach einem Kolikanfall zurückbleibende Druckschmerz in der Nierengegend kann außer durch Wärme noch durch Glycerin günstig beeinflußt werden. Man gibt 3mal täglich 2 Eßlöffel Glycerin.

Während des Anfalls soll die Kost eine flüssige sein, also Suppe und frisch ausgepreßte Obstsäfte.

Ist ein Stein abgegangen und festgestellt worden, ob es ein Urat oder Oxalatstein ist, so muß entsprechend die Diät eingestellt werden, um möglichst die Neubildung eines Steines zu verhüten.

Es mag darauf hingewiesen werden, daß Vitamin A (Vogan) die Steinbildung verhindern soll.

Bei **Uratsteinen** muß die Gesamtnahrung eingeschränkt werden, und nur einmal wöchentlich darf Fleisch gegessen werden. Vollkommen verboten sind alle stark nucleinhaltigen Speisen wie Leber, Niere, Milz, Thymus, Gehirn, Kaviar und alle Räucherwaren. Im Vordergrunde der Kost stehen alle Kohlehydrate, Gemüse, Obst, Salat, besonders frisch zubereitete Obstsäfte, Traubenkuren, die den Harn alkalisieren und dadurch die Lösungsfähigkeit des Harns für Harnsäure erhöhen. Als Alkohol ist nur Apfelwein und Rotwein in mäßigen Mengen zu gestatten. Alkalische Wässer können jederzeit getrunken werden, auch Aßmannshauserwasser, das einen geringen Lithiumgehalt hat. Da die Mineralwässer relativ teuer sind, so können sie ersetzt werden durch die künstlichen SANDOWschen Salze oder besser Uricedin, billiger 5—10 g Natr. bicarb. oder 10—15 g Natr. phosphoric. auf 1 Liter Wasser, gesüßt mit Himbeersaft.

Verboten: Stark gesalzene und gewürzte Speisen, Alkohol, Fleischbrühe, Fleischextrakt. Das wöchentlich einmal gestattete Fleisch soll nur in gekochter Form genossen werden, weil bei dieser Zubereitungsart der Nucleingehalt des Fleisches herabgesetzt wird. Saure Speisen und zuviel Süßigkeiten.

Kostschema:

Morgens: Kaffee, Kakao, Haferkakao, Hygiama, mit Milch gekocht, oder Tee, Malzkaffee, Butter, Gelee, wenig Brot, Quark, Ei.

Frühstück: Obst.

Mittags: 200 g gekochten Fisch mit Kartoffeln und Butter oder 100—150 g Rindfleisch gekocht mit Petersilie- oder Schnittlauchkartoffeln oder irgendein Salat oder Gemüse oder Kalbfleisch als Frikassee, wobei die Fleischbrühe nicht verwendet werden darf. Gemüse und Salat sind stets reichlich zu geben. Der Salat wird mit Öl und frischem Citronensaft zubereitet. Als Nachtisch Obst oder Eierkuchen mit Kompott oder rote Grütze oder Obstauflauf, z. B. mit Citronen, Aprikosen, Äpfeln und Kirschen.

Nach dem Essen 1 Glas der Kalklimonade nach Kolisch: 3—5 g kohlensaurer Kalk, der Saft von $1^1/_2$—2 frischen Citronen, 1 Glas Bilinerwasser und 5 g Glycerin.

Nachmittags: 1 Tasse Kakao usw. wie morgens.

Abends: Butterbrot, mit Ei, Quark, Obst. (Am Abend möglichst wenig essen.)

Oxalatsteine. Sie kommen meist in Verbindung mit Kalk als oxalsaurer Kalk, aber auch vermischt mit Uraten in Form der sogenannten gemischten Steine vor. Es müssen daher kalkhaltige Speisen gemieden werden. Da die Oxalsäure in den Vegetabilien vorkommt, so müßte man auch die Vegetabilien einschränken, aber man schließt nur die Vegetabilien aus, in denen besonders viel Oxalsäure vorhanden ist.

Verboten: Alle Schalentiere, Krebse, Hummer, Austern, Tomaten, Rhabarber, Sauerampfer, Schwarzwurzel, Zwiebel, Sellerie, Radieschen. In mäßiger Menge erlaubt: Milch (Calciumgehalt), Eier, Käse, Quark, Spinat, Äpfel, Schokolade.

Kostschema:

Morgens: Pfefferminz- oder Kamillentee, Kaffee, Malzkaffee mit Milch und Zucker. Weißbrot, Schrotbrot, Butter, Honig, Gelee.

Frühstück: Früchte-Diätspeise (siehe Nierenentzündung, S. 99).

Mittags: Grieß, Reis oder Nudelsuppe als Fleischbrühe. Fleisch oder Fisch mit Kartoffeln und Butter resp. als Fleischbeilage, wenig Gemüse. Pudding als Nachspeise.

Nachmittags: Wie morgens.

Abends: Brot mit Butter, Schinken, Salat, Ei, Rührei, Eierkuchen.

Da Magnesiumcarbonat die Lösungsfähigkeit für Oxalate im Harn erhöht, so gibt man nach dem Mittagessen eine große Messerspitze davon. Nach anderer Anschauung, z. B. nach

KOLISCH, werden alle oxalsäurehaltigen Gemüse erlaubt, da die darin enthaltenen Mengen an Oxalsäure bedeutungslos seien. Er erlaubt unbeschränkte Zufuhr von Milch und alkalischen Mineralwässern, solange der Urin sauer bleibt.

Phosphatsteine. Am besten ist eine gemischte Kost von Fleisch, Mehl, Milch und Eierspeisen bei Beschränkung der Vegetabilien. Ein Übermaß von Obst, Gemüse, Fruchtsäften und alkalischen Wässern ist zu vermeiden. Als Getränke sind gestattet Milchkaffee, Tee, Kakao, Schokolade, besonders Sauerbrunnen, Apollinaris oder Gießhübler.

Es ist für alle Steinleidende wichtig, auf eine gründliche Durchspülung der Nieren zu achten. Ganz gleichgültig welcher Art der Stein auch ist. Da die Ursache der Steinbildung wohl sicher in einer Stoffwechselträgheit, einem mangelhaften Verbrennungsprozeß zu suchen ist, so ist eine allgemeine Anregung des Körpers von Vorteil. Täglich baden mit anschließendem Durchfrottieren des Körpers, häufiger ein warmes Bad mit Zusatz von Staßfurter Salz oder Neurogenbadesalz. Abreiben des Körpers mit Franzbranntwein und Massieren und Beklopfen des Körpers mit flachen Händen (Massageapparat „Jungborn", Kronen-Apotheke Leipzig N 22). Viel körperliche Arbeit und Spazierengehen in frischer Luft, Sport, ohne die krankhafte Übertreibung zur Rekordsucht.

Cystitis acuta (akuter Blasenkatarrh).

Die akute Cystitis ist durch Bakterien hervorgerufen, die entweder durch die Niere in die Blase gelangen (z. B. Tuberkelbacillen) oder aus der Harnröhre (Gonorrhöe) oder aus der Scheide (bei der Geburt) oder aus dem Darm auf dem Weg der Lymphbahnen. Begünstigend wirken Harnröhrenverengerung, Prostatavergrößerung, Blasensteine und besonders Parese der Blase. Sie führen oft zu einer chronischen Blasenentzündung.

Eine akute Tripperinfektion der Blase verschwindet bei einer sachgemäßen Behandlung der Blase schnell.

Kost: Vor allem sind alle Gewürze und Alkohol zu vermeiden. Die Kost soll reizlos sein. Die Kranken trinken viel alkalische Wässer, wie Fachinger und Wildunger, Uricedin, weiterhin Lindenblüten-, Flieder-, Bärentraubenblättertee, Milch, Sauermilch, Joghurt, Buttermilch, Mandelmilch. Leichte Suppen von Mehl, Hafer, Grieß, Reis, Sago, Pudding von Maizena, Mondamin, Grieß oder rote Grütze oder abgerührte Cremes, z. B. Citronencreme, der aus Eiern, frisch ausgepreßtem Citronensaft, Zucker und Wasser bereitet wird, oder Dunstcremes, die aus Milch, Eiern, Zucker mit verschiedener Geschmacksbeifügung, wie z. B. Schokolade, bestehen. Eier und Eierspeisen, Omelette, Rühreier mit Kartoffeln und Salat, Nudeln, Weißbrot, Butter, Honig. Bei chronischer Cystitis dieselbe Kost wie bei chronischer Nephritis s. S. 97.

Gonorrhoea acuta: Kost wie bei akuter Cystitis.

Gonorrhoea chronica: Kost wie bei chronischer Nephritis.

Orthotische (lordotische) Albuminurie.

Hier ist differentialdiagnostisch abzugrenzen gegenüber Nephritis. Besteht Verdacht auf orth. Alb., so ist der Morgenurin zu untersuchen. Er muß eiweißfrei sein, der Tagesurin dagegen muß Eiweiß enthalten. Es dürfen keine Ödeme vorhanden sein. Es können aber im Urin einzelne Zylinder und Erythrocyten vorkommen, wenn auch in geringerer Menge als bei Nephritis.

Behandlung: Sie besteht bei schwächlichen Kindern, die über Appetitlosigkeit, Müdigkeit oder Kopfschmerzen klagen, in einer allgemeinen Kräftigung. Solbäder, Abreibung mit Franzbranntwein, Lebertran, kräftige gemischte Kost mit viel Obst oder Gemüse. Man quäle die Kinder nicht mit Bettruhe und Milchdiät, da hierdurch keine Besserung erzielt werden kann. Sonst gesunde Kinder bedürfen überhaupt keiner Behandlung. Die Eiweißausscheidung verschwindet meist von selbst, sie kann sich aber selbst über die Pubertätsjahre hinaus erstrecken.

Leberkrankheiten.

Es gibt bedeutend mehr Menschen, die an Leberstörungen leiden, als wir für gewöhnlich glauben. Gar mancher Magenkatarrh oder Magenkrampf rührt von Gallenblasen- und Leberstörungen her. Bei gründlicher und gewissenhafter Untersuchung glückt es meist, die Krankheit richtig zu erkennen.

Im Anfangsstadium einer Lebererkrankung spielt die Diät eine viel geringere Rolle als die täglich verzehrten Quantitäten. Man schränkt die Kost ein, verbietet nur schwer verträgliche Speisen und sorgt für gründlichen Stuhlgang.

Funktionen der Leber und deren Störungen.

Die Leber hat die Aufgabe, die ihr aus dem Darm auf dem Blut- oder Lymphwege zuströmenden Nahrungsspaltstücke zu körpereigenen Zellbausteinen zu verarbeiten. Der der Leber zufließende Zucker wird als Glykogen abgelagert und bei Bedarf wieder mobilisiert. Der gesunde Reaktionsablauf in der Leber ist an ihren Glykogengehalt geknüpft. Eine glykogenarme Leber ist Erkrankungen leichter ausgesetzt oder ist vielleicht schon krank, weil sie nicht genügend Glykogen bei normalem Angebot aufstapeln kann. Auf letzterem beruht auch die Leberprüfung mittels Galaktose und Lävulose. Ist die Funktionstüchtigkeit der Leberzellen in bezug auf die Kohlehydratassimilation gestört, so kann der vollkommene Umbau von Lävulose oder Galaktose zu Glykose nicht erfolgen, und im Urin findet eine Ausscheidung von körperfremdem Zucker statt.

Das zu Aminosäuren oder Polypeptiden vom Darm aufgeschlossene Eiweiß fließt durch die Pfortader der Leber zu und wird hier zu körpereigenem Eiweiß umgebaut. Bei der Eiweißverarbeitung in der Leber entstehen neben anderen Stoffen auch Ammoniak und Kohlensäure, die zur Harnstoffbildung dienen. Auch der Purinstoffwechsel steht in enger Verbindung mit der Leber.

Die Fette werden in dem Darm besonders mit Hilfe der oberflächlich aktiven Gallensäuren zu einer feindispersen Emulgierung gebracht und wandern durch die Chylusgefäße den Fettdepots im Körper zu. Die der Leber zuströmenden Fette oder Fettsäuren werden zu zelleigenen Substanzen umgebaut. So können auch Fette in Kohlehydrate und Kohlehydrate in Fette umgewandelt werden. Der Fettabbau zeigt als Zwischenprodukt die Ketonkörper, die auch bei Gesunden im Blute kreisen können, aber dann weiter verarbeitet werden. Ist der Abbau gestört, so bleiben als Endprodukte β-Oxybuttersäure, Acetessigsäure und Aceton übrig. Diese Störung tritt besonders leicht auf bei Diabetes und im Hungerzustande. Die Leber wird hierbei glykogenarm, und es setzt eine erhöhte Wanderung von Fett nach der Leber ein, die sich im Blute als Hyperlipämie kundgibt. Da nach einem alten Ausspruch die Ketonkörper im Feuer der Kohlehydrate verbrennen, so bringt eine normale Zufuhr und Verbrennung von Kohlehydraten ein Verschwinden der Ketonkörper mit sich, bei Diabetes am schnellsten bei gleichzeitiger Insulindarreichung. Es ist also die Fettverbrennung von einer ungestörten Kohlehydratverbrennung abhängig. Auch am Wasserhaushalt und Mineralstoffwechsel ist die Leber beteiligt; gleichzeitig fällt ihr die wichtige entgiftende Funktion und Befreiung des Körpers von Stoffwechselabbauprodukten zu, z. B. die Paarungen von aromatischen Substanzen (z. B. Campher) an Glykuronsäuren oder die Entgiftung des Cyans und seiner aus dem Eiweißzerfall stammenden Nitrile durch die Bindung an Schwefel als Rhodan.

Ikterische Hepatopathien (Gelbsucht).

Wir fassen heutzutage den Icterus catarrhalis als eine ernstliche Krankheit auf und erblicken in ihm ein leichtes Vorstadium zur akuten gelben Leberatrophie. Es folgt daraus, daß der Kranke in das Bett gehört und diätetisch ernährt werden muß. Auf die Lebergegend feuchtheiße Kompressen oder das Heizkissen. Am wirksamsten ist entschieden Diathermie. Jeden 2. Tag einen Einlauf mit 1 Liter warmem Kamillentee. Bei dieser Besprechung ist der mechanische Ikterus, der durch Steinverschluß, Tumor, Narbenzug, Ascariden bedingt sein kann, nicht besonders berücksichtigt. Wenn die Gelbsucht vorüber ist, soll der Kranke trotzdem noch längere Zeit kohlehydratreich und relativ eiweißarm ernährt und Alkohol ihm vollkommen ferngehalten werden.

Kost: Am besten zuerst 2 Hungertage, an denen man nur frisch ausgepreßten Obstsaft, gesüßt mit Dextropur, etwas angewärmt, zu trinken gibt. Dann geht man über zu Hafer-, Gersten-, Roggenmehl, Reis, Grieß, Maizena, Mondamin, Nudeln, Weißbrot, Zwieback. Gleichzeitig gibt man viel Flüssigkeit zu trinken, am besten Karlsbader Mühlbrunnen, Fachinger, Mergentheimer (heiß trinken). Später gibt man wenig Butter, Milch, Eigelb, Kalbfleisch, Geflügel, gekochten Fisch, Eier, jedoch geht man nicht über täglich 50 g Eiweiß hinaus. An Gemüsen, Spinat, Möhren, Blumenkohl, Spargel, Schwarzwurzel, Teltower Rübchen. Alle Speisen sind nur schwach zu würzen und zu salzen. Als Zucker nur Dextropur.

Verboten sind: Alkohol, starker Kaffee, alle starken Gewürze wie Senf, Pfeffer, Essig, Rettich, Radieschen, Knoblauch, Zwiebeln, Petersilie, Schnittlauch, Sellerie, gepökeltes und geräuchertes Fleisch, geräucherter Fisch, Hering, Fleischbrühe, Fleischsäfte, Schweinebraten, Hammel, Gans, Ente, Wurst (außer Kalbsleberwurst), Schweineschmalz, Palmin, Margarine, alle fetten Fleischtunken, Käse außer Quark.

Kost: Nüchtern 1 Glas Karlsbader Mühlbrunnen oder Heilquelle Karlssprudel, heiß oder Uricedin auf 1 Glas heißes Wasser 1 Teelöffel voll. Eine halbe Stunde später: Kakao oder Hygiama mit Milch, Kamillen- oder Pfefferminztee oder leichten Kaffee mit Weißbrot, Gelee, Bienenhonig, Zwieback, Keks.

Frühstück: Rohe Fruchtsäfte mit Dextropur gesüßt für Korpulente, 1 Teller Haferschleim für Abgemagerte.

Mittags: Eine halbe Stunde vor dem Mittagessen 1 Glas Karlsbader Mühlbrunnen oder Uricedin, später Haferschleimsuppe, Grieß-, Reis-, Mehl-, Tapiokasuppe mit Eigelb (bei Besserung oder leichten Fällen wenig Kalbfleisch, Täubchen, gekochten Fisch), Kartoffelbrei, Möhren, Spinat, Spargel, Schwarzwurzel mit Butter zubereitet, rote Rüben, Kompott, Pudding, rote Grütze. Als *Getränk* frisch ausgepreßten Obstsaft.

Nachmittags: 2 Eigelb geschlagen mit Dextropur und frisch ausgepreßtem Citronensaft.

Abends: Eine halbe Stunde vor dem Essen 1 Glas Karlsbader Wasser oder Uricedin. Später Tee mit Weißbrot, Knäckebrot D, Butter oder Quark, weich gekochtes Ei, Spiegelei, Rührei mit Butter zubereitet, Omelette. Sauermilch, Joghurt (lauwarm).

In schweren und hartnäckigen Fällen ist eine reichliche Zufuhr von Dextropur per os und gleichzeitig Insulin subcutan zu empfehlen.

Subakute — subchronische — akute Leberatrophie.

Immer an Lues denken! Bei schleichendem Beginn kann im Anfang die Gelbsucht fehlen, da bei partiellem Leberzellenuntergang noch genügend normalfunktionierendes Lebergewebe vorhanden ist. Es bestehen aber Magen- und Darmbeschwerden, Druck in der Lebergegend, allgemeine Schwäche und Abspannung, im Urin reichlich Urobilinogen. Therapeutisch kommt eine weitgehende Schonung der Leber in Betracht, was besonders durch eine gründliche Reinigung des Verdauungskanals und durch eine proteinarme bis proteinfreie Kost erreicht wird. Alkohol und alle Gewürze sind vollkommen zu verbieten. Auf die Leber kommen feuchtheiße Kompressen. Jeden 2. Tag einen Einlauf mit 1 Liter warmem Kamillentee. Jeden Tag eine intrav. Injektion von 1 Amp. Cebion forte oder Cantan forte mit 20 ccm 25proz. Traubenzucker.

Die *Kost* besteht besonders aus frisch ausgepreßten Obstsäften, die mit reichlich Dextropur gesüßt werden. Brei aus Mondamin, Grieß, Reis, immer gesüßt mit Dextropur. Pudding mit Obstsaft, Eigelb mit Citronensaft und Dextropur. Mit der reichlichen Traubenzuckerzufuhr verbindet man am besten subcutane Insulininjektionen.

Bei der *akuten* Leberatrophie kommen außer dieser Behandlung noch intravenöse Milchsäureinjektionen in Betracht (s. Moderne Therapie für Innere Krankheiten, 1938).

Lebercirrhose, Leberschrumpfung.

Lebercirrhose bei Kindern ist immer verdächtig auf Lues. Bei Erwachsenen steht ätiologisch an erster Stelle der Alkohol, besonders in Form von Schnäpsen, Likören, Grog; aber auch die Lues und chemisch toxische Schädlichkeiten, die im Darm bei chronischem Magen- und Darmkatarrh als Zersetzungsprodukte vermehrt auftreten (Indol, Skatol u. a.), kommen in Betracht. Hieraus ergibt sich, daß vor allem der Darm gründlich durch Abführmittel und Einlauf zu reinigen ist. Der Alkohol, alle Gewürze, Räucherwaren und scharfe Speisen sind zu verbieten.

Die *diätetischen Maßnahmen* sind besonders zu beachten. Bekanntlich schädigen die Eiweißfäulnisprodukte (besonders von Fleischeiweiß) die Leber am meisten. Man schränkt daher besonders den Fleischgenuß ein und gibt dafür Eier, Käse, Milch, Buttermilch, Joghurt. Wie bei den anderen Leberkrankheiten stehen auch hier die Kohlehydrate im Vordergrund, besonders in Form von Obst und Gemüse.

Vitamin C scheint mir eine besonders günstige Wirkung zu haben. Ich gebe daher jeden 2. oder 3. Tag eine intrav. Injektion von Cebion forte oder Cantan forte.

Alle *blähenden Gemüse*, wie Rot-, Weiß-, Rosenkohl, Wirsing, Sauerkraut, Rüben, Erbsen, Bohnen, Linsen sind *verboten*, dagegen sind *erlaubt:* Gemüse von Löwenzahn oder jungen Brennnesseln, wie Spinat zubereitet, Spinat, Möhren, Blumenkohl, Spargel, Teltower Rüben, Schwarzwurzel, grüner Salat, Endiviensalat, Feldsalat, Scharbocksalat mit Öl und Citronensaft zubereitet. Als Fett kommen nur gute Butter, Öl, Eigelb und Rahm in Betracht. Milch, Sauermilch, Joghurt können bei Verträglichkeit gegeben werden. Die reine Milch wird am besten in Form von Milchkakao, Milchsuppe und anderen Mehlspeisen vertragen.

Die *Kohlehydrate* sollen im Vordergrund der Ernährung stehen, um die Leberzellen mit Glykogen anzureichern. Als Kohlehydrate bevorzugen wir alle Mehlspeisen, wie Hafer, Grieß, Reis, Mehl, Nudeln, Makkaroni, Sago, Mondamin, Kartoffeln, und die verschiedenen Puddingarten. Als Brot am besten Weißbrot, Zwieback, Keks, Toast. Wenn ein Kranker zu vegetarischer Diät geneigt ist, so ist diese wohl zweckmäßig, aber um eine ausreichende Ernährung damit zu erzielen, müßte der Kranke zu große Mengen davon genießen, was für den schwachen Magen und Darm eines Cirrhotikers nicht zuträglich wäre. Auch müßten alle obenerwähnten Gemüse, die leicht blähen, vermieden werden, wenn Neigung zu Blähungen besteht. Durch den starken Cellulosegehalt wirken diese Gemüse anregend auf den Darm und dadurch stuhlgangfördernd. Rohes Obst, wie Äpfel, Ananas, Pfirsich, Apfelsinen, Bananen, Trauben, wird meist vertragen. Alle Fruchtsäfte sind gestattet und mit Dextropur zu süßen. Traubenzucker (Dextropur) ist überhaupt an Stelle des gewöhnlichen Zuckers zu verwenden; wenn nötig zusammen mit Insulin, um eine Glykogenablagerung in den Leberzellen zu erreichen, wodurch diese widerstandsfähiger und funktionstüchtiger werden. So kann ein Kranker täglich 250 g Dextropur zu sich nehmen, zum Teil in den Speisen, zum Teil aufgelöst (2—3 Eßlöffel voll in 1 Glas lauwarmem Wasser), 2 Stunden vor dem Essen zu trinken. Zweimal täglich 10—15 Einheiten Insulin $^1/_2$ Stunde vor dem Essen.

Da die *Eiweißfäulnisprodukte* und ganz besonders die vom Fleischeiweiß die Leber am meisten schädigen, ja selbst den Glykogengehalt in der Leber herabsetzen können, so meidet man möglichst Fleischeiweiß und setzt die tägliche Eiweißzufuhr auf 60—70 g fest. Man stellt daher mehr Quark, Käse, Eier in den Vordergrund und wählt nur zartes, bindegewebearmes, leichtverdauliches, möglichst fettfreies Fleisch (Kalbfleisch, Geflügel, Zunge). Von Fischen Forelle, Schleie, Hecht. Aal, Bückling, Hering und Sardellen sind verboten, desgleichen auch Fleischbrühe.

Besteht schon *Ascites*, so ist die Kochsalzzufuhr einzuschränken und die Flüssigkeitszufuhr genau zu regeln. Man kann versuchen durch die sog. Karellschen Milchtage oder durch Obsttage (täglich 1 Kilo rohes Obst) auf den Ascites einzuwirken. Tritt kein Erfolg ein, so kommt medikamentöse Behandlung und zuletzt Punktion in Frage.

Das Spannungsgefühl in der Lebergegend sucht man durch heiße Thymiankissen oder Leinsamenkompressen herabzusetzen. Auch Dampfduschen von 38—42° C, weiterhin Bewegung, Turnen, Reiten, Vibrationsmassage des Leibes sind im Anfange der Krankheit empfehlenswert. In der letzten Zeit hat man auch gute Erfolge mit der Lebertherapie gesehen (s. u. perniziöser Anämie S. 133). S. auch Torantil-Behandlung: S. Moderne Therapie 1938.

Kost:

Morgens: Nüchtern 1 Glas Karlsbader Mühlbrunnen oder Heilquelle Karlssprudel oder Mergentheimer oder Uricedin warm zu trinken.

Eine Stunde später: 1 Teller Haferschleim bei mageren Kranken. Bei wohlgenährten Kranken 1 Tasse Tee, bestehend aus: Herb. absinth., Fol. trifol. fibrin. aa 10,0, Fruct. juniperi, Cortex frangul. aa 20,0, Herb. millefol. 30,0.

Frühstück: 1 Glas frisch ausgepreßten Fruchtsaft mit Dextropur gesüßt oder 2 Äpfel, Apfelsinen oder Bananen.

Mittags: 1 Teller Grieß-, Mehl-, Grünkern-, Hafer- oder Obstsuppe. Wenig Kalbfleisch mit Kartoffeln oder Gemüse. Oder Fisch mit Kartoffeln und unausgelassener Butter oder Omelett mit Kompott oder Nudeln mit Obst, oder Reisbrei, oder Apfelauflauf. Als Nachtisch rote Grütze oder Pudding.

Nachmittags: Obst, für magere Kranke Haferkakao oder Hygiama mit Milch zubereitet und Knäckebrot mit Gelee und Butter.

Abends: 1 Teller Joghurtmilch, für magere Kranke 1 Teller Hafer- oder Gerstenschleim, Knäckebrot mit Käse, weichgekochtes Ei, Ölsardine, Obst.

Vor dem Schlafengehen: 1 Glas Karlsbader Mühlbrunnen, Heilquelle Karlssprudel, Mergentheimer oder Uricedin.

Cholelithiasis, Gallensteine.

Cholecystitis, Gallenblasenentzündung.

Differentialdiagnostisch denke man an Ulcus ventriculi und an diejenigen Fälle von Appendicitis, bei denen der Wurmfortsatz nach hinten und oben verlagert ist. Auch achte man auf Pankreatitis, Stenosenkolik des Dickdarms, besonders an der Flexura hepatica, rechtsseitige Nephrolithiasis und Pyelitis.

Bei chronischer Cholelithiasis können die Toxine, die aus dem Darmkanal in die Leber strömen, von einer kranken Leber nicht genügend entgiftet werden und treffen daher beim Weiterströmen mit ihrer schädigenden Wirkung zuerst das Herz. Man muß daher bei allen Fällen von Cholecystitis (mit oder ohne Steine) auf regelmäßigen Stuhlgang achten und bei Bedarf mit Glycerin-Seifenwassereinlauf oder Ricinusöl oder anderen Abführmitteln nachhelfen.

Im **akuten Gallensteinanfall** ist unbedingt Linderung zu schaffen durch eine Injektion von Dilaudid oder Eukodal mit Atropin oder noch besser durch eine paravertebrale Injektion mit Tutocain (s. Moderne Therapie unter Cholelithiasis). Per os ist es vollkommen zwecklos, bei einem Anfall eine Arznei zu geben, sie kann höchstens das bestehende Erbrechen noch vermehren. Rectal dagegen ist oft die Wirkung eine sehr gute. Auf die Leber legt man ein heißes Thymiankissen (das Thymiankraut wird in einen Beutel eingefüllt und eine Viertelstunde in wenig heißes Wasser gelegt) oder man rührt Senfmehl mit Wasser zu einem dicken Brei an, streicht ihn auf ein Leinentuch und legt es auf die Lebergegend. Es bleibt solange liegen, wie die Kranken es aushalten können. Sehr gut sind heiße Sitzbäder 20 Minuten lang oder ein Darmeinlauf von heißem Öl, auchdas Trinken von heißem Pfefferminz- oder Kamillentee kann versucht werden, wenn kein Erbrechen besteht. Liegt eine länger dauernde Cholecystitis vor, so gibt man Urotropin oder Aspirin zusammen mit Eumydrin und Papaverin und macht auf die Lebergegend lauwarme feuchte Kompressen. Eine Eisblase vermeidet man am besten vollkommen. Auch hierbei ist täglich auf gründliche Darmentleerung zu achten, am besten Einlauf mit 1 Liter warmem Kamillentee. Die Zunge, die meist trocken und stark belegt ist, bürstet man öfter mit feuchter Zahnbürste ab. Bei Frauen tritt öfter zur Zeit der Periode eine Verschlimmerung der Erkrankung ein, die mit dem Abklingen der Periode wieder verschwinden kann.

Kost: Wir kennen keine Diät, die die Bildung von Gallensteinen verhindern oder gar die Gallensteine zur Auflösung bringen kann. Vitamin A (Vogan) soll eine in diesem Sinne günstige Wirkung haben. Wir kennen nur eine Kost, die einen vermehrten Gallenfluß erzeugt, um die Gallenblase gründlich zu durchspülen. Diese suchen wir durch entsprechende Arzneimittel noch zu unterstützen. Zu den gallentreibenden Mitteln gehören Fett, Öl und Eigelb. Bei den akuten Erkrankungen verordnet man zuerst 2—3 Fasttage. Als Getränk Karlsbader Mühlbrunnen, Heilquelle Karlssprudel (Bad Biskirchen), Fachinger, Wildunger, Uricedin, frisch ausgepreßte Obstsäfte, gesüßt mit Dextropur.

Bei *Subacidität* gebe ich noch 3mal täglich 20 Tropfen HCl dil., was sehr günstig wirkt.

Wenn die schlimmsten Schmerzen, der Brechreiz und das volle Gefühl im Oberbauch vorüber sind, beginnt man mit leichter, flüssiger Diät, gleichgültig ob es eine Cholecystitis mit oder ohne Steine ist. Man reicht alle 2—3 Stunden 1 Glas Milch,

Hafer- oder Gerstenschleim, Pfefferminz- und Schafgarbentee, Kakao mit Milch gekocht oder Hygiama, frisch ausgepreßte Obstsäfte oder auch 2 geschlagene Eigelb mit etwas Citronensaft und Traubenzucker.

Nehmen die Beschwerden weiterhin ab, so fügt man geröstetes Weißbrot, Zwieback, gekochte und durchgeschlagene, mit Butter zubereitete Gemüse von Möhren, Spinat, Blumenkohl — und Kompott hinzu. Wieder einige Tage später legt man zartes Fleisch wie Kalbfleisch, Taube, Huhn, mit Kartoffelbrei, Apfelbrei und den obengenannten Gemüsen zu. Die Flüssigkeitsmenge soll täglich mindestens 3 Liter betragen.

Man könnte die Kur auf folgendes Schema bringen:

Strenge Ruhelage. Zuerst 2—3 Hungertage und dann folgende Kost:

7 Uhr morgens: 200—300 ccm Karlsbader Mühlbrunnen oder Heilquelle Karlssprudel oder Mergentheimer oder Uricedin, schluckweise warm trinken. Für Stuhlgang sorgen, am besten Einlauf mit 1 Liter Kamillentee.

8 Uhr: Malzkaffee mit viel Milch (zusammen 300 ccm). Wenn Appetit besteht: 2 Zwiebäcke mit Honig oder Gelee.

9 Uhr: Feuchtheiße Kompressen (entweder Leinsamen oder Thymian) auf die Lebergegend. Die Kompresse bleibt 2 Stunden liegen.

10 Uhr: 300 ccm warme Milch.

12 Uhr: 20 Tropfen verdünnte Salzsäure in 1 Eßlöffel Wasser. 300 ccm Hafer- und Gerstenschleim mit einem Eigelb oder Brei von Nestle-Kindermehl. Wenn noch Appetit besteht, können noch Kalbfleisch, Taube, Huhn mit Kartoffelbrei, durchgeschlagenes Gemüse mit Butter zubereitet und Apfelbrei gegeben werden. 1 Glas frisch ausgepreßte Obstsäfte, gesüßt mit Dextropur.

14 Uhr: Feuchtheiße Kompresse, die bis 4 Uhr liegenbleibt. Dabei werden 300 ccm Karlsbader Mühlbrunnen usw. warm getrunken.

16 Uhr: 300 ccm Milch mit einem Schuß Malzkaffee oder Kakao oder Hygiama mit Milch, Zwieback mit Gelee.

19 Uhr: 20 Tropfen verdünnte Salzsäure. Schleimsuppe oder Grießbrei, Mehlsuppe, Semmelbrei oder Spinatpudding mit Blätterteigbeigabe, Rührei mit magerem gekochtem Schinken und geröstetem Weißbrot. 1 Glas frisch ausgepreßte Obstsäfte.

21 Uhr: 300 ccm Karlsbader Mühlbrunnen usw.

Liegt gleichzeitig Gelbsucht vor, so ersetzt man die Vollmilch durch Magermilch oder durch Eledon, das in folgender Weise zubereitet wird: 50 g Eledon, 15 g Zucker werden mit 500 ccm warmem Wasser angerührt. Unter Umrühren aufkochen und $^1/_2$ Minute kochen lassen.

Bei **chronischen Affektionen der Gallenblase** muß stets darauf geachtet werden, daß die Kranken zu viele Leckerbissen und überhaupt ein Zuviel an Nahrung vermeiden. Starke Gewürze sollen nur beschränkt gebraucht werden. Die Getränke sollen niemals kalt getrunken werden, Bier und Wein nur in geringen Mengen. Diät ist wie bei Gelbsucht, nur darf reichlich Butter und Öl gebraucht werden, wenn nicht gleichzeitig ein Ikterus besteht, also auch Mayonnaisen, wenn die einzelnen Bestandteile (Ei, Öl, Citronen) einwandfrei sind. Auf täglichen Stuhlgang ist zu achten. Sehr wichtig ist genügende Bewegung, sei es durch Spazierengehen oder Sport wie Tennis, Reiten, Rudern oder Jagen. Jede Übertreibung schadet! Tägliche Flüssigkeitsmenge bis 3 Liter.

Bei Leber- und Gallensteinkranken ist es von sehr guter Wirkung, wenn wöchentlich ein Tag eingeschaltet wird, an dem es nur Obst, schwachgesalzenen Hafer- oder Gerstenschleim gibt.

Für Gallenblasenkranke bleiben folgende Speisen verboten: Alle *kalten* Getränke, Weißwein, Obstwein, Sekt, Liköre, starker Kaffee, Kaffee Hag, viel Süßigkeiten, fettes Fleisch, besonders Schweinefleisch, Gans, Hase, Reh, Wurst (außer Kalbsleberwurst), Rauchfleisch, Schmorfleisch, Pökelfleisch, gebackene Leber, saure Nieren. Alles stark Gewürzte wie Senf, Pfeffer, Essig (dafür Citronensaft), Zwiebeln, Hering, Bückling, Aal, Sardinen. Margarine, Schmalz, Speck, Talg, Geflügelfett. Von *Gemüsen:* Grüne Erbsen (ausgenommen junge frische Erbsen), Bohnen (ausgenommen frische kleine Wachsbohnen), Linsen, Rot-, Weiß-, Rosenkohl, Wirsing, Sauerkraut (erlaubt rohes Sauerkraut durch den Wolf gemahlen mit viel Sauerkrautbrühe). Kastaniengemüse, Pilze, Gurken, Sellerie. An Süßigkeiten: Marzipan, Konditoreiwaren, Hefekuchen, Eisspeisen.

Erlaubt: Alle Wässer (angewärmt), Fruchtsäfte, Obst- und Gemüsesäfte, Rotwein, Bier, Milch, Buttermilch, Sauermilch, Joghurt, Kefir, Tee (besonders Pfefferminz- und Hagebuttentee, der Vitamin C-reich ist), Kakao. Hafer, Grieß, Reis, Sago, Grünkern, Graupen, Tapioka, Nudeln, Makkaroni, Mehl, Mondamin, Erbsen- und Bohnenmehl, Eier, Weißbrot, Knäckebrot, Steinmetzbrot, Paderborner Weizenschrotbrot, Simons-Brot, Brötchen, Zwieback, Toast, Keks, Königskuchen (keinen Hefekuchen), Kartoffeln, Rindfleisch (fettarm), Kalbfleisch, Hammelfleisch, rohen und gekochten Schinken, Lachsschinken, Taube, Huhn, Fasan, Ente, Kalbsleberwurst, Fleischgelee von Huhn und Kalb, Forelle, Schellfisch, Schleie, Scholle, Hecht, Steinbutt, Ölsardinen. (Die Butter, die zum Fisch gewöhnlich als gebräunte Tunke gegeben wird, ist schwer verträglich und wird daher am besten durch frische unausgelassene Butter ersetzt.) An Fetten: gute Butter, Öl und Eigelb. An *Gemüsen:* Spinat, Möhren, Blumenkohl, Spargel, zarte junge Erbsen, Teltower Rüben, Rhabarber, grüner Salat, Endiviensalat mit Öl und Citrone zubereitet, rote Rüben, Tomaten. An *Obst:* Äpfel, Apfelsinen, Bananen, Pfirsich, Erdbeeren und besonders Ananas. Auch die anderen Obstsorten kommen in Betracht, sind aber weniger gut verträglich, besonders scheint dies bei Pflaumen, Zwetschen, Reineclauden der Fall zu sein. Nüsse, Mandeln, Gelee, Honig, Marmeladen. Käse, ausgenommen Gewürzkäse.

Diese Zusammenstellung von verbotenen und erlaubten Speisen kann nicht allen Fällen gerecht werden. Gar mancher Kranker verträgt Speisen, die hier unter Verboten stehen und verträgt Speisen nicht, die hier unter Erlaubt stehen. Es ist also stets mit der Erfahrung des Kranken die Kost aufzubauen.

Ölkur bei Gallensteinen.

Nach Prof. *Singer:* Am ersten Morgen nimmt der Kranke 1 Eßlöffel reinstes Provenceröl. Hierauf trinkt er langsam 150 ccm heißes Karlsbader Wasser. Auf die Leber wird dann eine feuchtheiße Kompresse gelegt und der Kranke nimmt eine halbe Stunde rechte Seitenlage ein. Danach nimmt er sein Frühstück ein. An den nächsten Tagen wird die Öldosis um je 1 Eßlöffel gesteigert, bis zu 6 Eßlöffeln im ganzen. Damit ist die Ölkur beendet.

Oder nach Moebius: 18 Uhr 1 Tasse Sennesschotenaufguß (nicht kochen). Nächsten Morgen um 6 Uhr das gleiche. 9 Uhr 150—200 g Olivenöl innerhalb 10—15 Minuten einnehmen (bei Abneigung etwas heißen Kaffee nachtrinken). 9—12 Uhr heiße Umschläge beim Liegen auf der rechten Seite. 12—13 Uhr desgleichen in Rückenlage. 15—16 Uhr keine Maßnahmen. 18 Uhr 1 Eßlöffel Ricinusöl.

In der Folgezeit zunächst täglich, dann jeden zweiten Tag 1 Eßlöffel Olivenöl. Durch Hineinquirlen von Eigelb und einigen Tropfen Citronensaft kann der Geschmack des Öls verbessert werden.

Auch 3mal täglich 1 Gläschen Rettichsaft wird gegen Gallensteine empfohlen. Ich halte davon nicht mehr als von unseren anderen Mitteln.

Erkrankungen des Pankreas mit Störungen der äußeren Drüsensekretion (Pankreatitis).

Von der Pankreasdrüse wird ein eiweißverdauendes Ferment in den Darm abgeschieden, das zusammen mit dem von der Darmschleimhaut gelieferten Erepsin die von dem Magen vorverdauten Eiweißstoffe vollständig aufschließt. Wenn bei der gestörten Pankreasfunktion die Abscheidung dieses eiweißverdauenden Fermentes (Trypsin) allzu stark gestört ist, so reicht das Erepsin zur Verdauung der Eiweißkörper nicht aus. Solche schwere Störungen kommen nur selten vor.

Ein zweites Ferment ist die Pankreaslipase oder das Pankreassteapsin, das die Fettspaltung im Darm zu besorgen hat. Bei seinem Fehlen treten Fettstühle auf. Die Galle hat nur eine fettemulgierende Wirkung und die Magen- und Darmlipase reichen zu einer genügenden Fettverdauung nicht aus. Wenn überhaupt keine Pankreaslipase in den Darm gelangt, so verlassen bis zu 90% des Nahrungsfettes wieder den Körper.

Das dritte Pankreasferment ist ein diastatisches. Der Ausfall dieses Fermentes bringt nur eine geringe Beeinträchtigung der Kohlehydratresorption.

Behandlung: Da eine normale HCl-Sekretion des Magens anregend auf die Pankreassekretion wirkt, so kann man durch Darreichungen von HCl *nach* dem Essen fördernd auf die Pankreassekretion einwirken. Um den Ausfall des Pankreassekretes einigermaßen künstlich auszugleichen, gibt man *vor* dem Essen 6 Pankreon- oder 3 Enzypan- oder 3 Festaltabletten.

Die *Kostzusammensetzung* ergibt sich aus den obigen kurzen Ausführungen. Bei vollständigem Ausfall der Pankreassekretion leidet am meisten die Verdauung von Fetten, die dem Körper so gut wie vollkommen verlorengehen. Wir müssen daher für *die Ernährung Fette wählen, die sich in feiner Emulsion befinden und von den Magen- und Darmlipasen gespalten werden können.* Hierher gehören *Milch, Rahm, Eigelb und kleine Mengen guter Butter.* Bei geringerem Funktionsausfall des Pankreas wird man diese Fettarten in größerer Menge gestatten können, Fleischfett aber immer vermeiden müssen. Um die Aufgabe der geringen Lipasemenge zu erleichtern, versucht man durch gleichzeitige Gabe von gallentreibenden Mitteln (Pfefferminzöl, Decholin,

Degalol, Cholecysmon) den Gallenzufluß anzuregen, um die Fettemulsion zu verstärken. Bei ungenügender Fettausnützung werden die Fettsäuren an Calcium gebunden, wodurch es im Körper zu einer Calciumverarmung kommen kann. Es ist daher empfehlenswert, bei Pankreaskranken Ca zuzuführen (Ca-Sandoz, Kalzan, Calcipot, Ca lact., Pro Ossa).

Die *Eiweißverdauung* ist nicht so stark gestört, da die ereptische Eiweißverdauung im Darm zum Teil den Trypsinverlust ausgleichen kann. Man gibt wenig fettarmes Fleisch: Kalbfleisch, Geflügel, Fisch, fettarmen Käse, Eier, Milch, Quark, Sanatogen, Somatose, Plasmon, Fleischextrakt, Eatan. Täglich Eiweißmengen von 50 g.

Am wenigsten ist die *Kohlehydratverdauung* gestört. Es sind daher die Kohlehydrate unsere Hauptcalorienträger bei der Ernährung von Pankreaskranken: Hafer, Grieß, Reis, Mehl, Mondamin, Grünkern, Nudeln, Makkaroni, Tapioka, Nestles Kindermehl, Obst und Gemüse. Zum Süßen wird Dextropur verwandt.

Diese Kohlehydrate können mit Milch, Sahne, Eiern zu den verschiedensten Speisen zubereitet werden, wozu Kompott, Kartoffeln und Gemüse gegeben werden können.

Kost:

Morgens: Kakao oder Hygiama mit Milch zubereitet, Brot und Gelee.

Frühstück: Obst.

Mittags: 6 Pankreon- oder Festaltabletten. 1 Teller Hafer- oder Gerstenschleim oder Reis-, Grießsuppe mit fettloser Fleischbrühe. Kalbfleisch, Geflügel, Fisch mit Kartoffeln, Gemüse, Kompott. Wenn Fleisch nicht vertragen wird, gibt man Sanatogen in die Suppe. Als Getränk frisch ausgepreßte Obstsäfte. Oder Omelette mit Kompott oder Rohkostplatte s. S. 100. Nach dem Essen 20 Tropfen verdünnte HCl.

Nachmittags: Wie morgens.

Abends: 6 Pankreon- oder Festaltabletten, 1 Glas Joghurtmilch, Brot mit magerem Käse, fettarmem Schinken, Quark, Ei, Obst. Nach dem Essen verdünnte HCl.

Besteht gleichzeitig Gärungs- und Fäulnisdyspepsie, so gibt man eine eiweißreichere Kost und 3mal täglich 1 Eßlöffel von Adsorgan (billiger: Carbo medic. Bolus alba aa 50,0). Sehr gut ist Santuron. Zum Essen trinken die Kranken ungesüßten Heidelbeerwein oder Rotwein, in dem man getrocknete Heidelbeeren heiß ausgezogen hat.

Ist diese *äußere* Sekretionsstörung des Pankreas gleichzeitig mit einer *inneren* Sekretionsstörung verbunden, so daß Zucker im Urin ausgeschieden wird, dann muß soviel Insulin verabreicht werden, daß dem Körper genügend Kohlehydrate als Energiespender zugeführt werden können.

Akute Pankreasnekrose. Die beiden ersten Tage werden Nahrung und Flüssigkeiten vollkommen entzogen. Dann gibt man schluckweise Milch oder frisch ausgepreßte Obstsäfte. Vor allem muß das Herz durch Strophanthin selbst mehrmals täglich gestützt werden. Hat der Kranke den akuten Shock unter dieser flüssigen Kost überwunden, dann kann der sich bildende Absceß operativ entfernt werden.

Rachitis (englische Krankheit).

Die englische Krankheit ist eine ausgesprochene Kulturkrankheit, die besonders Säuglinge in der Mitte oder gegen Ende des ersten Jahres befällt. Durch die Zusammenscharung großer Menschenmassen in Städten mußte Wohnungs- und Ernährungselend eintreten. Luft, Sonne und hygienische Verhältnisse fehlten für die arbeitende Klasse, die in feuchten, dumpfen Wohnungen dicht zusammen wohnten. In diesen unhygienischen, sonnenlosen Wohnungen waren alle Faktoren gegeben, die zur Rachitis führen mußten.

Wir wissen heute, daß die Rachitis eine Lichtkrankheit ist, die beim Fehlen des Lichtes entsteht und durch Zufuhr von Licht (direkt oder indirekt) geheilt wird. Ihre Pathogenese ist noch nicht restlos geklärt. Das Weichbleiben der Knochen eines Rachitikers ist nicht durch Kalkmangel bedingt, sondern durch eine Unmöglichkeit, den im Gewebe vorhandenen Kalk im Skelett abzulagern. Es fehlt im Organismus ein Stoff, den wir als den antirachitischen Faktor bezeichnen. Dieser Stoff (Vitamin D) kann nur durch die Einwirkung von ultraviolettem Licht gebildet werden, und zwar in allen Körpern — ob tot oder lebendig —, die Cholesterin bzw. Ergosterin enthalten.

So kennen wir eine *direkte* und *indirekte Heilung* der Rachitis. Alle Fälle von Rachitis, auch die leichten Fälle, sollen so behandelt werden, daß die Möglichkeit einer Verkrüppelung vermieden wird.

Die *direkte Lichttherapie* besteht durch direkte Bestrahlung des rachitischen Körpers mit Höhensonne oder bei geeigneten klimatischen Verhältnissen mit natürlicher Sonne. Im Hochgebirge können die Kinder im Zimmer mit natürlicher Sonne durch die Fenster bestrahlt werden, wenn die Fensterscheiben aus einem Glas bestehen, das Ultraviolettstrahlen durchläßt (Ultraglas, Ultravitglas). Im Hochsommer mahnt die Sonnenbestrahlung wegen der wärmenden Sonnenstrahlen, die zur Überhitzung, Hitzschlägen usw. führen können, sehr zur Vorsicht. Mit der Höhensonne bestrahlt man wöchentlich 3mal je 10—12 Minuten lang. Für besser halte ich die Ulvirlampe, deren Spektrum der Sonne am nächsten kommt und auch die Wärmestrahlen (Infrarot) enthält.

Die *indirekte Lichtbehandlung* geschieht jetzt fast nur noch durch den durch künstliche Bestrahlung gewonnenen antirachitischen Faktor, z. B. durch bestrahlte Milch, bestrahltes Eigelb usw. Der Lebertran, der lange Jahre hindurch unser einzigstes Heilmittel gegen Rachitis war, wird von den Säuglingen nicht immer gut vertragen. Es war daher die Erkenntnis ein großer Fortschritt, daß durch Bestrahlung von Cholesterin bzw. Ergosterin ein Stoff entsteht, welcher als der heilende Lichtträger gilt und auch im Lebertran enthalten ist. Diesen antirachitisch wirksamen Stoff (Vitamin D) haben wir heute in Form von dem hochwirksamen Vigantol, von dem etwa 15 Tropfen pro Tag die Rachitis des Kindes in 6—8 Wochen heilen kann. Frühgeburten, besonders solche unter 2000 g Gewicht, sind schwerer zu beeinflussen. Wenn man mit Vigantolöl nicht zum Ziele kommt, so hat man öfter durch gleichzeitige Darreichungen von Kalk gute Erfolge. Calcipot. In letzter Zeit wird der Vitamin D Stoß empfohlen. Als mittlere einmalige Dosis wird 1 ccm Vitamin D-Konzentrat gegeben. Die Erfolge scheinen günstig. Die Resorptionsverhältnisse sind günstig, da nur ein kleiner Bruchteil dieser Einzelgabe im Stuhl erscheint und der Rest dem Körper zur allmählichen Resorption zur Verfügung steht. Unangenehme Nebenerscheinungen wurden nicht beachtet. Latente Begleiterscheinungen, wie z. B. spasmophile Veranlagung, verbieten diese Therapie, da ein Ausbruch universeller Krämpfe auftreten kann. Es muß zuerst die Tetanie bis zum Abklingen der Übererregbarkeit behandelt werden.

Zur **Prophylaxe** ist vor allem eine fehlerhafte Ernährungsweise der Kleinkinder zu vermeiden. Keine wohlgemeinte Überfütterung mit Milch und Kindermehlen. Eine knappe milcharme Kost. Wahrscheinlich wirkt der zu hohe Eiweißgehalt als Säurebildner alkalientziehend. Die Hauptrolle in der Nahrung spielen jedoch die Vitamine. Daher frühzeitig Beigabe von Gemüse und Obst. Vom 3. Monat ab kann man schon frisch ausgepreßten Apfel-, Citronen-, Apfelsinen- und Möhrensaft geben. Keine rohen Gemüse, da die Cellulose noch nicht vertragen wird. Vigantol täglich 5—6 Tropfen. Die hygienischen Verhältnisse sind für das Gedeihen des Kindes ausschlaggebend: Keine schlechten und feuchten Wohnungen, Luft, Licht und Sonne müssen genügend Zutritt haben. Das Kind braucht genügend Körperpflege. Infektionskrankheiten, wie überhaupt fieberhafte Krankheiten begünstigen die Entstehung von Rachitis. Auch prophylaktisch ist die direkte und indirekte Lichtbehandlung nicht ganz zwecklos, wenn auch die Wirkung so keine eklatante ist, aber wir können doch verhüten, daß aus abortiven Fällen erst floride entstehen. Der Erfolg der prophylaktischen Behandlung ist bei Frühgeburten ein sehr zweifelhafter.

Was die *Ernährung* anbetrifft, so ist es wichtig, vom vierten Monat ab frisches Gemüse, reichlich Rohobst, wie Tomaten, Bananen, Apfelsinen und rohe Möhren zu geben, die durch ein feines Sieb geschlagen werden müssen. Am besten gibt man täglich einige Löffel frisch ausgepreßte Fruchtsäfte von Apfelsinen oder Bananen und Äpfeln und einmal am Tage Gemüsebrei von Spinat und Karotten. An physikalischen Heilmethoden kommen leichte Massage, Sol- und Salzbäder und Abreibungen mit Franzbranntwein in Betracht. Die direkte und indirekte Lichtbehandlung kann man in gemilderter Form durch Lebertran noch fortsetzen. Mit einer vitaminreichen Diät, der physikalischen Behandlung und Darreichung von Vigantol während einer bestimmten Zeit zu prophylaktischen oder therapeutischen Zwecken ist aber die Gefahr der Rachitis nicht beseitigt. Die Krankheit kann in ein latentes Stadium übergehen und später wieder erscheinen, selbst in akuter Form aufflammen und bei der stärkeren Beanspruchung der Gliedmaßen zu schweren Verkrümmungen führen. Es ist daher Pflicht des Arztes, die an Rachitis behandelten Kinder im Auge zu behalten und die Eltern darüber zu unterrichten, daß sie bei den ersten verdächtigen Anzeichen ihre Kinder wieder vorstellen.

Osteomalacie (Knochenerweichung).

Wie bei der Rachitis wirken auch hier verschiedene äußere und innere Ursachen zusammen, um bei besonders Disponierten die Osteomalacie entstehen zu lassen. Als äußere Ursachen kommen besonders ungünstige hygienische Verhältnisse, sonnenarme Wohnungen und fehlerhafte Ernährungen in Frage. Bei den inneren Ursachen denkt man an eine Störung im Gleichgewicht des gesamten endokrinen Systems. Bei der Puerperalmalacie, wo die Beckenveränderungen im Vordergrunde stehen, besteht eine Erschöpfung der Vitaminreserven. Die Krankheit geht mit einer allmählichen Verarmung des Skelets an Kalk einher. Die Krankheit kommt besonders beim weiblichen Geschlecht vor und scheint mit einer Hyperfunktion der Ovarien in Verbindung zu stehen.

Behandlung: Sie besteht besonders in Licht-, Luft- und Liegekuren, Landaufenthalt, Solbädern, Einnahme von Lebertran, Pro Ossa, Soluga, Phytin oder Vigantol (s. unter Rachitis).

Die Kost soll hauptsächlich eine Rohkost sein mit Vollkornbrot.

Morgens: 1 Tasse ungekochte Milch mit Vollkornbrot und Marmelade. Eigelb mit Citronensaft und Zucker geschlagen.

Frühstück: Obst.

Mittags: Obstsuppe, gebackener Blumenkohl, die Diätspeisen nach BIRCHER-BENNER, oder Früchte- und Obstplatten s. S. 100, oder Citronencreme, Erdbeer- oder Himbeercreme.

Nachmittags: 1 Glas frisch ausgepreßten Obstsaft.

Abends: Grütze aus frisch ausgepreßten Früchten (Johannisbeeren, Himbeeren, Erdbeeren usw.) oder Quark mit Zucker (500 g Quark werden durch ein Sieb getrieben und $^1/_4$—$^3/_8$ Liter Rahm während des Durchpressens daruntergerührt, bis eine dickflüssige Creme entsteht, die man in eine Glasschale gibt und mit Zucker und Zimt bestreut).

Blutkrankheiten.

Anämie. Vor allem occulte Blutungen und andere Krankheiten wie beginnende Tuberkulose, Krebs, Lues oder Würmer ausschließen! Die Nahrung soll eine gemischte, leicht verdauliche, aber eine kräftige sein. Es ist stets der Magen zu untersuchen und auf Ulcus, Hyperacidität, Anacidität und Atonie zu achten. Schlechte Zähne sind instand zu setzen, der Stuhlgang zu regeln.

Man wählt zur Unterstützung der Blutbildung pflanzliche Nahrungsmittel, die viel Eisen enthalten. Es kommt aber bei der pflanzlichen Kost nicht nur auf den Eisengehalt an, sondern wahrscheinlich auf das Chlorophyll, das unserem Hämoglobin (Hämatin) insofern chemisch sehr nahe verwandt ist, als beide den Pyrrolkern enthalten. Wo im Hämatin Eisen gebunden ist, findet sich im Chlorophyll Magnesium.

In 100 g Trockensubstanz ist an Eisen enthalten: Äpfel 1 bis 2 mg, Birnen 2—3 mg, Feigen, Weintrauben 4—6 mg, Heidelbeeren, Erdbeeren 6—9 mg, Kohlrüben 7—8 mg, Karotten und rote Rüben 7—8 mg, Sellerie, Radieschen 13 mg, Rettich 27 mg, Schwarzwurzeln 26—30 mg, Meerrettich 32 mg, Lauchwurzel 60 mg, Blumenkohl 4—5 mg, Weißkraut 7 mg, Rosenkohl, Rhabarber, Schnittlauch, Spargel 15—16 mg, Löwenzahn 25 mg, Rotkraut 26 mg, Feldsalat 31 mg, Kopfsalat 55 mg, Kohlrabiblätter und -Stengel 72 mg, Sauerampfer 77 mg, Bleichsellerie 150 mg, Tomaten 23 mg, Erbsen 20 mg, Linsen 36 mg.

Fast alle anderen Gemüse und Früchte, die hier nicht aufgeführt sind, enthalten weniger Eisen.

Da uns gleichzeitig bekannt ist, daß Eiweiß eine reizsteigernde Wirkung auf die Blutbildungsorgane ausübt, so werden wir eine eiweißreichere Kost geben.

Bei **Chlorose** sucht man die Flüssigkeit einzuschränken, da hier das Gewebe stark wasserhaltig ist. Reine Milchkuren, die früher öfter gebraucht wurden, sind unzweckmäßig, da Milch so gut wie gar kein Eisen enthält. Als Getränk kann man frisch ausgepreßte Obst- und Gemüsesäfte geben.

So könnte die Kost folgendermaßen zusammengesetzt sein:

1. Frühstück: Milchkakao, Haferkakao oder Hygiama mit Schrotbrot, Butter, Gelee, Honig oder Schinken, rohes Schabefleisch, Blutwurst.

2. Frühstück: 2 rohe Eigelb, geschlagen mit etwas Salz oder Zucker und wenig Citronensaft, Schrotbrot, 1 Glas Gemüsesaft.

Mittagessen: Obstsuppe oder am besten Rohobstplatte, Fleisch mit Kartoffeln und Gemüsen oder Löwenzahnsalat, Brennesselsalat, Kopfsalat. Im Sommer Erdbeeren und Heidelbeeren. Nach dem Mittagessen eine Stunde Ruhe, am besten in frischer Luft.

Nachmittag: 2 rohe Eigelb.

Abendessen: Rohe Tomaten mit feingeriebenen und geschnittenen Rohgemüsen gefüllt. Schwarzbrot mit Butter und Quark, Käse, Fleisch, Blutwurst.

Um dem Körper mehr Eisen zuzuführen, kann man Ferronovin, Feometten oder andere Präparate geben. Bei Verstopfung früh und abends frisch ausgepreßte Obstsäfte oder 1 Glas Backpflaumensaft. Die Backpflaumen werden gekocht und durch ein feines Sieb geschlagen. Auch die Lebertherapie kann versucht werden, bleibt der Erfolg aus, so ist nach 2 Wochen die Leberkur abzubrechen.

Perniziöse Anämie. Die Ätiologie der Erkrankung ist noch unklar. Neben dem Anämiefaktor, einem noch unbekannten Vitamin des Vitamin B-Komplexes, fehlt gleichzeitig noch das Castlesche Ferment im Magensaft. Im Magensaft und in der Leber sind beide anscheinend gestapelt. Die Natur beider Stoffe ist noch nicht aufgeklärt. Wenn durch Zufuhr dieser Faktoren die Neubildung der Erythrocyten zu stürmisch angeregt wird, muß man gleichzeitig noch Eisen zuführen. Differentialdiagnostisch ist auf Bandwurm und Krebs zu achten. Gegen die bestehende *Achylie* ist stets HCl in hohen Dosen zu geben (40—60 Tropfen verdünnter HCl in einem Glas Wasser zu jedem Essen). Für guten Stuhlgang ist zu sorgen. Die Lebertherapie hat nur eine symptomatische, keine heilende Wirkung.

Da die Lebertherapie von ausschlaggebender Wirkung und Bedeutung ist, so muß die Kost täglich mindestens 200—500 g rohe Leber oder doppelt soviel von gekochter Leber enthalten, um einen sicheren Erfolg zu erzielen. Am wirksamsten ist die rohe Leber, dann folgt die gekochte Leber und am wenigsten wirksam ist die gebratene Leber. Wenn möglich, soll man daher versuchen, den Kranken rohe Leber auf irgendeine Art schmackhaft zu machen. Die Dosierung der Leber ist individuell sehr verschieden. So gibt es perniziös Anämische, die sehr schwer auf die Lebertherapie ansprechen und bei denen der Erfolg aussichtslos erscheint. In diesen Fällen muß man täglich bis 1500 g Rohleber für einige Tage geben (Leberstoß) und dann auf 200 bis 500 g zurückkehren. Das Wichtigste bei der Lebertherapie ist, daß sie zielbewußt durchgeführt und nicht nur gelegentlich zu einer vorübergehenden Besserung herangezogen wird.

Zubereitung: Kalbs- oder Rindsleber wird fein gemahlen und von grobem Bindegewebe und Blutgefäßen befreit. Man kann diesen Leberbrei mit Küchenkräutern etwas Citronensaft, Pfeffer, Salz und Zwiebeln schmackhaft machen und in Tomaten füllen oder 3—4 Eßlöffel Leberbrei in Tomatensuppe geben, die jedoch nicht mehr erhitzt werden darf. Auch als Brotaufstrich kann er verwendet werden. Ganz angenehm läßt sich der Leberbrei mit Apfelmus nehmen oder vermischt mit Rohei, eingeweichter Semmel, Citronensaft und Gewürzen. Andere lassen die rohe Kalbsleber in Form von Sandwichs zwischen 2 Anchovisbutterbroten in der Menge von 150—250 g reichen. Oder als Brotaufstrich 125 g feingemahlener Leber, 1 Eigelb, 1 gehackte

Zwiebel, gehackte Kapern, gehackter Hering oder Sardellen und etwas Citronensaft. Alle diese Leberzubereitungen sollen niemals lange aufgehoben werden. (Ausführliche Rezepte im Leberkochbuch von Dr. R. F. Weiss in Bad Harzburg.)

Besteht trotz dieser Zubereitungsform eine starke Abneigung gegen Rohleber, so läßt man sie in kleinen Mengen in Oblaten nehmen und Fleischbrühe nachtrinken.

Als gekochte Leber wird sie in Würfel geschnitten und als Suppeneinlage verwendet oder als Leberklöße oder Leberragout zubereitet. Auch mittels des *Duodenalschlauchs* hat man versucht, den dünnflüssigen Leberbrei den Kranken zuzuführen. Dies kann man in Krankenhäusern wohl durchführen, in der Praxis ist dies zu umständlich und zu zeitraubend. Man kann den Leberbrei auch mit Milch verdünnen, ihn durch ein Haarsieb treiben, 15 Tropfen Opiumtinktur zusetzen und mittels Irrigator als *Einlauf* in das vorher gereinigte Rectum geben.

Jetzt gibt es genügend **künstliche** Leberpräparate, so daß man die eine Hälfte der täglichen Lebermenge in Form von Rohleber und die andere Hälfte durch künstliche Leberpräparate verabreichen kann. Es muß aber zur Einschränkung gesagt werden, daß alle fabrikmäßig hergestellten Leberpräparate nicht der Frischleber an Wirkung gleichkommen. Es mag dies zum Teil darauf beruhen, daß in der frischen Leber noch die Vitamine A, B_1, B_2 und D enthalten sind. An künstlichen Leberpräparaten enthalten Campolon und Hepatrat Vitamin B_1. Dieses Fehlen der Vitamine mag auch die Ursache sein, warum bei den künstlichen Präparaten die Symptome der funikulären Myelose unbeeinflußt blieben oder überhaupt auftreten können. Von den vielen anderen Leberpräparaten seien noch erwähnt: Heprakton, Ferronovin, Pernämon, Blandogen, Heparin. Die meisten der künstlichen Leberpräparate sind auch in Ampullen zur subcutanen oder intramuskulären Injektion im Handel. Um die täglichen Injektionen, die manchen Kranken unangenehm sind, zu verhindern, wurde an der Leipziger Klinik mit Erfolg die sog. **Depotbehandlung** durchgeführt. Hierbei erhielt der Kranke sofort 4 ccm Campolon intramuskulär. Am folgenden Tage wurde ein Campolondepot von 12 ccm gesetzt. Die weiteren Injektionen erfolgen in 6—7 tägigen Abständen mit der gleichen Dosis. Nach eigenen Erfahrungen wird Hepatopson pro inject. ebensogut vertragen. Frischleber als Einlauf: Rohleber wird fein passiert, dann mit warmer Milch oder warmer Traubenzuckerlösung (4 proz.) bis zur Leichtflüssigkeit verdünnt. Nach einem vorhergehenden Reinigungseinlauf läßt man nun dieses Milchgemisch als Bleibeklysma mittels eines Irrigators langsam in den Darm einlaufen. Damit das Klysma besser gehalten wird, können 15—20 Tropfen Opiumtinktur zugesetzt werden. Mit jedem Klysma werden 100 g Leber gegeben. Zweimal täglich ein Einlauf. Öfter treten jedoch nach einigen Tagen Darmreizungen auf.

Als letzte und auch anerkannte Therapie gegen perniziöse Anämie ist noch die Behandlung mit **Magentrockenpulver** zu erwähnen, die scheinbar ebenfalls sehr wirksam ist und zugleich den Vorteil hat, bedeutend billiger zu sein. Die bis jetzt im Handel befindlichen Präparate sind Stomopson, Mucotrat und Venträmon, oder Hepaventrat (Leber + Magen). Man gibt täglich 10—30 g. Die Erfolge scheinen sehr günstig zu sein, selbst in scheinbar leberrefraktären Fällen.

Durch all diese Mittel können Achylia gastrica, die abnorme Darmflora und die spinalen Erscheinungen nicht beeinflußt werden. Die spinalen Erscheinungen (sowohl die spastische als auch die pseudotabische Form) können in ihrem Anfangsstadium weitgehend durch Vitamin B_1 gebessert bis geheilt werden. Bei fortgeschrittenen Fällen (ausgedehnte Strangdegenerationen) bleibt der Erfolg meist aus. Man gibt jeden 2. bis 3. Tag eine subcutane Injektion von Vitamin B_1 forte. Die übrige Ernährung soll die gleiche sein wie unter Anämie angegeben wurde, besonders auch viel Obst, Gemüse und Schwarzbrot.

Schweinefleisch und alle weiteren Produkte vom Schwein sind verboten. Täglich einen halben Liter Milch. Alle Speisen sind wenig zu salzen. Ein Übermaß von Fett und Süßigkeit ist zu vermeiden.

Leukämie, lymphatische Leukämie.

Hier scheint es mir besonders wichtig zu sein, sämtliche Zähne instand zu setzen und ganz besonderen Wert auf die Verdauung zu legen. Ich habe immer den Eindruck gehabt, als ob mit 3mal täglich 0,2 Kalomel ein günstiger Einfluß auf das Allgemeinbefinden der Kranken möglich gewesen wäre. Die Kranken haben meist nur wenig Appetit, aber um so mehr Durst. Fehlt die Salzsäure im Magen, dann gibt man zum Essen: 1 Eßlöffel voll in einem Glas Wasser von folgender Mixtur: HCl pur. Pepsin. ā 20,0 Aq. dest. ad 150,0, oder Enzynorm oder Paractol. Man wählt eine Kost, die besonders leicht und entlastend und reinigend auf den Körper wirkt. Im Vordergrunde steht hauptsächlich eine vegetarische Kost mit viel Gemüsen,

Salaten und Früchten. Ja, man kann mit Vorteil Obsttage einführen. Den Durst läßt man am besten durch frisch ausgepreßte Obst- und Gemüsesäfte stillen (S. 75 u. 79). In jüngster Zeit hat man sehr gute Erfolge erzielt durch tägliche Zufuhr von 1000 ccm Obst- und Gemüserohsäften. Diese Preßsäfte müssen bei dieser Krankheit auf der Buchner-Presse hergestellt sein, da die Säfte, die mit den üblichen Pressen gewonnen werden, nicht genügend wirksam sind. Von guter Wirkung sind die Säfte aus Möhren, Roten Rüben, allen Kohlarten, Kopfsalat, Feldsalat, Endivien, Löwenzahn, Kresse. Die Säfte können durch Citronensaft und Traubenzucker schmackhafter gemacht werden. Das Eiweiß wird bis zum Eiweißminimum reduziert. Der Erfolg zeigt sich schon nach einigen Tagen durch eine subjektive Besserung. Das Blutbild zeigt bald eine Abnahme der weißen und Zunahme der roten Blutkörperchen. Beim Absetzen der Säfte kehrt das Blut wieder in die krankhafte Zusammensetzung zurück.

Aderlaß mit anschließender Bluttransfusion ist oft von guter Wirkung. Sollte die Säftekur versagen, so bleibt immer noch die Röntgenbestrahlung, wodurch die Kranken oft noch jahrelang nicht nur am Leben, sondern auch arbeitsfähig erhalten werden.

Hämorrhagische Diathese. Hämophilie.

Die Bluterkrankheit ist eine geschlechtsgebundene — recessive Erbkrankheit. Praktisch wichtig ist, daß ein spontanes Erlöschen der Krankheit so gut wie aussichtslos ist. Die Leber spielt bei der Krankheit sicher eine wichtige Rolle (Fehlen der Antiprothrombin-Speicherungsfähigkeit). Hierauf kann nicht weiter eingegangen werden.

Die *Behandlung* zerfällt zur Zeit noch in eine äußere lokale und eine Allgemeinbehandlung.

Zur *lokalen Einwirkung* auf den Ort der Blutung ist am zweckmäßigsten frisches Blut oder besser defibriniertes Blut, das mehr Thrombokinasephosphatid enthält (man entnimmt das Blut aus der Armvene eines gesunden Menschen in ein steriles Gefäß und defibriniert durch Schütteln mit Glasperlen), oder man betupft die Wunde mit Adrenalinlösung 1 : 1000 oder streut Clauden- oder Koagulenpulver darauf.

Bei der *allgemeinen Behandlung* injiziert man 20 ccm von dem defibrinierten Blut intramuskulär (nicht intravenös). Mit der gleichen Wirkung kann man 10 ccm einer 5 proz. sterilen Lösung von Witte-Pepton geben oder 20 ccm Claudenlösung intravenös oder 20—60 ccm Koagulen intravenös. All diese Mittel helfen nur für einige Stunden, da sie keine ursächliche Wirkung haben. Seit längerer Zeit findet *Nateina*, ein Mittel des spanischen Pharmakologen LLOPIS Verwendung und Anerkennung bei der Behandlung der Hämophilie. Es enthält die Vitamine A, B, C, D in einer besonderen Präparierung mit 5—8% Phosphatid. Durchschnittlich müssen täglich 16 Tabletten, in schweren Fällen selbst bis 36 Tabletten gegeben werden (teuer). Hat sich die Gerinnungszeit verringert, so kann man mit der hohen Dosis zurückgehen und weiter beobachten.

Ebenfalls kann man Vitamin C (Cantan, Cebion forte u. a.) zusammen mit Vitamin P intrav. geben.

Kost: Bis jetzt hat man noch keine Kost herausfinden können, die einen heilenden Einfluß auf die Krankheit hat oder die wenigstens der Wirkung von Nateina gleichkäme. Räucher- und Wurstwaren, Blaufisch und Erdbeeren sollen nach LLOPIS vollkommen gemieden, der Genuß von Eiern vollkommen eingeschränkt werden. Im übrigen stellt man seine Kost möglichst auf Rohkost ein: Tomaten, Möhren, Rettich, Radieschen, Äpfel, Apfelsinen, Bananen, Birnen, Trauben, jede Sorte von Salat (Rotkraut-, Weißkraut-, Bohnen-, Kresse-, Löwenzahn-, Brennessel-, Scharbocksalat, grünen Salat, Endiviensalat), Gurken, frische Butter, ungekochte Milch, Honig, rohe Eier. Dann sei auf die Früchte-Diätspeisen, auf die Rohgemüseplatten und die Fruchtsaftmischungen S. 99, 100, 79 hingewiesen.

Verdauungskrankheiten.

Da die Verdauung im Munde ihren Anfang nimmt, so ist vor allem ein großes Gewicht darauf zu legen, daß sich Zähne und Speicheldrüsen im gesunden Zustande befinden. Schlechte Zähne sind in Ordnung zu bringen und fehlende zu ersetzen, damit die notwendige Zerkleinerung und die dabei stattfindende Einspeichelung der Speisen nicht beeinträchtigt werden. Ist die Zunge belegt und besonders die Gegend des hinteren Zungenrückens, so ist es sehr zweckmäßig, mit der angefeuchteten Zahnbürste, die weit herausgestreckte Zunge von hinten nach vorn früh und abends wiederholt abzubürsten. Hierdurch werden die Bakterien und die zersetzten Speisereste, die in den Vertiefungen der Zunge festgehalten werden, entfernt. Übler *Mundgeruch*, der meist hierin seine Ursache hat, wird gleichzeitig durch diese Behandlung entfernt.

Ganz besonders ist der alte Weisheitsspruch zu beherzigen: „Wenn es am besten schmeckt, soll man aufhören zu essen.“

Weiterhin sollen alle Speisen gründlich gekaut und eingespeichelt und nicht gierig hinuntergeschluckt werden. Das sogenannte Fletschern schließt die Speisen nicht *mehr* auf, als ein normales gründliches Kauen. Kinder brauchen für ihr Wachstum eine relativ reichlichere Nahrung als Erwachsene. Es ist bei ihnen aber ganz besonders darauf zu achten, daß das Essen nicht zu schnell hinuntergeschluckt wird, wodurch bei Kindern mit allgemein schwächlichem Habitus der Magen überanstrengt werden und erschlaffen kann.

Die Elastizität der Magenwand hat die Aufgabe, jeden geschluckten Bissen aufzufangen, zu umschließen und ganz langsam in die tieferen Teile des Magens zu befördern (peristolische Funktion). Bei Fehlen der Elastizität fällt der Bissen frei in den Magengrund, was man häufig am Röntgenschirm bei Kranken beobachten kann, die über volles Gefühl in der Magengegend klagen, verbunden mit erschwertem Durchatmen, Herzklopfen, Verstimmungen, leichtem Frieren und auch schlechtem Schlaf (wenn die Abendmahlzeit zu spät eingenommen wurde). Sehr oft sind hierbei Sekretion und motorische Leistungen des Magens (Peristaltik) noch normal, so daß die Entleerung des Magens zur richtigen Zeit erfolgt. Daß dieser krankhafte Zustand der Magenerschlaffung wie auch der *Gastro- und Enteroptose* eine minderwertige Veranlagung voraussetzt (allgemeine Hypotonie der Gewebe und der bindegewebigen Fixationsmittel), ist wohl sicher. Man glaubte diesen Zustand nur bei der sogenannten Stillerschen Asthenie anzutreffen. Aber man sieht ihn auch bei kräftig gebauten Menschen öfter als man früher glaubte. Man kann wohl sagen, daß bei den meisten Trägern dieser Anomalien keine Klagen geäußert werden und daher auch meist keine Behandlung in Betracht kommt. Ja man wird gut tun, den zufälligen Befund den Kranken gar nicht mitzuteilen, um spätere Neurosen zu verhüten. Eine Gastroenteroptose braucht noch gar keine Krankheit an und für sich zu sein, aber sie bedeutet eine Krankheitsbereitschaft.

Bei all diesen Krankheiten, wo lokale Anomalien ihre tiefere Ursache in der Gesamtbeschaffenheit des Körpers finden, versucht man den Gesamtorganismus umzustimmen und ihm durch Diät, Bäder, Trinkkuren oder andere physikalische Heilmethoden neue Lebensimpulse zuzuführen. Es ist aber auch in allen diesen Fällen eine *seelische Beeinflussung* notwendig, um dadurch dem Kranken mehr seelische Spannkraft zu geben. Durch diese „seelische Aufladung" soll eine innere Straffung der Gewebe erreicht werden. Daß diese erreicht werden kann, hat HEYER bewiesen, dem es möglich war, durch Suggestion eine erhebliche Ptose des Magens und Querdarms völlig zu beheben.

Eine **Gastroenteroptose** *die nicht konstitutionell bedingt ist,* kann erworben werden durch rasche und starke Abmagerung, oder bei Frauen durch häufige Schwangerschaften, bei denen sie sich nicht genügend schonen konnten, so daß ein Hängebauch entstand. Weiterhin können auch die Bäuche „der Vornehmheit und Würde" in den vierziger Jahren zur Ursache werden, da sie durch das frühzeitige Nachlassen des Muskeltonus aller die Bauchhöhle umschließenden Muskeln mit gleichzeitiger Diastase der Recti entstehen. Hier kommt Übung der Bauchmuskulatur in Frage.

Es mag besonders hervorgehoben werden, daß bei einer Gastroenteroptose Magensaft und Magen-Darmentleerung vollkommen normal sein können und trotzdem Beschwerden bestehen, die durch entsprechende Behandlung verschwinden. Wenn ein Kranker mit Gastroenteroptose im Zustande der Überanstrengung oder der Abspannung sich abgehetzt an den Tisch setzt, so werden die Elastizitätsverhältnisse seines Verdauungskanals nicht gerade günstig für die Aufnahme der Nahrung sein. Verdrießlichkeiten und Ärger oder selbst geistiges Weiterarbeiten beim Essen werden den Zustand noch verschlimmern. Solche Kranke ruhen am besten erst 20 Minuten in Horizontallage und essen dann. Sie kommen am besten mit kleinen häufigen Mahlzeiten aus. Bei stärkeren Störungen hilft Fasten und galvanischer Strom mit Bauchmassage.

Magenerkrankungen.

Gastritis acuta, akuter Magenkatarrh. Meist hilft sich hierbei der Magen selbst durch Erbrechen. Es ist aber doch angebracht, den Kranken noch 1—2 Tage hungern und nur etwas Pfefferminztee oder etwas lauwarmes Wasser mit einigen Tropfen Salzsäure trinken zu lassen. Dann erst geht man zu leichter Kost über. Im Vordergrunde der Ernährung stehen Hafer, Grieß, Reis, Mehl, geschabtes Fleisch, Geflügel, weichgekochte Eier, Kartoffelbrei mit Milch zubereitet. Hafer- und Reisbrei müssen durchgeschlagen werden. Allmählich kann man geben 1 Tasse Fleischbrühe, 1 gebratene Taube und in Butter geschmorte Karotten. Als Getränk gestattet man Milch mit Emser- oder Kalkwasser oder Tee mit Citrone.

War die Gastritis mit Durchfall verbunden, so führt man zuerst durch Ricinusöl ab und gibt dann getrocknete Heidelbeeren oder im Sommer frisch ausgepreßten Heidelbeersaft.

Gastritis chronica, chronischer Magenkatarrh. Hier steht zu entscheiden, ob der Magenkatarrh durch Herzfehler, Leber-, Gallenblasen- oder Nierenleiden verursacht ist. In diesen Fällen ist das Grundleiden zu behandeln.

Der chronische Magenkatarrh wird besonders hervorgerufen durch Alkohol- und Nicotinabusus, durch zu schnelles hastiges Essen, wobei die Speisen zu wenig gekaut und eingespeichelt werden, beim Überladen des Magens mit Speisen, besonders wenn die Speisen zu heiß oder zu kalt genossen werden.

Diese üblen Angewohnheiten sind zu beseitigen und die Tageskost auf mehrere kleine Mahlzeiten zu verteilen.

Meist ist die Salzsäuresekretion herabgesetzt. Man wird daher Salzsäure in Wasser vor oder zum Essen geben. Bei Appetitlosigkeit gibt man gleichzeitig China-Tinktur oder ähnliche Mittel. Zu empfehlen ist Vitamin A (Vogan), das die Salzsäuresekretion begünstigt.

Ohne die Sekretwerte im Magen zu berücksichtigen, gibt man eine antiphlogistische, also streng kochsalzarme Kost.

Kost:

Verboten sind: Alle sauren Speisen wie Heringe und ähnliche Fische und saure Gurken, Räucherwaren, gepökeltes Fleisch, Bücklinge, fettes Fleisch, gebackenes Fleisch, Käse, Wurst, alle Fettarten (außer Butter, Sahne und Milch), alle Süßigkeiten und frische Backwaren, Konditoreiwaren, Hefegebäck, Schwarz- und Schrotbrot, Kochsalz. Alle Hülsenfrüchte und Kohlarten (außer Blumenkohl).

Erlaubt sind: Kochsalzfreies Knäckebrot, Milch, Joghurt, Buttermilch, Sauermilch, Quark, Kakao, Haferkakao, Hygiama, Butter, Mehl, Reis, Grieß, Nudeln, Sago, Mondamin, Haferflocken. Öfter werden auch die Leguminosenmehle in Form von Suppen oder Brei gut vertragen. Geflügel, Kalbfleisch, Kalbshirn, geschabtes rohes Fleisch (das oft auffallend gut vertragen wird), Kalbsleberwurst, gekochter, nicht gebackener Fisch: Schellfisch, Forelle, Seezunge, Steinbutt, Scholle, Schleie. An Gemüsen: Spinat, Möhren, Blumenkohl, Spargelspitzen, Teltower Rübchen, Schwarzwurzel, ganz junge zarte grüne Erbsen. All diese Gemüse werden in Butter gedämpft und in Breiform gereicht. Obst als Kompott. Frisch ausgepreßte Fruchtsäfte von Äpfeln, Apfelsinen, Citronen und Heidelbeeren. Empfehlenswert sind die Beerensuppen aus schwarzen Johannisbeeren, Holunder-, Heidelbeeren oder Hagebutten.

Speiseschema:

1. Frühstück: Kakao oder Hygiama oder Haferkakao mit Milch gekocht, altes salzfreies Weißbrot oder Zwieback oder salzfreies Knäckebrot D mit ungesalzener Butter. Oder 1 Teller Haferschleim mit Milch und Butter zubereitet.

2. Frühstück: 1 Glas Milch ($^2/_3$ Milch, $^1/_3$ Kalkwasser oder 1 Glas Buttermilch mit 2 Zwiebäcken).

Mittagessen: Hafer-, Grieß-, Nudeln- oder Sagosuppe. Kalbsbraten mit Kartoffelbrei und Gemüsebrei oder gekochten Fisch mit unausgelassener Butter oder Omelett mit Apfelbrei oder Omelett mit Schnittlauch, Kerbelkraut oder Kresse oder Apfelpfannkuchen oder Pfannkuchen von Hafermehl (120 g Hafermehl, 4 Eier, $^1/_2$ Liter Milch) oder Apfelreis. Im Sommer Apfelgrütze oder rote Grütze mit Mondamin oder Reisgrieß oder Sago oder Haferflammeri mit Kompott oder Maizenaflammeri oder gestürzter Reis mit Früchten (250 g Reis, 1 Liter Milch, 75 g Zucker, 3 Apfelsinen). Als Getränk kann man 1 Glas frisch ausgepreßte Fruchtsäfte geben.

Wenn Appetitlosigkeit vorliegt, so wird man öfter Fleischbrühe geben, da diese magensafttreibend wirkt, ebenso wirkt gebratenes Fleisch, Kalbsbraten oder Beefsteak von geschabtem Fleisch. Auch Eatan oder Cenovis-Vitamin-Extrakt in Suppen haben appetitanregende Wirkung.

Nachmittags: 1 Tasse Hygiama mit Butterzwieback.

Abends: 1 Glas Joghurtmilch, geröstetes Weißbrot, Toast oder Knäckebrot D mit Butter, Quark, Kalbsleberwurst, Lachsschinken, 1 Ölsardine. Oder 1 Teller Haferschleim, Butterbrot mit gewiegtem Braten und ein weichgekochtes Ei.

Ist der Magen sehr schwach, so muß man zu Nährpräparaten greifen wie Promonta, Sanatogen, Somatose, Robural, Eatan.

Eine bestehende Verstopfung versucht man durch frisch ausgepreßte Obstsäfte, saure Milch, Yoghurt oder Honig zu beseitigen. Zum Süßen nimmt man Dextropur. Bei Durchfall alkoholfreien Heidelbeerwein oder getrocknete Heidelbeeren in heißen Rotwein, Wasserkakao, Reisschleim, Aplona, Santuron.

Gut bekommt den Kranken morgens nüchtern ein Glas Karlsbader Mühlbrunnen, nach meiner Erfahrung ist die Wirkung von Uricedin noch besser.

Achylia gastrica. Sie kann sich an eine chronische Gastritis anschließen, kann aber auch als konstitutionelle Anomalie vorkommen und oft symptomlos verlaufen, kann aber auch auf eine perniziöse Anämie hinweisen.

Die *Ernährung* ist die gleiche wie bei Gastritis, man bereitet aber die Speisen möglichst schmackhaft, um die Magenabsonderung möglichst anzuregen. Auch der Alkohol und die Extraktivstoffe des Fleisches wie Fleischbrühe, Fleischextrakt, die Kruste von gebratenem Fleisch und alle anderen Röstprodukte sind starke Anreger der Magensaftabsonderung. Vor dem Essen oder während des Essens läßt man 30—60 Tropfen verdünnte Salzsäure oder 1 Eßlöffel Enzynorm in einem Glas Wasser trinken und $^1/_2$—1 Stunde nach dem Essen 2 Pankreon- oder besser Enzypantabletten nehmen. Auch Vitamin A (Vogan) wirkt günstig auf die Magensaftabsonderung.

Kost:

Verboten: Alle blähenden Gemüse, wie Rot- Weiß-, Grünkohl, Wirsing, Rosenkohl, Schnittbohnen, Hülsenfrüchte (ausgenommen die jungen grünen Erbsen), Pilze, Hering, Bücking, Aal und andere Räucherwaren, saure Speisen, rohes Obst.

Erlaubt: Geflügel, Kalb, Lachsschinken, geschabtes Fleisch, Braten nur kalt, gekochten Fisch. Von Gemüsen, wenn durch ein Sieb getrieben: Möhren, Spinat, Blumenkohl, Spargel, Teltower Rübchen, Rote Rüben, Obst als frisch ausgepreßte Obstsäfte. Reis, Hafer, Tapioka, Grieß, Gerste als Schleim mit Tomaten, Nudeln, Makkaroni, Kartoffelbrei, altbackenes Weißbrot oder Brötchen, Zwieback, Butter, Eier, Milch, Buttermilch, Joghurt. Die Speisen sind mit Küchenkräutern zu würzen.

Ulcus ventriculi et ulcus duodeni.

(Magen- und Zwölffingerdarmgeschwür.)

Da sowohl bei dem Magen- als auch bei dem Zwölffingerdarmgeschwür die gleiche Kost in Betracht kommt, so werden sie hier zusammen besprochen.

Die Behandlung des Magengeschwürs soll in erster Linie in einer diätetischen Kur bestehen, die eine Schonung des Magens bezweckt bei Zufuhr genügender Calorien. Eine Anpassung der Diät an den einzelnen Krankheitsfall ist notwendig.

Am bekanntesten ist die Diät nach den **Leube-Ewaldschen** Grundsätzen. Sie hat sich allgemein eingebürgert und gut bewährt. S. S. 144.

Im Anfang dieser Kuren, wenn Blutungen bestehen, liegen die Kranken zu Bett in Rückenlage. Die drei ersten Tage der LEUBE-EWALDschen Kur kommen nur bei stärkeren Blutungen in Frage. Wenn nur eine Schonungskost durchgeführt werden soll, beginnt man die Kost mit dem sechsten Tage des Schemas ohne Traubenzuckereinlauf. Wenn die reine Milch nicht vertragen wird, so kann man sie mit Larosan versetzen (20 g auf $^1/_2$ Liter Milch), oder gibt Buttermilch, Sauermilch oder Joghurt.

In den letzten Jahren ist auch die Diätbehandlung des Ulcus nach dem Amerikaner SIPPY als die sogenannte **Sippy-Kur** bekannt geworden. Sie wird besonders angewandt beim Fehlen manifester Blutungen. Die Kur ist nach UMBER wie folgt modifiziert: Die Kranken erhalten von morgens 7 Uhr bis abends 7 Uhr stündlich je 100 ccm eines Milchsahnegemisches oder 100 ccm Milchsuppe mit Reis (durchgeschlagen), Grieß oder Mehl unter Zusatz von Butter. Nach 2 Tagen wird vormittags noch ein weiches Ei und 2 Zwiebäcke oder geröstetes Brot mit Butter, nach 4 Tagen vormittags noch 2 weiche Eier und noch 2 Zwiebäcke oder geröstetes Brot mit Butter, nach 6 Tagen vormittags noch 3 weiche Eier und 2 Zwiebäcke oder geröstetes Brot oder Knäckebrot mit Butter zugelegt.

Diese Kost soll 4—6 Wochen beibehalten werden. In den ersten 8 Tagen liegen die Kranken zu Bett in Rückenlage. Gleichzeitig wird eine Alkalisierung des Magensaftes angestrebt durch Verordnung folgender Pulver, die stündlich abwechselnd gegeben werden. 1. Magnesia usta, Natrium bicarbonicum aa 0,5. 2. Calcium carbonicum 0,5, Natrium bicarbonicum 1,5.

Nach den 6 Wochen strenger Kur werden dann täglich drei leichte Mahlzeiten eingelegt, die aus 300—400 g Brei bestehen: Reis, Grieß, Mehl, Kartoffeln mit Milch oder Sahne oder Gemüsebrei oder Brei aus gekochten Früchten. Diese Kost soll ein Jahr und länger beibehalten werden. Wenn das Pulver 10 Wochen lang eingenommen wurde, dann soll es 5 Tage lang fortgelassen werden, dann wieder 6 Wochen lang genommen und dann wieder 5 Tage lang weggelassen werden usw.

Verboten: Alle heißen und zu kalten Speisen, alle Gewürze, alle Fette (außer Olivenöl und guter ungesalzener Butter), Schwarzbrot, Rohobst, überhaupt Rohkost (außer frisch ausgepreßten Obstsäften), alle sauren Speisen und grobcellulose-

Leube-Ewald-Kur (modifiziert):

Tage der Kur	1.	2.	3.	4.	5.	6.	7.	8.	9.	10.	11.	12.	13.	14.	15.
5% Trauben-zucker-Klysma	1 × 200	5 × 200	5 × 200	4 × 200	3 × 200	2 × 200	1 × 200	—	—	—	—	—	—	—	—
Milch	—	—	—	400	600	800	1000	1000	1000	1000	1000	1000	1000	1000	1000
Eier	—	—	—	—	—	—	—	—	—	1	2	2	2	2	2
Zwieback . . .	—	—	—	—	—	—	—	2	4	6	8	10	10	10	10
Butter	—	—	—	—	—	—	—	—	—	15	15	30	30	30	30
Geschabt. Fleisch	—	—	—	—	—	—	—	—	—	—	—	35	35	35	35
Mehlsuppe . . .	—	—	—	—	—	—	—	—	—	—	—	100	100	300	300
Grießbrei . . .	—	—	—	—	—	—	—	—	—	—	—	50	50	100	100
Kartoffelmus . .	—	—	—	—	—	—	—	—	—	—	—	—	100	100	100
Apfelmus . . .	—	—	—	—	—	—	—	—	—	—	—	—	50	50	50
Weißgebäck . .	—	—	—	—	—	—	—	—	—	—	—	—	—	—	200

Vom 15. bis 19. Tage bleibt die Kost unverändert weiterbestehen. Vom 19. Tage an kann dann bei leichteren Fällen gröbere Kost versucht werden.

Damit in der Kost genügend Vitamine vorhanden sind, gibt man vom 3. Tage ab frisch ausgepreßte Obstsäfte mit Dextropur.

haltigem Gemüse, Fleisch (außer Kalbfleisch, gekochtem Fisch, Taube, Huhn, rohem Schinken, Schabefleisch, Kalbshirn, Kalbsmilch).

Hämatemesis. In allen Fällen, wo stärkere Blutungen oder Hämatemesis vorliegt, strenge Bettruhe in Rückenlage und Prießnitzumschläge auf die Magengegend. Bei Eisblase stets zuerst ein wollenes Tuch auf den Leib legen und darauf die Eisblase.

Kost: Die zwei ersten Tage Hunger- und Durstkur. Der Mund wird mit kühlem Wasser gespült und die Zunge mit feuchter Zahnbürste gereinigt. Wenn die Blutung nach 2 Tagen noch nicht steht, so werden die Hungertage fortgesetzt und Flüssigkeit nur rectal zugeführt, wie bei der LEUBE-EWALD-Kur angegeben ist. Steht die Blutung, so kann man als Getränk kalte Milch geben oder $^2/_3$ Milch mit $^1/_3$ Kalkwasser, Buttermilch, Sauermilch, Joghurt, Larosanmilch, Mandelmilch, geschlagenes Eigelb oder eisgekühlte Butterkügelchen. Die Kranken vertragen aber auch sehr gut frisch ausgepreßte Obstsäfte von Äpfeln, Apfelsinen, Bananen, Heidelbeeren und Pfirsich, gesüßt mit Dextropur. Auch Dextropurwasser (10 % ig) ist oft eine angenehme Abwechslung für die Kranken. All diese Getränke dürfen nur schluckweise — über den Tag verteilt — gegeben werden. Die frischen Obstsäfte halte ich wegen ihres Vitamingehaltes für sehr wichtig. Ich habe den Eindruck, als ob sie den Kranken besonders gut bekämen.

Als leichte Kost gegen die Blutung kann man CLEMENS-Traubenzuckergelee geben: $^1/_2$ Liter Wasser, 125 g Dextropur, 7 Blatt Gelatine werden zusammen aufgekocht und dann kalt gestellt. In kleine Würfel geschnitten, werden sie vom Kranken ungekaut hinunter geschluckt.

Bei bestehenbleibender Besserung gibt man dann Milch mit Mondamin teelöffelweise oder NESTLEs Kindermehl. Eiweiß kann in Form von Sanatogen, Plasmon oder Somatose in warmer Milch gegeben werden. Wenn die Kranken Öl einnehmen können, so ist es besonders bei Hyperacidität sehr zweckmäßig, morgens nüchtern einen Eßlöffel guten Olivenöls zu geben oder einen Eßlöffel Olivenöl zusammengequirlt mit einem Eigelb. Man kann auch morgens nüchtern 250 ccm warmen Karlsbader Mühlbrunnen schluckweise trinken lassen, noch wirksamer scheint mir ein Teelöffel Uricedin in einem Glas warmen Wassers. Es ist nicht ratsam, die Kranken allzuviel Flüssigkeit trinken zu lassen, da dadurch der Magen allzu stark ausgedehnt wird.

Die rohen Obstsäfte werden beibehalten und die Kost wird erweitert durch Mehlsuppe mit eingerührtem Ei, Hafer, Gerste,

Grießsuppe, Reisbrei (durchgeschlagen) oder die Buttermehlsuppe nach PORGES (30 g Hafermehl werden in 250 ccm Wasser schleimig gekocht. Während des Kochens werden 30 g frische Butter und zum Schluß 10 g Plasmon hinzugefügt.).

In der dritten Woche, wenn die Besserung fortschreitet, geht man zu Fleisch über. Gebratenes Fleisch wird am besten *kalt* vertragen. Gekochte Taube, gekochtes Huhn, Schabefleisch, gekochte magere Fische, Fleischgelee, Lachsschinken, weich gekochte Eier, Spinat, Möhren, Blumenkohl (alles durchgeschlagen), Apfelmus, Kartoffelbrei.

Als *Getränk* Milch, Buttermilch, Sauermilch, Joghurt, Tee, Kakao, Haferkakao, Hygiama mit geröstetem Weißbrot oder Zwieback, später Weißbrot, Knäckebrot. Alle 2 Stunden eine Nahrung.

Wenn ich auch vom 2. Tag ab Rohobstsäfte mit Dextropur gebe, so geht Prof. MEULENGRACHT (M. m. W. 40, 1937) noch einen großen Schritt weiter und erzielte dabei die besten Erfolge. Er behandelt die Kranken mit blutendem Geschwür sofort mit einer gemischten Breidiät, die auch Fleisch, Eier und Gemüse enthält. Hierbei ging die Blutregeneration viel schneller vor sich und erreichte innerhalb eines Monats normale Werte. Vom 1. Tage ab bekommen die Kranken volle Breikost und können soviel essen, als ihnen behagt. Zur Breikost gehört: Morgens 6 Uhr: Butterbrot mit Tee. 9 Uhr: Hafergrütze mit Milch und Butterbrot. 12 Uhr: Mittagbrot. 15 Uhr: Kakao. 18 Uhr: Butterbrot, Aufschnitt, Tee. Zwischen den einzelnen Mahlzeiten Milch. Das Mittagbrot kann bestehen aus: Aprikosensuppe, Apfelsuppe, Milchbrei, Grütze, Gemüsesuppen, süße Suppen, legierte Suppen, weiße Sagosuppe u. a. Von Fleischgerichten Fleischkloß, Fleischfaser, Fischfarce, Kartoffelbrei, Gemüsebrei, Kalbskarbonade. Alle Speisen müssen sehr gut gekaut werden. Die Kranken können sich im Bett bewegen.

Beim schmerzenden und vielleicht noch okkult blutenden Magengeschwür werden die Speisen heiß und fein zerkleinert, haschiert gereicht. Auf den Leib werden feuchtheiße Kompressen gelegt, um auf die bestehenden Spasmen und die entzündlichen Erscheinungen zu wirken. Der Nüchternschmerz ist durch den Säureüberschuß bedingt, der die Geschwürswunde reizt. Den Säureüberschuß kann man schnell absättigen durch zwei geschlagene rohe Eier. Auch Fleisch, Wild und reiner Quark vermögen die Säure zu binden. Weiterhin wirken Öl und ungesalzene Butter herabsetzend auf die Magensaftabsonderung und bewirken noch einen Rückfluß des alkalischen

Darm-Pankreassaftes in den Magen. Auch geschälte und feingeriebene Mandeln haben bei Hyperacidität eine günstige Wirkung. Die Breikost (Hafer, Gerste, Reis, Grieß, Kartoffeln), die keine säurebindenden Fähigkeiten besitzen, versetzt man mit reichlich Butter, Milch, Eiern, desgleichen auch die durchgeschlagenen Gemüse. Auch die Beerensuppen aus schwarzen Johannisbeeren, Holunder-, Heidelbeeren oder Hagebutten sind hier von gutem Einfluß. Alle Speisen, welche die Magensaftabsonderung anregen, müssen vermieden werden, also kein Fleischextrakt, keine Fleischbrühe, keine scharfen Tunken, wenig Kochsalz, keinen Kaffee, keinen Alkohol, kein Nicotin. Außer der Breikost kann auch eine zarte Rohkost die Hyperacidität günstig beeinflussen: z. B. fein geriebenen rohen Apfel, fein geschnittenen Kopfsalat, Spargelsalat, Tomatensalat (geschält) mit Öl und Citrone zubereitet, rohe, feingeriebene Möhren.

Die **Hyperacidität** kann man bekämpfen durch stärkere Zufuhr von guter Butter, Olivenöl, Mandelmilch (öfter 1 Eßlöffel) oder geschälte geriebene Mandeln.

Auch von der Richterschen *Insulin- und Traubenzuckerbehandlung* hat man gute Erfolge gesehen, besonders in den Fällen, wo Brechreiz, starke Schmerzen und Neigung zu Blutungen bestehen. Man gibt eine Viertelstunde vor dem Mittagessen 60 ccm 25proz. Dextroselösung intravenös und 10 Einheiten Insulin subcutan. Während dieser Zeit besteht die *Ernährung* aus: Schleimsuppe, Milch, Eigelb, Gemüsebrei, Butter, Weißbrot, Eier, Omelett, haschiertem Fleisch, Apfelbrei. Gleichzeitig gibt man frisch ausgepreßte Obstsäfte mit Dextropur gesüßt.

Zuckertherapie bei Ulcuskrankheit (Dr. Recht). Die Kranken erhalten täglich 200—240 g Dextropur. Bei guter Zuckertoleranz gibt man 3mal täglich 70—80 g Dextropur in 300 ccm dünnem Tee oder Wasser gelöst. Bei schlechter Zuckertoleranz und heftigen Ulcusschmerzen gibt man alle 3 Stunden 50—60 g in 200—300 ccm Tee. Kleinere Dosen sind zwecklos. Allmählich steigert man diese kleineren Dosen auf 70—80 g. Bei Obstipation kann man vor dem Schlafengehen 1—2 Eßlöffel Bienenhonig in Milch oder lauem Wasser geben. Die Zuckerzufuhr wirkt dämpfend auf die Hyperacidität.

Wenn die Heilung des Magengeschwürs erfolgt ist, so ist noch lange Zeit eine gewisse Diät zu berücksichtigen: Es bleibt für diese Zeiten

verboten: Alle zu heißen und zu kalten Speisen, alle Gewürze, alle Fette (außer guter ungesalzener Butter und Olivenöl)

Schwarzbrot (dafür Knäckebrot D), rohes Obst (außer Apfelsinen, Äpfeln und Bananen), überhaupt Rohkost, alle sauren Speisen und grobcellulosehaltigen Gemüse, Fleisch (außer Kalbfleisch, Taube, Huhn, Fasan, rohem und gekochtem Schinken, Schabefleisch, Rindfleisch als Haschee, Kalbsnieren, Kalbsmilch), gewürzter Käse, ausgelassene gebräunte Butter, da auf die freien Fettsäuren ein empfindlicher Magen mit Hyperacidität reagiert.

Jejunalsonden — Ernährung bei chronisch rückfälligem Magengeschwür.

Diese Fälle gingen früher den Chirurgen zu. Aber jede Magenoperation ist immer mit Lebensgefahr verbunden und der Erfolg ist nicht immer ein zuverlässiger. So kann man wohl die Jejunalsondenernährung als einen Fortschritt in der konservativen Behandlung der Magen- und Zwölffingerdarmgeschwüre buchen.

Die Jejunalsonde (nicht Duodenalsonde) wird mit der Olive voran durch die Nase eingeführt und durch Schluckbewegung des Kranken weiter in den Magen befördert. Nach ungefähr 3 Stunden bei Rechtslage ist die Sonde mit ihrer Olive im Jejunum angelangt, was man am zuverlässigsten vor dem Röntgenschirm feststellt, oder wenn kein Röntgenapparat zur Verfügung steht, bläst man mit einem Handgebläse Luft in den Schlauch. Liegt der Schlauch noch im Magen, so wölbt sich der Magen in der linken Oberbauch- und Nabelgegend hervor. Liegt dagegen der Sondenknopf richtig, so muß sich die Gegend unterhalb des Nabels vorwölben und tympanitischen Klopfschall zeigen. Läßt man den Kranken aufstehen, so darf bei richtiger Lage der Sonde keine Luft durch Aufstoßen entleert werden, liegt die Sonde dagegen im Magen, so tritt starkes Aufstoßen ein. Wenn die Sonde richtig liegt, prüft man die Durchgängigkeit mit $^1/_4$ Liter Tee. Nach 24 Stunden beginnt man erst mit der künstlichen Ernährung.

Nach HENNING ist die Nahrung für einen 60 kg schweren Kranken folgende: 1200 ccm Vollmilch werden auf ungefähr 40° C erwärmt, 2 Tabletten Acidolpepsin hinzugesetzt, gut verrührt und über Nacht in einer Kochkiste zur Vorverdauung stehengelassen und mit 6 schaumig geschlagenen Eiern und dem Saft einer halben Citrone versetzt. Hiervon getrennt wird aus 30 g Mehl, 50 g Dextropur, 50 g Butter mit $^1/_4$ Liter Wasser eine feine sämige Suppe bereitet. Diese läßt man auf Zimmertemperatur abkühlen und vermischt sie mit der Milch-Ei-Mischung. Das Ganze kommt dann durch ein feines Haarsieb. Von dieser Tagesnahrung gibt man immer 250 bis 500 ccm auf einmal aus einem Irrigator, den man $^1/_2$ Meter hoch an der Wand aufhängt. 250 ccm dieser Nahrungsmischung brauchen ungefähr 1—1$^1/_2$ Stunden zum Einfließen. Läßt man die Nahrung in zu starkem Strahl einfließen, so entsteht ein krampfhaftes Zusammenziehen der Jejunalserosa infolge Vagusreizung, die zu dem gastrokardialen Symptomkomplex führen kann (s. u. Herzkrankheiten S. 93). Bei häufiger Wiederholung kann ein Jejunalkatarrh auftreten.

Wenn trotz gewissenhafter Durchführung diese Beschwerden auftreten, so ist die HENNINGsche Kost durch die von GUTZEIT zu ersetzen: 400—500 ccm peptonisierte Milch (wie oben mit einer Tablette Acidolpepsin stark in der Kochkiste behandelt), 50—100 g Sahne, 80—150 g Butter, 4—5 Eier, 100—200 g Dextropur, der Saft von 2—3 Citronen und 20 g Pankreon. Dieses Gemisch wird ebenfalls durch ein Haarsieb getrieben, auf Körpertemperatur erwärmt und alle 1—3 Stunden werden 100 g durch die Sonde eingespritzt. Der Durst der Kranken wird durch Dextropurwasser (10 g auf 100 Wasser), das man ebenfalls durch die Sonde gibt, gestillt.

Die Sonde muß, wenn irgend möglich, 30 Tage lang ununterbrochen liegenbleiben. Der Kranke kann entweder im Bett, auf dem Sofa oder Liegestuhl ruhen. Die Jejunalsonde führt weder zu Decubitus noch zu Blutungen.

Nach Beendigung der Kur behält man die gleiche Kost bei, nur gibt man sie per os. Man kann gleichzeitig Zwieback mit viel Butter, durchgeschlagenen Brei, Spinat-, Möhren-, Kartoffelbrei, zarten Fisch und zartes Fleisch geben. Allmählich geht man innerhalb 2 Wochen zu einer leichteren Normalkost über.

Die Erfolge sind meist erfreuliche, jedoch sollten nach allgemeiner Erfahrung tiefe callöse Geschwüre besser dem Chirurgen übergeben werden, da sie sich meist refraktär verhalten. Für manche Kranke bedeutet die Kur eine erhebliche Unbequemlichkeit.

Hyperacidität (Pyrosis hydrochlorica).

Außer dem lästigen Sodbrennen und Aufstoßen gehört zu den Erscheinungen der Hyperacidität ein volles Gefühl und Aufblähung in der Magengegend, bisweilen auch ein schmerzhafter Druck im Oberbauch, der sich bis zu heftigem Schmerz steigern kann. Meist sitzt das brennende Gefühl des Sodbrennens an der Kardia, es kann aber auch an der Speiseröhre bis in den Rachen hinaufsteigen und hier ein brennendes Gefühl auslösen.

Das Sodbrennen entsteht durch Übertritt der Säure durch die Kardia in die Speiseröhre. Es mag aber hier erwähnt sein, daß es auch ein Sodbrennen bei normalem Magensaft, ja selbst bei Sub- und Anacidität gibt. (Nach Boas Pyrosis nervosa.) Es ist daher bei Beschwerden über Sodbrennen nicht immer ohne weiteres eine Hyperacidität anzunehmen und kohlensaures Natron und Magnesium zu verordnen, sondern erst ist der Magensaft zu untersuchen.

Da sich bei Hyperacidität der Magen schon in einem gewissen Reizzustand befindet, so müssen wir aus der Kost des Kranken alle Speisen und Getränke entfernen oder wenigstens einschränken, welche Säurelocker oder Sekretionsförderer sind. Hierbei ist die eigene Erfahrung der Kranken — ohne daß sie jemals führend werden darf — von großer Wichtigkeit. Alle Speisen sind gut zu kauen.

Da Öl und Fett eine hemmende Wirkung auf die Sekretion des Magens ausüben, so wird man mit Vorteil Öle, gute Butter, Mandelmilch oder geschälte und geriebene Mandeln oder Haselnüsse geben. Im übrigen muß die Kost eine reizlose und schlackenarme und leichte sein. Die Speisen dürfen weder zu heiß noch zu kalt sein.

Verboten: Alle Gewürze und pikante Tunken. Selbst von Kochsalz nur wenig. Alle Räucherwaren, gepökeltes Fleisch, geräucherter Fisch (außer Schinken und Zunge mild geräuchert und geschabt), Hering und ähnlich zubereitete Fische. Bei gebratenem Fleisch ist nur das Innere, nicht die gebratene Kruste erlaubt, am besten kalt zu genießen. Fleischbrühe, jede Art von Wurst, außer Kalbsleberwurst, saure Speisen, die mit Essig zubereitet sind (Citronensaft erlaubt), Schwarzbrot, frische Backwaren, alle Konditoreiwaren und Konfitüren, Hülsenfrüchte und Gemüse müssen durch ein Sieb getrieben werden. Zwiebeln, Rettich, Sellerie, Knoblauch, rohes Obst (erlaubt sind Obstsäfte, mit Dextropur gesüßt), gekochtes Obst (erlaubt in Breiform), gewürzter Käse, alle schwer schmelzbaren Fette und Schmalz. Alkohol in Form von Weißwein, Sekt, Kognak, Likör, Mokka, starker Tee und Tabak.

Erlaubt: Knäckebrot D. Vor allem gute Butter und Olivenöl, Milch, Buttermilch, Sauermilch, Joghurt, Sahne, Mandelmilch, Milch mit Larosan bereitet. Kakao, Haferkakao, Hygiama mit Milch oder Sahne zubereitet. Alle Kohlenhydrate, Reisbrei muß durchgeschlagen werden. Alle Hülsenfrüchte nur in durchgeschlagener Breiform zu verwenden. Alle Gemüse in Breiform. Rohobst als frisch ausgepreßte Obstsäfte in gekochter Form als

Brei. Kalbfleisch, Kalbshirn, Geflügel, Fleischgelee, rohes Schabefleisch, geschabter roher Schinken, Ölsardinen, mageres Fleisch, Eier, weichgekocht oder Rühreier mit viel Butter, Spiegeleier, Omelett. Ungewürzter Käse und Quark.

Kost: Wer Öl trinken kann, trinkt morgens nüchtern einen Eßlöffel Olivenöl oder 2 Eßlöffel Sahne oder morgens nüchtern 1 Teelöffel Uricedin oder Mergentheimer Salz auf 1 Glas warmes Wasser schluckweise trinken.

Morgens: Bei Hyperacidität nüchtern 1 Eßlöffel Olivenöl. Nach 1 Stunde: Haferkakao, Kakao, Hygiama mit Milch oder Sahne gekocht, Weißbrot, Knäckebrot D, Zwieback, Keks mit reichlich Butter und Gelee oder Milch-, Sahne-, Tee-, Malzkaffee, 1 weich gekochtes Ei.

Mittags: 1 Eßlöffel Olivenöl, Haferschleimsuppe mit Milch, Butter und Eigelb. Kalbfleisch mit zerdrückten Kartoffeln und Gemüsebrei oder gekochten Erbsensalat: Zarte Erbsen (100 g ohne Schale) werden in Butter weich gedämpft, mit Petersilie überstreut und mit einer Salattunke aus Sahne und Citrone (miteinander quirlen) angerichtet oder Schwarzwurzel oder Spargelsalat: 200 g Schwarzwurzel oder Spargel werden gedämpft und zum Abtropfen auf ein Sieb gelegt. Man gibt sie dann in einer leichten Mayonnaise. Oder Omelette mit Apfelbrei oder Fisch mit ausgelassener Butter und zerdrückten Kartoffeln oder Mehlspeisen von Nudeln, Grieß, Reisbrei (durchschlagen), Aufläufe mit Fruchtsäften. Zu dem Essen kann ein Glas frisch ausgepreßter Obstsaft, mit Dextropur gesüßt, getrunken werden.

Nachmittags: Wie morgens.

Abends: Trockenes Weißbrot, Toast, Knäckebrot D mit viel Butter, Quark, Sahne, Gervais, geschabten schwachgeräucherten Schinken (Lachsschinken), schwachgewürztes Schabefleisch mit Eigelb, 1 weich gekochtes Ei, Kalbsleberwurst, 1 Glas Milch oder Milchkakao.

Besteht gleichzeitig Verstopfung, so trinkt der Kranke vor dem Schlafengehen frisch ausgepreßten Obstsaft oder eine Tasse heiße Milch mit 1 oder 2 Eßlöffeln Öl.

Wenn trotz dieser Kost Sodbrennen auftritt, so versuche man zuerst die einfachen Mittel, indem die Kranken 6 süße geschälte Mandeln und 2 bittere Mandeln essen oder einige Haselnüsse (fein gerieben). Im übrigen muß auf die verschiedenen Mittel gegen Hyperacidität verwiesen werden.

Pylorusstenose.

Ist bei der Pylorusstenose noch keine Ektasie vorhanden, so wählt man eine Kost, die nur geringe Anforderungen an den Magen stellt und leicht durch das Passagehindernis hindurchgeht. Man gibt täglich öfter kleine Mahlzeiten. Die Beschaffenheit des Magensaftes ist ausschlaggebend für die Art der Speisen. Bei *normaler Acidität und Hyperacidität* gibt man am besten Milch, Buttermilch, Sauermilch, geschlagene Eier, zerkleinertes Fleisch, geschabten Schinken, Schabefleisch, Geflügel. Die Kohlehydrate werden in Breiform gereicht, auch Gemüse und Kartoffeln werden durchgeschlagen. Mit Fetten ist man zurückhaltend wegen Fettsäuregärung. Liegt gleichzeitig eine *Ektasie* mit herabgesetzter Magensaftsekretion vor, so gibt man zum Essen Salzsäure und immer nur sehr wenig auf einmal zu essen. Alle Speisen werden in Breiform gereicht. Hier können auch die künstlichen Nährpräparate wie Sanatogen, Promonta, Somatose, Robural, Eatan, Tropon usw. gebraucht werden. Die Kohlehydrate in Breiform stehen im Vordergrunde der Ernährung, da das Ptyalin des Speichels im schwachsauren Magensaft noch weiter wirken kann. Fette sind ebenfalls einzuschränken. Die tägliche Flüssigkeitszufuhr soll einen Liter nicht überschreiten. Kohlensäurehaltige Wässer sind zu vermeiden oder die Kohlensäure ist zuerst entweichen zu lassen. Am besten wird jeden Morgen der Magen mit Karlsbader Wasser ausgespült.

Morgens: 1 Tasse Haferschleim mit Weißbrot, Butter, Gelee oder Haferkakao, Hygiama, mit Milch gekocht.

Frühstück: 2 Eigelb mit Dextropur und Citronensaft geschlagen und 2 Zwieback.

Mittags: Hirn mit Kartoffelbrei und gekochtem Obst in Breiform. Als Nachtisch Grieß, Reis oder Mondaminpudding mit Fruchtsaft. Oder zerkleinertes (durchgemahlen) Kalb- oder Rindfleisch oder Geflügel mit Gemüse und Kartoffelbrei.

Nachmittags: Haferkakao mit Zwieback.

Abends: Rohes Schabefleisch mit Eigelb, geröstetes Weißbrot, geriebene rohe Äpfel oder Bananen.

Darmerkrankungen.

Voraussetzung für eine erfolgreiche Behandlung von Darmerkrankungen ist die normale Verdauung der Speisen im Magen. Jede Magenerkrankung muß mehr oder weniger die Funktionen des Darmes belasten. Bei längerem Bestehen der Magenerkrankung kann es daher auch zu einer Erkrankung des Darmes kommen. Aber auch primär kann eine Erkrankung des Darmes entstehen: Durch zu kalte Getränke, Diätfehler, verdorbene Speisen, Arzneimittel (Arsen, Quecksilber), Infektionen.

Enteritis acuta, akuter Darmkatarrh. Ist der Darmkatarrh hervorgerufen durch verdorbene Speisen oder Erkältung mit Infektion, so gibt man trotz der bestehenden Durchfälle ein Abführmittel, entweder Ricinusöl, 3mal täglich 0,3 Kalomel oder irgendein Bitterwasser, gleichzeitig ein hohes Klistier. Wenn der Kranke durch anhaltende Durchfälle schon sehr geschwächt ist, darf man kein Abführmittel mehr geben, sondern versucht Eichelkakao, Uzarapräparate, Orphol oder Yatren, am besten Santuron oder Apfelkur (s. d.). Im Sommer frisch ausgepreßten Saft aus Heidelbeeren oder schwarzen Johannisbeeren. Auf den Leib legt man heiße Kompressen oder das Wärmekissen oder feuchtwarme Umschläge. Bei kolikartigen Schmerzen unbedingt Bettruhe.

Behandlung: Am besten 2—3 Tage vollkommene Nahrungsenthaltung, als Getränk schluckweise lauwarmen Tee oder Rotwein, Kamillen- und Pfefferminztee zu gleichen Teilen, eventuell auch schwarzen Kaffee, man kann auch getrocknete Heidelbeeren in heißem Rotwein ziehen und trinken lassen. Wenn gleichzeitig Erbrechen besteht und keine Flüssigkeit zugeführt werden kann, so muß man im Notfalle eine subcutane oder intravenöse Infusion von Normosal oder 5proz. Traubenzucker geben. Manchmal helfen Magenspülungen mit lauwarmem Karlsbader Mühlbrunnen. Bei Herzschwäche starker Kaffee oder andere Herzmittel.

Wenn der Durchfall nachläßt, beginnt man mit Brei von Kindermehlen, Nestle, Kufeke oder Infantina. Hafer- und Gerstenschleim, Grieß-, Reisbrei (durchgeschlagen), Kartoffelbrei, Zwieback, Keks, durchgeschlagene Gemüse von Möhren oder Spinat, Nudeln und Makkaroni. Auch die gerbsäurehaltigen Beerensuppen aus schwarzen Johannisbeeren, Holunder-, Heidelbeeren und Hagebutten sind beachtenswert.

Bei **Gärungsdiarrhöen,** wo der Stuhl einen säuerlichen Gestank und mikroskopisch reichlich Stärke zeigt, muß man alle Kohlehydrate entziehen. Man beseitigt aus den unteren Darmabschnitten alle gärenden Rückstände durch Einläufe und ordnet 3 Hungertage an. Täglich, dann jeden 2. oder 3. Tag einen Einlauf mit 1 Liter warmem Kamillentee. Als Getränk ungesüßten

Tee. Darauf 8 Tage lang kohlehydratfreie Kost. Fleischbrühe mit eingerührtem Ei oder Somatose oder Sanatogen, Lachsschinken, Kalbfleisch, Quark, Eiweißmilch, Joghurt, Kefir. Allmählich geht man über zu Hafer- und Gerstenschleim, Grieß, Reis, Mehl, Nudeln

Bei **Fäulnisdiarrhöe,** die besonders bei Achylia gastrica wegen ungenügender Vorverdauung der Eiweißkörper im Magen vorkommt, werden die Eiweißkörper im Dünndarm nicht vollkommen abgebaut und resorbiert und fallen in den unteren Darmabschnitten der Fäulnis anheim. Man gibt zum Abführen Ricinusöl oder 0,3 Kalomel. In schweren Fällen 3 Hungertage, an denen man kleine Mengen Tee gibt. Vom 4. Tage ab verabreicht man 4 Tage lang 10—20proz. Traubenzuckerlösung, auch kann man dafür frisch ausgepreßte Obstsäfte mit etwas Traubenzucker geben. Daran schließt sich eine reine Schleimsuppenperiode von 14 Tagen an, die aus Grieß, Reis (durchgeschlagen), Mehl, Mondaminbrei, Hafer-Gerstenschleim, Zwieback, Keks besteht. Nach 14 Tagen weich gekochte Eier, zarten Schinken, Joghurt, saure Milch, Huhn, Taube, Kalbfleisch, gekochten Fisch, junges durchpassiertes Gemüse und Obst, Kartoffelbrei, Reis, Nudeln u. a.

Bei all diesen Formen von Darmerkrankungen, die mit stärkeren Durchfällen einhergehen, soll die **Apfelkur** nicht unerwähnt bleiben, die oft von geradezu zauberhafter Wirkung ist. Die kranken Erwachsenen oder Kinder essen 2 Tage lang oder auch länger soviel rohe Äpfel als sie essen können. Hierzu dürfen nur gesunde reife Äpfel verwendet werden, die vorher geschält und vom Kerngehäuse befreit und dann fein gerieben werden. Man rechnet für eine Mahlzeit, je nach Alter, 100—300 g Äpfel. Am Tage 5 Mahlzeiten, so daß ein Erwachsener täglich 1500 g rohen Apfelbrei erhält. Neben dieser Apfelkost ist keine andere Nahrung und Flüssigkeitszufuhr gestattet. Anstatt roher Äpfel kann man Aplona oder Santuron geben. In den meisten Fällen tritt schon am zweiten Tage geformter Stuhl auf. Man gibt dann vom dritten Tage ab Schonungskost in Form von Haferkakao, Hafer- und Gerstenschleim, Zwieback, und in den nächsten Tagen Normalkost.

Bei **chronischen Durchfällen** wende man ebenfalls die Apfelkur oder Santuron an, gehe aber nicht zur Normalkost über, sondern behalte noch 8 Tage folgende Kost bei:

Morgens: Hafer- oder Eichelkakao, Kakao oder Hygiama mit nur wenig Milch zubereitet. Altbackenes Weißbrot,

Zwieback, Toast mit Gelee von Brombeeren, Heidelbeeren oder schwarzen Johannisbeeren. Butter nur sehr wenig. Alle Speisen werden mit Soxhletnährzucker gesüßt.

Frühstück: Gerstenschleimsuppe, 1 Glas heißen Rotwein mit getrockneten Heidelbeeren.

Mittags: Schleimsuppe aus Hafer, Gerste, Graupen, Reis, Tapioka (alle durchgeschlagen), Geflügel, Taube, Huhn, Kalbfleisch mit Preißelbeeren oder mit Gemüse und Kartoffelbrei. Hecht, Forelle, Schellfisch. Ein Glas alkoholfreien Heidelbeerwein.

Nachmittags: Wie morgens.

Abends: Altbackenes Weißbrot mit wenig Butter, rohes Schabefleisch, ganz schwach gewürzt, ohne Pfeffer und Zwiebeln, Haschee, Schleimsuppe, weiches Ei, 1 Glas alkoholfreien Heidelbeerwein oder 1 Glas Rotwein oder 1 Glas frisch ausgepreßten Heidelbeersaft.

Verboten sind: Alle Süßigkeiten, alle fetten Fleischarten, alle Fette außer wenig Butter und Sahne, alle rohen Früchte und Gemüse, keine Kohlarten (Rotkraut, Weißkraut, Sauerkraut, Rosenkohl, Wirsing, Winterkohl). Alle sauren Speisen, Hering, Käse, Räucherwaren, Pökelfleisch, Wurst. Alle Schwarzbrotarten, frische Backwaren, Konditoreiwaren, Bratkartoffeln. Alkohol außer Rotwein, alle kalten Getränke.

Dysenterie, Ruhr.

Am besten in den drei ersten Tagen keine Nahrung, sondern nur lauwarmes Wasser mit Bolus alba und Carbo medic. Auf den Leib feuchtwarme Kamillenwickel. Vom dritten bis vierten Tage an besteht die Kost aus Reis-, Hafer-, Gerstenschleim, etwas Rotwein, schwarzem Tee. Nach weiteren Tagen wenig Hühner- oder Taubenbrühe mit Hafer-, Gersten-, Graupenschleim. Brei oder Suppe von Grieß, Reis, Mehl, Sago, Kindermehlen (Nestle), Mondamin mit Eigelb. Allmählich setzt man immer mehr Milch zu und geht dann über zu der Kost, die unter chronischem Durchfall angegeben ist.

Hier kann auch die auf S. 67 erwähnte Apfelkur oder Santuron mit Erfolg angewandt werden.

Typhus abdominalis, Unterleibstyphus.

Der Kranke liegt im ruhigen gut gelüfteten Zimmer. Vor allem Reinigung der Mundhöhle, hauptsächlich der Zunge, die stets täglich 2mal mit feuchter Zahnbürste abzubürsten und mit verdünntem Glycerin einzureiben ist.

Die *Behandlung* beginnt am besten mit 3—4 Fasttagen. Als Getränk schwarzen Tee, besonders Hagebuttentee wegen seines hohen Vitamin-C-Gehaltes, etwas Rotwein, Milch, gewöhnliches Wasser, Tee mit etwas Kognak, Hygiama, Kakao mit Milch. Bei Schwäche starken Kaffee oder Mixt. Stokesi. Wenn kein Durchfall besteht, versuche man auch frisch ausgepreßte Obstsäfte, gesüßt mit Dextropur. Nach diesen Tagen gehe man über zu Schleimsuppen von Kindermehlen (NESTLE), Hafermehl, Gerstenmehl, Sago, Grieß, Reis. Bei Appetitlosigkeit Fleischbrühe mit Sanatogen oder Somatose und Eigelb, Fleischgallerte, Zwieback und Semmeln werden eingeweicht.

In der *dritten Woche* ist der Kost besondere Sorgfalt zu widmen, wegen der bestehenden Gefahr von *Darmblutungen.* Bei Darmblutungen, wenn es der Kräftezustand erlaubt, einige Hungertage und als Getränk Schafgarben- und Eichenrindentee. Reichlich Vitamin C peroral oder intrav. zuführen. Erst wenn die Kranken 1—2 Wochen fieberfrei sind, geht man vorsichtig über zu Taube, Huhn, Fasan, geschabtem Rindfleisch, Hirn mit Kartoffeln und Kompott, durchgeschlagenem Gemüse, gekochtem Fisch. Ganz allmählich geht man zur Normalkost über. Auch bei Typhus kann die Apfelkur (s. S. 67) versucht werden.

Gegen das hohe Fieber, die Benommenheit und Unruhe kommen Bäder von 28—35° C in Betracht. Die Kranken werden danach kräftig abgetrocknet und an Extremitäten und Rücken massiert. Am besten gibt man nach dem Bade etwas Portwein, Malaga oder Tokayer und deckt die Kranken warm zu.

Obstipation, Verstopfung.

Die Ursachen der Verstopfung sind mannigfacher Art. Wir unterscheiden eine *alimentäre Obstipation,* wenn eine schlackenarme Ernährung eine zu geringe Peristaltik erregende Wirkung auf den Dickdarm ausübt. Eine *atonische Obstipation,* wenn die Ansprechbarkeit des Darmes auf eine schlackenreiche Kost zu gering ist. Eine *spastische Obstipation,* wobei sich kleinere oder größere Abschnitte des Dickdarms in einem krampfartig spastischen Zustande befinden, so daß der Stuhlgang in dünner, nur bleistiftdicker Form oder in einzelnen Kugeln entleert wird.

Alimentäre Obstipation. Die Kost muß eine schlackenreiche sein, also viel Gemüse, Obst, Vollkornbrot enthalten. Hier kommt auch Rohkost in Frage.

Morgens: Nüchtern 2 Äpfel oder anderes Obst oder 1 Glas frisch ausgepreßten Obstsaft oder 1 Glas Saft von Backpflaumen, die man vorher kochte und dann durch ein Sieb schlug, oder 1 Eßlöffel voll geriebenen Schweizerkäse oder 1 Teller voll gekochte Backpflaumen. 20 Minuten später Kaffee mit Sahne, Vollkornbrot, Butter, Honig, Marmelade oder Roggenflockenrohspeise (Roggenflocken werden mit geriebenen Nüssen und etwas Zucker vermischt und hierauf mit kalter Milch übergossen).

Frühstück: 1 Glas Kefir oder Buttermilch oder Joghurt.

Mittags: Obstsuppe, fettes Fleisch, Hülsenfrüchte einschließlich der Kernschalen oder Roggenflockenomelette (100 g Roggenflocken, $^1/_2$ Liter Milch, 4 Eier, 40 g Weizenkraftmehl, 30 g Zucker, 1 Teelöffel Backpulver, Citronenschale, Zimt, Salz nach Belieben, werden zu einem Teig angerührt, in der Bratpfanne in Olivenöl ausgebacken und mit irgendeinem Fruchtmus gefüllt).

Nachmittags: Wie Frühstück oder rohes Obst.

Abends: Kaltes Fleisch, Gemüse, Salat mit Öl, Vollkornbrot, Butter oder Sauermilch mit geriebenem Schwarzbrot und Zucker oder Roggenflockenbrei (Roggenflocken werden mit Gemüsebrühe übergossen). Vor dem Schlafengehen rohes Obst.

Atonische Obstipation. Hierbei kommt dieselbe Kost in Frage wie bei der alimentären Obstipation, man muß aber gleichzeitig versuchen, den Darm zu kräftigen durch Massage, elektrische Vibrationsmassage, durch Bauchschnellen, Rumpfrollen, Rumpfbeugen, Sport. Abends 1 Eßlöffel Leinsamen mit Wasser hinunterspülen oder Linifekt, das Leinsamen in überzuckerter Form ist. Besonders sei hier auf die Sauerkrautkur (S. 68) verwiesen. DieKranken bekommen 3mal am Tage vor den Mahlzeiten einen kleinen Teller voll rohes Sauerkraut oder folgende Kost: 1. Frühstück: Müsli nach BIRCHER-BENNER, S. 95, Hagebuttentee mit Knäckebrot H und Butter. 200 g frisches Obst.

2. Frühstück: 200 g frisches Obst.

Mittagessen: 200 g frisches Obst, Rohgemüseplatte und Salate, ein Gang gedämpftes Gemüse (warm) mit Kartoffeln.

Nachmittag: Hagebuttentee mit Knäckebrot H und Butter.

Abendessen: Müsli, auf andere Art zubereitet. Obst mit Knäckebrot.

Vor dem Schlafengehen: Gekochte Backpflaumen durch ein feines Sieb geschlagen. (1 Tasse voll.)

Spastische Obstipation. Hier müssen wir eine cellulosearme Kost wählen, da schon eine Übererregbarkeit im Darm besteht, die leicht zu spastischen Kontraktionen führt. Um auf die bestehenden Spasmen lösend zu wirken, läßt man die Kranken feuchtheiße Umschläge oder heiße Kompressen mit Leinsamen, Kamillen oder Fango auf den Leib machen oder man gibt Diathermie. Oftmals lassen sich krampflösende Mittel wie Extr. Belladonnae oder Papaverin nicht umgehen.

In den *ersten acht Tagen der Behandlung* wählt man die Kost so schlackenarm als möglich: Schleimsuppe, Milch, Eier, Omelett, Grieß oder Reisbrei (durchschlagen), geschabtes Fleisch, geschabten Schinken, Quark, gekochten Fisch oder Sanatogen, Promonta, Somatose, Tropon, Robural in Suppen, 1 Glas frisch ausgepreßten Gemüse- oder Obstsaft. Allmählich geht man über zu Kartoffeln und Gemüsen, die in Breiform gegeben werden müssen.

Kost:

Morgens: 1—2 Eßlöffel gutes Olivenöl. Wer kein Olivenöl trinken kann, nimmt 1 Eßlöffel Leinsamen in Wasser.

1. Frühstück: Milch oder Kaffee mit Sahne und viel Traubenzucker, Weißbrot, Zwieback, reichlich Butter und Bienenhonig, Gelee.

2. Frühstück: 1 Glas frisch ausgepreßten Obstsaft oder 1 Glas Joghurtmilch.

Mittags: 1 Teller Gersten- oder Haferschleim, im Sommer durchgeschlagene Obstsuppen oder rote Grütze. Kalbfleisch, Taube, Huhn, Fasan, Ente, Fisch, Kartoffelbrei, Gemüse als Brei, Apfel- und Birnenkompott. Bei Rohobst stets Schale und Kerngehäuse entfernen. Pudding mit Fruchteinlagen.

Nachmittags: 1 Glas Joghurt oder Sauermilch.

Abends: Weißbrot mit viel Butter, 1 weichgekochtes Ei, Fettkäse, Gervais, Sahnequark, zartes Fleisch, Schinken, Kalbsleberwurst oder Rühreier mit viel Butter oder Omelett mit Kompott. 1 Glas Milch oder 1 Glas frisch ausgepreßten Obstsaft. Vor dem Schlafengehen 1—2 Eßlöffel Olivenöl in einer Tasse heißer Milch oder einen Eßlöffel Leinsamen mit Wasser hinunterspülen.

Aber auch bei der spastischen Obstipation läßt sich der Darm allmählich durch eine schlackenreiche Kost zu einer geregelten Funktion erziehen. Gleichzeitig wird man Atropin, Belladonna, Eupaverin usw. geben.

Colica mucosa.

Da diese Erkrankung besonders bei nervösen und neuropathischen Personen zu finden ist, so muß man vor allem versuchen, durch psychotherapeutische Beeinflussung günstig auf den Kranken zu wirken. Weiterhin ist auch auf den ganzen Körper anregend und kräftigend durch Bäder, kühle Abwaschungen und Abreibungen mit Franzbranntwein oder Nervpin einzuwirken. Die Behandlung des Leibes durch Wärme ist dieselbe wie bei spastischer Obstipation. Da man die Krankheit in die Gruppe der exsudativen Diathesen einreiht, so gibt man innerlich Kalkpräparate (Kalzan, Calcium-Sandoz, Pro Ossa).

Wenn gleichzeitig Verstopfung besteht, so läßt man morgens und abends 1—2 Eßlöffel Olivenöl in einer Tasse heißer Milch nehmen.

Die *Kost* soll nach VON NOORDEN eine schlackenreiche sein, mit viel Öl, Fett und Speck. Es kommt also das Kostschema der alimentären Obstipation hier in Betracht.

Colitis ulcerosa.

Die Krankheit hat als Grundlage sicher eine konstitutionelle Disposition (allergische Reaktion des Darmes), zu der irgendein Infekt hinzukommen muß (z. B. Ruhr, Paratyphus). Besonders sind Colon descendens, linke und rechte Flexura coli mit entzündlichen Erscheinungen befallen. Kommen hierzu *Geschwürsbildungen*, so haben wir die Colitis ulcerosa gravis. Es bestehen schmerzhafte Tenesmen und täglich öfter blutig eitrige Stuhlentleerungen, wodurch sich bald ein allgemeiner Kräfteverfall mit hochgradiger Anämie entwickelt. Der Dünndarm ist fast unbeteiligt.

Behandlung: Die Nahrung muß eine reizlose und entzündungswidrige sein, daher kein Kochsalz. Vor allem gibt man Hafer- und Gerstenschleim, Grieß, Reis und Mondaminbrei, Pudding, Nudeln, Makkaroni, Weißbrot, Keks, Zwieback, weichgekochte Eier, geschabtes Fleisch, geschabten Schinken, Kartoffelbrei. Als Gemüse werden nur Möhren, Spinat, Spargelköpfe, Teltower Rübchen, Schwarzwurzel, von Blumenkohl nur die Blumen (alle durchgeschlagen) gegeben.

Verboten sind: Rotkohl, Weißkohl, Rosenkohl, Wirsing und Hülsenfrüchte.

Die Speisen sind mit viel Butter oder Rahm zuzubereiten. Milch kann auch in Form von Joghurt oder Kefir verabreicht werden. Obst soll möglichst in Form von Brei oder frisch ausgepreßtem Saft genossen werden.

Gegen die *häufigen Stuhlentleerungen* hat sich Santuron als Pulver oder Flüssigkeit, in der Sommerzeit frischer Heidelbeersaft sehr gut bewährt. Gegen die *lästige Gasbildung*, die sehr oft die Ursache von Leibschmerzen und allgemeinem schlechten Befinden ist, macht man täglich öfter kleine Einläufe mit 100 ccm warmer physiologischer Kochsalzlösung, der man 30 Tropfen Kamillosan zusetzt. Die Blähungen gehen darnach leicht ab.

Von besonders guter Wirkung hat sich auch die *Lebertherapie* gezeigt. Da die Kranken leicht eine Abneigung gegen Leber bekommen, so kann man versuchen, sie in verschiedener Zubereitungsart zu reichen. Die Leber wird in kaltes Wasser gelegt und dann 10 Minuten gekocht. Dann wird sie durch den Fleischwolf gedreht und durch ein feinmaschiges Sieb getrieben, mit Kochwasser nachgespült und zusammen mit dem sämtlichen Kochwasser durch den Duodenalschlauch eingespritzt. Oder man gibt Kalbs- oder Rindsleber in gekochter Form als Leberwürfel in Suppe oder als Leberklöße, Leberragout oder in rohem Zustande gemahlen und vermischt mit rohem Ei, eingeweichter Semmel und Citronensaft.

Neben dieser natürlichen Leberkost kann man die vielen fabrikmäßig hergestellten Leberpräparate verwenden (Campolon, Ferronovin, Heparin, Hepatopson, Hepatrat, Pernämyl u. a.). Am besten ist die Wirkung bei intramusk. Injektion.

Eine ganz besonders gute Wirkung sah ich von *Vitaminen*. 3mal täglich 2 Dragees Vogan (Vitamin A) und jeden 2. oder 3. Tag eine intrav. Spritze von Vitamin C forte (Cantan, Cebion, Redoxon) und Vitamin B_1 forte (Betabirn, Betaxin).

Es mag zuletzt auch auf die *Bluttransfusion* hingewiesen sein, die manchmal alle anderen Behandlungsformen in den Schatten stellt. Gewöhnlich bringt eine erste Bluttransfusion von etwa 500 ccm eine schlagartige Änderung des Allgemeinzustandes. Gerade in solchen Fällen, wo die Krankheit schon jahrelang besteht und alle therapeutischen Versuche ergebnislos waren, tritt der Erfolg der Bluttransfusion um so deutlicher hervor. Sehr oft ist nur *eine* Transfusion notwendig, in den meisten Fällen 2—3 Transfusionen. Es wird in allen Fällen die direkte Blutübertragung vom Spender zum Empfänger vorgenommen, nachdem vorher die Blutgruppen bestimmt worden waren. Die Transfusionen werden in Zwischenräumen von 3—4 Wochen verabfolgt. Die Transfusion, die einen **Schüttelfrost und hohen Temperaturanstieg** zur Folge hat, führt am sichersten eine Umstimmung im Krankheitsbilde hervor. Soweit die Erfahrung reicht, bleiben die einmal geheilten Kranken gesund und brauchen keine strenge Diät einzuhalten. Am besten eine gemischte Kost, in der alle blähenden Speisen vermieden werden.

Die Behandlung der Krankheit durch Erzeugung einer Anaphylaxie ist in der Modernen Therapie näher besprochen.

Nach persönlicher Mitteilung von Kollegen RUNCK im Elisabeth-Stift zu Darmstadt gebraucht er bei Colitis mit Durchfall Solvitren-Injektionen mit großem Erfolg. Ich habe daraufhin Solvitren bei einem hartnäckigen Fall von Colitis ulcerosa versucht. Die Wirkung war eine günstige. Nach 4 Injektionen verringerten sich Blut und Eiter im Stuhl und die Stuhlentleerung wurde seltener. Anwendung genau nach der jeder Packung beiliegenden Gebrauchsanweisung. Auch kann man Tabletten und Injektionen von *Torantil* versuchen. S. Moderne Therapie.

Meteorismus, Flatulenz.

Der Meteorismus kann scheinbar als Krankheit für sich auftreten. Es ist aber stets nach der Ursache zu forschen. Häufig ist er aber eine Begleiterscheinung von Verstopfung. Auch bei Gallenblasen- und Gallensteinbeschwerden besteht meist eine größere Ansammlung von Gasen in den Därmen. Die Anhäufung von Gasen im Darm kann manchmal die Vorstufe zu einem Gallensteinanfall sein. Es ist in diesen Fällen oft schwer zu sagen, was das Primäre ist. Auch bei Anacidität und vermehrten Gärungs- und Zersetzungsprodukten im Darme kommt es zu einer übermäßigen Gasansammlung. Der aufgeblähte Darm drückt das Zwerchfell hoch und trifft auf der linken Seite das Herz, das bei einer vorhandenen nervösen Ansprechbarkeit sehr stark belästigt werden kann (s. u. Gastrokardialer Symptomkomplex S. 93). Auf Darmknickungen, Verwachsungen und die PAYRsche Doppelflintenstenose kann hier nicht weiter eingegangen werden. Wir finden den Meteorismus am häufigsten bei korpulenten Menschen, die meist den Arzt aufsuchen wegen Schwindel, Benommenheit des Kopfes, Herzdruck und weil sie nicht richtig durchatmen können.

Die Behandlung kann nicht in allen Fällen allein durch eine entsprechende Diät erfolgen, sondern sie muß gleichzeitig durch physikalische und atemtechnische Maßnahmen unterstützt werden. Vor allem kommt Bauchmassage in Betracht und Turnen, wobei besonders Übungen zu bevorzugen sind, in denen ein Beugen und Aufrichten des Körpers gefordert wird, auch Bauchschnellen ist sehr zu empfehlen. Abends ein kühles bis lauwarmes Sitzbad, nachts einen Leibwickel. L. ROEMHELD empfiehlt folgende **Atemübungen,** die zuerst im Liegen, später im Sitzen und Stehen ausgeführt werden sollen: „Die Hände werden auf den Leib gelegt, um einen gewissen dosierten Widerstand auszuüben, der Bauch wird langsam rhythmisch, möglichst ohne gleichzeitige Bewegung der Brust, maximal vorgestoßen und kurze Zeit in dieser Stellung gehalten, dann ebenso maximal eingezogen mit oder ohne Summen." Hierdurch werden der Zwerchfellmuskel und die Bauchmuskeln gekräftigt. Die Leber wird dabei nach WENCKEBACH wie ein Schwamm ausgepreßt und die ganze Zirkulation in der Bauchhöhle reguliert und verbessert, wodurch die Resorptionsmöglichkeit für die Darmgase vermehrt wird.

Behandlung: Nie viel auf einmal essen, alle Speisen gut kauen. Korpulente Menschen sollen möglichst entfettet werden. Bei Anacidität hohe Dosen von Salzsäure, bei Superacidität Magn. perhydrol oder Neutralon u. a., bei chronischer Gastritis Magenspülungen und 3mal täglich 2 Dragees Vitamin A (Vogan) bei Gärungsdyspepsie 2—3 Hungertage, als Getränk schwarzen Tee ohne Milch und Zucker, dann Kost unter Gärungsdyspepsie s. S. 153. Bei Darmfäulnis s. S. 154.

Bei Meteorismus verboten: Alle luft- und kohlensäurehaltigen Getränke und Speisen, frische Brötchen und frisches Brot, namentlich Schwarzbrot, rohes Obst in größerer Menge, Kohl- und Krautarten, Pilze, Rettich, Knoblauch, Zwiebel, Hülsenfrüchte, Käse, Süßigkeiten, Konditoreiwaren, Most, Zucker (außer Traubenzucker und Milchzucker), hartgekochte Eier, Auflauf.

Bei Fäulnisdyspepsie erlaubt: Geräuchertes Fleisch (durch den Kreosotgehalt fäulniswidrige Wirkung), Schinken, geräucherte Wurst, geräucherter Fisch.

Morgens: Pfefferminz- und Kamillentee zu gleichen Teilen, altbackenes Weißbrot mit Butter, Bienenhonig. Bei mageren Kranken Hygiama oder Haferkakao mit Milch gekocht.

Frühstück: 1 Glas frisch ausgepreßten Obstsaft, gesüßt mit Dextropur.

Mittags: 1 Teller Hafer- oder Gerstenschleim oder Grieß-, Reissuppe, Kalbfleisch, Rindfleisch, Geflügel, Fisch, geräucherte Zunge, wenig Kartoffeln, Spinat, Karotten, Blumenkohl, Teltower Rübchen, Schwarzwurzel (alle durchgeschlagen als Brei), 1 Apfel ohne Schale, bei Trauben Schale und Kerne entfernen.

Nachmittags: Wie morgens.

Abends: 1 Glas Joghurtmilch, altbackenes Weißbrot mit Wurst, Schinken, Fleisch, Bückling, Aal.

Wenn notwendig, nach dem Mittag- und Abendessen einen Eßlöffel folgenden Pulvers in etwas Wasser aufgeschwemmt: Adsorgan, Bolus alba aa 50,0. Zweimal wöchentlich 1 Einlauf mit 1 Liter Kamillentee.

Darmblutungen.

Wie bei Magenblutungen absolute Bettruhe und Nahrungsentziehung. Gegen den Durst Mundspülungen mit kaltem Wasser, Eispillen im Munde zergehen lassen. Wenn notwendig, subcutane Kochsalzinfusion. Gegen die Blutung täglich eine intrav. Injektion von Vitamin C forte (Cantan — Cebion — Redoxon forte). Hat die Blutung 2 Tage aufgehört, so beginnt man mit kühler Milch, Hühnerbrühe mit eingequirltem Eigelb, Fleischgelee, Schleimsuppe von Hafer, Gerste, Reis (durchgeschlagen), Suppe von Grieß, Grünkern mit gequirltem Ei oder Sanatogen, Somatose, Plasmon, Novotropon.

Appendicitis, Blinddarmentzündung.

Alle akuten Fälle sind am besten dem Chirurgen zu überweisen, da die klinischen Symptome keinen sicheren Schluß auf einen leichteren oder schwereren Entzündungszustand zulassen.

Vollkommen ruhige Rückenlage, auf die Blinddarmgegend ein Wolltuch und darauf einen Eisbeutel, oder man macht feuchtwarme Kamillenleibwickel je nach Verträglichkeit. Am besten an Wirkung scheinen feuchtheiße Kompressen zu sein, die so heiß darauf gelegt werden, daß man sie gerade noch mit den Händen ausdrücken kann. Auch heiße Kamillen- oder Leinsamenbeutel sind zu empfehlen. Man entzieht die ersten 2—3 Tage, je nach Kräftezustand des Kranken, die Nahrung vollkommen. Um den Durst zu stillen, gibt man Eisstückchen oder schluckweise kalten Lindenblütentee oder frisch ausgepreßte Säfte von Apfelsinen und Trauben mit etwas Citronensaft und Dextropur. Auch kann man rectal oder subcutan Wasser zuführen. Dann geht man über zu eisgekühlter Milch, der man allmählich Hafer-, Gerstenschleim mit Eigelb oder Sanatogen, Hygiama, Robural, Promonta, Somatose zusetzt. Hühnerfleischbrühe mit Grieß oder Reis, Haschee von Kalbshirn-Kalbsmilch, Huhn, Taube, Kalbfleisch, Kartoffelbrei und Apfelbrei.

Verboten bleiben noch längere Zeit alle schwereren Fleischsorten wie Rauchfleisch, geräucherter Fisch, Aal, Wurst (außer Kalbsleberwurst), Hering, stark gewürzte Speisen. Schrotbrot,

Schwarzbrot, Rotkohl, Weißkohl, Rosenkohl, Salate. Alle anderen Gemüse durchgeschlagen in Breiform sind gestattet. Anstatt Rohobst frisch ausgepreßte Obstsäfte.

Peritonitis, Bauchfellentzündung.

Die gleiche Kost wie Appendicitis. Völlige Nahrungsentziehung für 2—3 Tage. Als Getränk frisch ausgepreßte Obstsäfte und Lindenblüten-Holundertee mit Dextropur. Bei fortschreitender Besserung Schleimsuppe, Milch, Grießbrei, Reisbrei (durchgeschlagen), geschlagenes Eigelb oder auch das ganze Ei geschlagen. Zur Kräftigung kann man in Suppen die oben angeführten Stärkungsmittel geben.

Eingeweidewürmer, Darmparasiten.

Bei **Bandwürmern** schränkt man den Fleischgenuß ein und sorgt 2—3mal täglich für leichten Stuhlgang.

Am Tage vor der Kur gibt man marinierten Hering mit Zwiebeln oder Heringssalat, Meerrettich, rohes Sauerkraut. Am nächsten Morgen 60 g geschälte Kürbiskerne (eine Hand voll) mit ebensoviel ungesüßten Preißelbeeren. Das ganze muß gut gekaut werden. Eine Stunde später 1—2 Eßlöffel voll Ricinusöl.

Bei **Spulwürmern** (Ascaris lumbricoides) sorgt man für gründlichen Stuhlgang durch Faulbaumrinde, Sennesblättertee und Baldriantee zu gleichen Teilen, gibt roh geriebene Möhren und rohes Sauerkraut.

Bei **Madenwürmern** (Oxyuris vermicularis). Um eine sich immer wiederholende Infektion zu vermeiden, ist auf größte Reinlichkeit der Hände zu achten und nachts eine Badehose und Handschuhe anzuziehen, um das Kratzen am After zu verhindern.

Am besten wirken die Knoblauchklistiere. Man nimmt 2 bis 4 Knoblauchzehen und läßt sie in $^1/_4$ Liter Milch sieden. Diese Knoblauchmilch dient als Einlauf. Für häufigen Stuhlgang ist zu sorgen. Auch der Knoblauchsaft Comallysatum und die Allisatin-Tabletten können empfohlen werden.

Alle Menschen, die zu Darmschmarotzern neigen, sollen immer auf leichten Stuhlgang achten.

Hämorrhoiden.

Auf Herz, Leber und Verdauung achten!

Vor allem muß nach Möglichkeit auf eine naturgemäße Lebensweise geachtet werden, wozu besonders genügend Bewegung, Turnen und tägliches Spazierengehen gehören, weiterhin Bauchgymnastik, Bauchschnellen, Knet- und Klopfmassage des Bauches und die Atemübungen nach ROEMHELD, wie sie unter Meteorismus s. S. 161 angeführt sind. Abends ein kühles Sitzbad mit gleichzeitigem Massieren des Leibes. Nach jedem Stuhlgang ist der After mit kaltem Wasser und Seife zu reinigen und dann mit Lanolin einzureiben.

Auf regen Stuhlgang ist vor allem zu achten, und wenn die Kost hierzu nicht ausreicht, sind die Paraffinölpräparate oder Pasta Palm oder auch das altbewährte Brustpulver, welches Schwefel enthält, zu geben. Sehr gern verordne ich auch Uricedin, von dem ich früh und abends 1 Glas trinken lasse (1 Teelöffel Uricedin auf 1 Glas Wasser).

Sind die Hämorrhoidalkranken sehr korpulent, so schränkt man am besten die Kost stark ein und legt in der Woche 2 Obsttage ein, an denen nur ein Kilo Obst gegessen werden darf.

Verboten sind: Vor allem starker Kaffee, Alkohol, starke Gewürze wie Pfeffer, Senf, Zwiebeln, Sellerie, alle blähenden Gemüse.

Kost:

Morgens: Nüchtern 1 Glas Uricedin oder 1 Glas Mergentheimer Wasser. 1/2 Stunde später 1 Tasse Pfefferminz-Kamillentee mit Vollkornbrot, Butter, Gelee, Bienenhonig, Marmelade oder nur rohes Obst oder 1 Glas frisch ausgepreßten Obstsaft.

Frühstück: Vollkornbrot, Nüsse, Mandeln, Obst.

Mittags: Möglichst fleischlose Kost oder Rohkost (s. u. Nierenkrankheiten S. 97).

Nachmittags: 1 Stück Vollkornbrot, Obst.

Abends: 1 Teller Joghurtmilch, Buttermilch oder Sauermilch, Vollkornbrot, Kartoffeln und Salat mit Öl und Citronensaft. Nüsse oder Obst, frisch ausgepreßten Obstsaft.

Sind die Hämorrhoidalkranken dagegen abgemagert, so wird man eine kräftigere Kost wählen müssen und die Fett- und Ölzufuhr steigern. Die hier in Betracht kommende Kost ist dieselbe wie unter spastischer Obstipation s. S. 157 angegeben, nur ist der Kaffee verboten.

Stoffwechselkrankheiten.

Morbus Basedowii.

Da bei der Basedowschen Krankheit meist eine ausgesprochene Steigerung des Stoffwechsels entsteht, so hat man schon immer eine lactovegetabile Kost bevorzugt und das Eiweiß eingeschränkt, um die spezifisch-dynamische Wirkung möglichst auszuschalten. Die von BALLINT empfohlene Kost, die möglichst tryptophanarm ist, um die Produktion von Thyroxin stark einzuschränken, hat keinen besonderen Einfluß auf die Krankheit ausgeübt. Am besten enthält die *Kost viel Kohlehydrate, wenig Fett und noch weniger Eiweiß* (9 : 1,5 : 1). Da bei den Thyreotoxikosen ein gesteigerter Bedarf an Vitamin B- und C vorliegt, sind neben vitaminreicher Kost intrav. Injektionen von Vitamin B- und C von sehr günstiger Wirkung auf die vorhandene Schädigung des vegetativen Nervensystems. Jeden 2. Tag eine Mischspritze von 2 mg Betaxin oder Betabrin und 0,1 Cantan oder Cebion (intrav.).

Von ganz besonderem Interesse ist die von FERDINAND BLUM gemachte Beobachtung, daß im Blut ein den Epithelkörperchen entstammendes Hormon kreist, das vom Verdauungskanal aufgenommen zu werden vermag und parathyreoprive Tiere vor schweren Ausfallserscheinungen schützt. Gleichzeitig wohnt dem Blut noch eine stark ausgesprochene antithyreoidale Schutzkraft inne. Zur Behandlung von Basedow müßten die Kranken täglich eine gewisse Menge Blut einnehmen, was aber auf ziemlich großen Widerstand stoßen würde. An seine Stelle treten die *Hämokrinintabletten*, die aus hormonhaltigem Blut bestehen.

Besser, da nach Blum-Einheiten eingestellt, sind die **Tyronorman**-Tabletten, von denen man 3mal täglich 2 Tabletten gibt. Als Schutzkost muß man hierbei täglich 1—2 Liter Milch trinken und alle Fleischspeisen vermeiden, auch Fisch, Bratentunken, Fleischbrühe und Wurst. Erlaubt sind Eier, Milch, Quark, Käse und pflanzliche Eiweiße. Alkohol, starker Kaffee und Tee werden am besten nicht genossen. Da man bei den Basedowkranken meistens eine Gallenblasenreizung findet, so erlaube man von Fetten nur Butter und Öl.

Es soll hier gleichzeitig auf **Solvitren** hingewiesen werden, das als Pulver per os und als Injektion in Ampullen gegeben wird. Die Wirkung ist eine sehr günstige. Fieber tritt nach der Injektion selten auf. Gebrauchsanweisung genau befolgen.

Da man Hyperthyreosen der Ratten und Basedow bei Menschen durch eine sehr vitaminreiche Kost gebessert, ja selbst geheilt hat, so empfiehlt ABELIN eine Diät, die besonders aus Joghurt, Vollkornbrot, Eigelb, Gehirn, frischen Tomaten und Kohl, Salat, Spinat und frischen Gemüsen, auch Knochenmark besteht. Wahrscheinlich ist der Synergismus aller Vitamine notwendig, um den Heileffekt zu erzielen.

Die **Kost** wäre hierbei folgende:

Morgens: $^1/_2$ Liter Milch mit 2 Tabletten Tyronorman, Vollkornbrot mit Butter und Bienenhonig.

Frühstück: Obst und Nüsse oder Joghurtmilch oder Sauermilch.

Mittags: Haferschleim, Gerstenschleim, Roggenflockensuppe, Omelette mit Kompott oder Reisauflauf, Blumenkohlauflauf, Reisbrei, Grießbrei, Grießklöße, Karthäuserklöße, Kartoffelklöße, Rührei mit Pfifferlingen, Apfelpfannkuchen, Prinzeßkartoffeln oder gedämpfte Kartoffeln mit Salat, Spiegelei und Salat, Kartoffeln mit verschiedenen Gemüsen, Tomatenreis, Blumenkohl mit Kartoffelcroquettes, als Nachtisch: rote Grütze, Pudding oder Obst.

Nachmittags: $^1/_2$ Liter Milch mit 2 Tabletten Tyronorman.

Abends: Tomaten mit Gemüsefüllung (Erbsen, Spargel und Blumenkohl werden fein geschnitten, in leichtem Salzwasser abgebrüht, mit Citronensaft beträufelt und mit Mayonnaise vermischt), Bratkartoffeln mit Tomaten und Kopfsalat oder Rohgemüseplatte s. u. Nierenkrankheiten S. 97. Als Getränk $^1/_2$ Liter Milch mit 2 Tabletten Tyronorman.

Arthritis urica, Gicht.

Die Ursache der Gicht ist wahrscheinlich eine Störung in der Ausscheidung der Harnsäure infolge erhöhter Affinität gewisser Gewebe des Gichtkranken zu diesem Stoffwechseltoxin (nach Umber histiogene Retention von Harnsäure). Man muß daher nach einer normalen Ausfuhr der Harnsäure aus dem Körper streben oder die Harnsäureproduktion eindämmen, das heißt den *exogenen* (alimentären) sowie den *endogenen* (Zerfall des Plasma) Purinstoffwechsel nach Möglichkeit einschränken und für günstige Ausscheidungsverhältnisse sorgen. Seit Jahrhunderten wurden schon mit großem Erfolg alkalische Brunnenwässer gegen Gicht angewandt. Nach Umber soll bei diesen Kuren eher eine Verminderung der Harnsäureausfuhr als eine Erhöhung auftreten, so daß man daraus wohl schließen kann, daß eine Herabsetzung der Harnsäureproduktion im Körper stattfindet. Man wird daher bei der therapeutischen Beeinflussung der Gicht danach streben, einen *alkalischen Urin* zu erhalten. Aus einer größeren Uratabscheidung im Urin soll man niemals auf eine Gicht schließen, aus einer Verringerung der Harnsäure aber auch keine Besserung der Gicht feststellen.

Aus dem oben Gesagten folgt für die *Kost* der Gichtkranken, daß die Zufuhr von Nucleoproteiden (Kerneiweiß) vermieden werden muß, da diese die Muttersubstanzen der Purinkörper, also auch der Harnsäure sind. Die wichtigsten Quellen der Purinkörper in unserer Nahrung sind: Kalbsmilch, Leber, Nieren, Gehirn und Lunge. Purinreich sind auch Anchovis, Hering, Sardellen, Sardinen, Sprotten. Es muß aber auch bei bestehenden Gichtbeschwerden eine reichliche Zufuhr von purinkörperfreiem Eiweiß verboten werden, da bei der gichtigen Stoffwechselstörung eine endogene Harnsäurebildung besteht Wir müssen also bei der Ernährung die purinkörperhaltigen Nahrungsmittel vollkommen ausschließen und die purinkörperfreien Eiweißstoffe möglichst einschränken. Die schädliche Wirkung des Alkohols auf die Gicht ist bekannt. Er ist daher zu verbieten.

Kost: Vor allem muß man die Gesamtzufuhr an Nahrungsmitteln einschränken, da die Gicht wahrscheinlich auch in einem gewissen Zusammenhange mit einem üppigen Lebenswandel steht. Vollkommen auszuschließen sind die purinhaltigen Nahrungsmittel und nur in geringer Menge gestattet sind die purinfreien Eiweißstoffe. Die Kost muß sich daher möglichst aus Kohlehydraten und Fetten zusammensetzen. Ist die Gicht gleichzeitig mit Fettsucht gepaart, so ist besonders eine Rohkostkur am Platze. Die Kohlehydrate stehen in großer Menge zur Verfügung und können auf die mannigfaltigste Art als abwechslungsreiche Gerichte zubereitet werden. Alle Obst- und Gemüsesorten sind erlaubt, besonders wird Sellerie empfohlen. Die Hülsenfrüchte sind verboten. Mäßig purinreich sind Blumenkohl, Kohlrabi, Pilze, Spargel, Spinat. An Getränken kommen in Betracht: alle alkoholfreien Getränke, auch Tee, Kakao, Mineralwässer, Obstsäfte. Ganz besonders sind die alkalischen Mineralwässer zur Begünstigung des Harnsäurestoffwechsels zu empfehlen (Karlsbader Mühlbrunnen, Heilquelle Karlssprudel, Mergentheimer Karlsquelle, Wildunger Helenenquelle, Salzschlirfer, Neuenahrer Sprudel, Kissinger Rakoczybrunnen). Eine besonders gute Wirkung zeigt hier auch Uricedin. Gewürze und pikante Tunken, auch Fleischextrakte müssen gemieden werden.

Von *Eiweiß* sind in *leichten* Fällen gestattet: Milch, Eier, Käse, Fisch, Kaviar. Fleisch soll nur in *gekochter*, nicht in gebratener Form gegeben werden, da durch das Kochen purinhaltige Körper herausgelöst werden. Fleischbrühe ist daher verboten. Für schwere Fälle kommt nur eine fleischlose Kost in Frage. Vor allem ist auf regelmäßigen Stuhlgang zu achten. Bei einem Gichtanfall kräftig abführen und Klistier geben.

Kost für leichtere Fälle:

Morgens: 1 Tasse Spec. lignorum oder 1 Tasse Kaffee, Tee, Kakao oder Milch, Brötchen, Weißbrot oder Schrotbrot, Steinmetzbrot, Grahambrot, Knäckebrot mit Butter, Gelee, Marmelade, Bienenhonig.

Frühstück: Obst.

Mittags: Haferschleim oder Grießsuppe, Obstsuppe, Roggenflockenmilchsuppe ($^1/_2$ Liter Milch, $^1/_8$ Liter Wasser, dann Zimtrinde, Zucker, Butter und Salz nach Bedarf Erst kochen, dann 100 g Roggenflocken beigeben und noch kurze Zeit aufwallen lassen). Omelette mit Kompott oder Gemüse mit Kartoffeln, Reisauflauf, Blumenkohlauflauf, Reisbrei, Grießbrei, Grießklöße, Karthäuserklöße, Kartoffelklöße, Rührei mit Salat und Kartoffeln, Spiegelei und Salat, Apfelpfannkuchen, Kartoffelpuffer, Kartoffeln mit verschiedenen Gemüsen. Wenig Rindfleisch, Taube, Huhn mit Gemüse und Kartoffeln, Fisch mit Butter und Kartoffeln. Als Nachtisch Pudding, rote Grütze, Erdbeeren mit Sahne, Obst.

Nachmittags: Obst oder Joghurt, Sauermilch oder Buttermilch.

Abends: Kakao oder Tee, Brot, Butter, Radieschen, Sellerie, Eier, Käse, kalter Braten, Schinken, Quark oder im Sommer: Roggenflocken werden mit geriebenen Nüssen und etwas Zucker vermischt und hierauf mit kalter Milch übergossen. Obst.

Kost für schwere Fälle von Gicht: Beginn der Kur mit 2 Fasttagen, an denen nur frisch ausgepreßte Obstsäfte und Uricedin oder Mineralwässer getrunken werden. Abführmittel, Einläufe.

Injektionen von Vitamin B_1 (Betabion forte, Betoxin forte) bringen die entzündlichen Schwellungen und Schmerzen schnell zum Verschwinden.

Nüchtern 1 Glas von Uricedin oder den angeführten Mineralwässern.

Morgens: Früchte-Diätspeise: Man mischt 1 Eßlöffel von kondensierter gezuckerter Milch (Marke Milchmädchen) mit dem Saft $^1/_2$ Citrone und 1 gestrichenen Eßlöffel voll Haferflocken, die vorher 12 Stunden lang mit 3 Eßlöffeln Wasser vorgeweicht waren. Ein großer Apfel, mit einem trockenen Tuch abgerieben, wird mit Schale und Kerngehäuse auf einem Reibeisen gerieben und sofort in den Brei eingerührt. Anstatt kondensierter Milch kann man auch 1 Eßlöffel Bienenhonig nehmen. Die Zubereitung geschieht unmittelbar vor dem Essen (s. u. Nierenkrankheiten S. 97).

Frühstück: Obst.

Mittags: Wie bei den leichteren Fällen angegeben, ausgenommen die Fleischspeisen.

Nachmittags: 1 Glas frisch ausgepreßte Obstsäfte.

Abends: Obst- und Rohgemüseplatte (s. u. Nierenkrankheiten), Butterbrot mit Radieschen, Sellerie, Obst.

Vor dem Schlafengehen 1 Glas Uricedin oder Mineralwasser.

Zweckmäßig ist es, bei den schweren Fällen wöchentlich 2 *Obsttage* einzuführen, an denen nur 1—1 1/2 kg Obst oder 800 bis 1000 g Obst und 500—700 g Gemüse gegeben werden. Oder

Rohkost:

Morgens: 2 Eigelb mit etwas Zucker und Citronensaft gequirlt, Knäckebrot mit Butter.

Frühstück: 1 Glas frisch ausgepreßte Obstsäfte.

Mittags: Rohes Obst, geriebene Möhren, Salate mit Citronensaft und Öl zubereitet (Kopf-, Endivien-, Feld-, Zichorien-, Brunnenkressesalat, Löwenzahn, Rettich, Spinat, Weiß-, Rot-, Rosenkohl, Gurken-, Bohnen-, Sellerie-, Tomaten-, Kartoffelsalat). Oder

Rohkostplatte: 150 g Knollensellerie, 100 g Kohlrabi, 1/2 kleiner Blumenkohl, 150 g Möhren, 100 g Rettich werden geschält, gewaschen und fein gerieben. 80 g Spinat, 1 kleiner Lauchstengel, einige Kohlblätter werden gewaschen und in feine Streifen, 200 g Tomaten in dünne Scheiben geschnitten. Die Mayonnaise (1 Eigelb, knapp 1/4 Liter Öl, 1—1 1/2 Löffel Citronensaft und wenig Salz) verdünnt man noch mit 2 Teelöffel Citronensaft, 2 Löffeln Öl und 1 Teelöffel aufgelöstem Bienenhonig und macht damit die Gemüse einzeln an. Die Tomaten werden nur mit Öl und Citronensaft beträufelt. Auf einer flachen runden Platte werden die Gemüse abwechselnd in den Farben nebeneinander angeordnet. Man garniert mit kleinen Zwiebeln, gehackten Kräutern und ausgehülsten Erbsen.

Nachmittags: Rohe Milch, Knäckebrot mit Bienenhonig, Butter.

Abends: Die gleiche Auswahl wie mittags.

Diabetes mellitus, Zuckerkrankheit.

Wenn auch durch die Erfindung des Insulins die Zuckerkrankheit ihre Schrecken verloren hat und die Behandlung eine bedeutend erfolgreichere geworden ist, so bleibt doch für den Arzt die diätetische Einstellung des Kranken der Grundpfeiler der Behandlung.

Es mag hier gesagt sein, daß mancher klinische Diabetesfall kein reiner insulärer Diabetesfall ist, sondern daß hier schon kontrainsuläre Einflüsse mitspielen, da im Blute eine Vermehrung des kontrainsulären Hormons gefunden wurde. So fand man fließende Übergänge zwischen dem insulären Diabetes und den Formen mit kontrainsulärem Einschlag, der z. B. in einer hypophysären, thyreoidalen, infektiösen oder nervösen Komponente bestehen kann. Je geringer also die kontrainsuläre Wirkung, um so insulinempfindlicher ist der Kranke, mit Steigerung der kontrainsulären Wirkung steigt auch die Insulinresistenz. Welche Rolle Erbmasse und Umwelt bei diesen Krankheitsbildern spielen, bleibt noch zu erforschen. Die älteren Diabetiker mit gleichzeitiger Hypertonie reagieren schlechter auf Insulin als die jugendlichen, weil nicht selten die Arteriosklerose des Pankreas eine Teilerscheinung allgemeiner Gefäßverkalkung ist.

Der Grundgedanke der diätetischen Behandlung geht auf eine Schonung und Entlastung der geschädigten Pankreasdrüse hinaus. Dies geschieht nicht nur durch Einschränkung bestimmter Nahrungsstoffe, sondern auch durch eine quantitative Beschränkung der gesamten Kostzufuhr. So rechnet man bei Leichtdiabetikern auf ein Kilo Körpergewicht 30—40 Calorien, bei Schwerdiabetikern, die im Bett liegen, 20—30 Calorien. Es ist auffallend, wie Diabetiker bei einer solch beschränkten Kost sich schnell erholen und wieder zu Kräften kommen und selbst an Gewicht zunehmen. Bei Leichtdiabetikern braucht man in der Gesamtkost nur die Kohlehydrate und das Eiweiß einzuschränken, um zuckerfreien Urin zu erhalten. Bei Schwerdiabetikern scheint mir die Eiweißeinschränkung das Allerwichtigste zu sein, dann kommt erst die Einschränkung der Kohlehydrate und zu allerletzt die der Fette. Es wäre heutzutage direkt als ein Kunstfehler zu betrachten, wenn man einen Schwerzuckerkranken mit einer kohlehydratfreien Fleischnahrung ernähren wollte. Die gegenwärtige Ernährungstherapie verfolgt vor allem eine *positive Eiweißbilanz*, die am schnellsten erreicht werden kann durch starke Einschränkung der Eiweißkörper.

Erst wenn eine positive Eiweißbilanz besteht, tritt eine Beruhigung im Zuckerstoffwechsel ein, da der Körper frei geworden ist von den toxischen Eiweißderivaten, die in Blut und Organen kreisen und die kranken Pankreasinseln noch mehr schädigen. Öfter erreicht man diese Stoffwechselberuhigung sehr schnell durch Einleitung der Kur mit 2 Hungertagen, an denen man nur Tee, Kaffee, Fleischbrühe, Mineralwasser und etwas Alkohol zu trinken gibt. Dann erst beginnt man, die Kost vorsichtig aufzubauen, am besten mit Gemüse, Rohobst und Fett. Diese Kost ist, abgesehen vom Fett, eine alkalische Kost und vermag vorhandene Säuren abzufangen und zu neutralisieren. Gleichzeitig enthält die Kost genügend anorganische Mineralsalze und Vitamine, die bei der Verwertung der Nahrung im Körper eine wichtige Rolle spielen. Vitamin B soll in besonderer Beziehung zum Kohlehydratstoffwechsel stehen. Ist die Kost später vollkommen ausgebaut, so halte ich es doch für äußerst vorteilhaft, wenn man noch wöchentlich 1—2 Obsttage einfügt, die den Kranken besonders gut bekommen und auch gern eingehalten werden. Kranke, die mehr für Rohkost schwärmen, kann man die Rohkostgemüseplatten empfehlen, s. u. Gicht S. 170. Hierbei ist jedes Obst und jedes Gemüse erlaubt.

Die *Gemüse* werden am besten durch Dämpfen in Butter zubereitet, damit die Mineralsalze und Vitamine nicht verlorengehen, oder sie werden kurz abgebrüht und in strömendem Dampf gar gekocht (Dampfkochtopf, den man auch bei Kartoffeln gebraucht). Sie dienen als Fettträger, bewirken ein größeres Sättigungsgefühl und regen die Darmperistaltik an. Bei schwachem Magen werden alle Gemüse durchgeschlagen. Gemüsekonserven werden am besten vollkommen gemieden. An **Gemüsen** kommen in Betracht: Spinat, Löwenzahn, Brennessel, Lattich (alle wie Spinat zubereitet), Möhren, Blumenkohl, Spargel, Rosenkohl, Schwarzwurzel, Teltower Rübchen, Rot- und Weißkraut, Wirsing, Mangold, rohes Sauerkraut, Artischocken, Kohlrabi, grüne Erbsen, Kopf-, Endivien-, Kresse-, Scharbock-, Feld-, Gurken-, Tomatensalat, rote Rüben, Rettich, Radieschen, Sellerie, Meerrettich. Alle Salate werden mit Citronensaft und Öl zubereitet. *Pilze:* Pfifferlinge, Steinpilze, Champignon, Morcheln und Trüffeln. *Alle Blattgemüse und Pilze enthalten durchschnittlich 1—3% Kohlehydrate, alle anderen, wozu auch Tomaten, Radieschen usw. gehören, 3—5%.*

Wieviel von anderen Kohlehydratträgern erlaubt werden darf, läßt sich nur von Fall zu Fall entscheiden. Weißbrot, das 50 bis 60% Stärke enthält, vermeidet man bei Diabetikern am besten vollkommen und gibt dafür nur die zahlreichen zur Verfügung stehenden Sorten von Schrotbrot. Das **Schrotbrot** hat einen höheren Kleiegehalt und einen geringeren Gehalt an ausnutzbaren Kohlehydraten als Weißbrot und kann daher bei leichteren und mittelschweren Formen bis zu einer bestimmten Menge gestattet werden.

Von **Diabetikerbroten** mit geringem Kohlehydratgehalt seien folgende genannt: Konglutin-Wenikobrot (Fromm, Kötzschenbroda) mit 28,3%, Diätei-Primärbrot (Simons Apotheke, Berlin) mit 24,6% Stärke, Brot für Zuckerkranke Nr. 200a (Gumpert, Berlin) mit 26,3%, Diabetikerbrot (Singer, Basel) mit 25%, Liton-Brot (Fritz, Wien) mit 26%. Diese kohlehydratarmen Diabetikerbrote dürfen nicht über 3 Tage alt werden, da sie sonst erheblich an Geschmack- und Genußwert verlieren.

Aleuronatbrot, Grahambrot, Schlüterbrot und andere Roggenbrote rechnet man mit 40% Kohlehydrate. Das von der Kommanditgesellschaft, Berlin SW 61, hergestellte Knäckebrot Sorte Z enthält in einer Scheibe von 13 g: 2,5 g Eiweiß, 6 g Kohlehydrate, hohen Gehalt an Vitaminen der Gruppe B.

Von den *Trockengebäcken*, die weniger als 35% Stärke enthalten, mögen folgende erwähnt sein: Diabetikerzwieback (Singer, Basel), Kleberzwieback (Fritz, Wien), Diabetikerzwieback (Gumpert, Berlin), Sojapanteegebäck von Theinhardt (besteht aus Mandeln, Haselnüssen, Eiern und Sojamehl). Das Gebäck enthält 34% Fett, 30% Eiweiß, 25% Kohlehydrate. 50 g davon entsprechen 20 g Weißbrot. Diese Trockengebäcke sind mehr zu empfehlen, da sie längere Zeit haltbar sind. 40 bis 50 g entsprechen einem Kohlehydratgehalt von 20 g Weißbrot.

Es gibt weiterhin noch Gebäckarten, die so gut wie vollkommen frei von Kohlehydraten sind. Sie enthalten nur Eiweiß und wenig Fett und dürfen deshalb nicht als Brotersatz angesehen werden, wohl aber können sie als Unterlage für Brotaufstrich oder zum Stillen des Hungers dienen. Am bekanntesten ist das *Mandelbrot*, das nach einer Vorschrift von VON NOORDEN und ISAAC selbst im Haushalt gebacken werden kann. (Verordnungsbuch und diätetischer Leitfaden für Zuckerkranke, 7. und 8. Auflage. 1929, S. 150.) Hier sind auch noch andere Vorschriften für Mandel- und Nußgebäck zu finden. Empfohlen werden können auch noch die Biskuits von Singer in Basel.

Für *Schwerdiabetiker* kommen besonders die sog. **Luftgebäcke** nach VON NOORDEN in Betracht, die durch die besondere Herstellungsart im Verhältnis zu ihrer Größe federleicht sind. Die Kranken sollen und mögen auch meist nicht mehr als 20 g bis höchstens 40 g täglich davon essen, da das „nach Nichts" schmeckende Brot den Kranken leicht zuwider wird. Es ist für Schwerdiabetiker fast unentbehrlich und soll hauptsächlich als Unterlage für Fett, Butter und Speck dienen. Hierauf lasse ich zur Geschmacksverbesserung noch Kresse, Radieschen, Schnittlauch, Sauerampfer, Petersilie, Rettich, Zwiebel, Knoblauch oder Tomatenscheiben legen. Luftbrötchen in *Brikettform* ca. 20 g schwer von Dr. Theinhardts Nährmittelgesellschaft enthalten 62,5 % Eiweiß und 25,8 % Kohlehydrate, Luftbrötchen *rund* ca. 4—5 g schwer enthalten 56,4 % Eiweiß und 31,9 % Kohlehydrate. Dr. THEINHARDTS *Diabetikermehl* Nr. 1 enthält 49 % Eiweiß, 36 % Kohlehydrate. Nr. 2 35 % Eiweiß, 49 % Kohlehydrate. Hierzu folgende Vorschriften:

Gesundheitskuchen. 60 g Butter werden schaumig gerührt, 2 Eier, welche mit 60 g Milch verrührt worden sind, und 160 g Diabetikermehl, in welches 5 g Weinsteinbackpulver gemischt ist, dazugerührt. Zur Versüßung 1—2 Tabletten Saccharin und als Gewürze das Gelbe einer Citrone, Vanille oder fein gehackte Mandeln. In Blechkapseln gebacken.

Anisbrot. Man mache dieselbe Masse wie bei Gesundheitskuchen, nur nehme man als Gewürz etwas Anis; gehackte Mandeln dazu verbessern den Geschmack. In einer Blechform gebacken und wenn erkaltet in dünne Schnitten geteilt und wie Zwieback geröstet.

An **Rohobst** können besonders die weniger süßen Obstsorten bevorzugt werden: Saure Äpfel, Preiselbeeren, Heidelbeeren, schwarze und rote Johannisbeeren, Citronen und besonders Mandeln, Walnüsse, Haselnüsse, Paranüsse. Ich gestatte aber meinen Zuckerkranken alle anderen Obstsorten. Ich habe bei Diabetikern, die bei einer täglichen Insulindosis von 60 E. noch 2 % Zucker ($1-1^1/_2$ Liter Urin) ausschieden, 2 Obsttage eingeschaltet. An diesen Tagen durften die Kranken 1 Kilo Obst (Bananen, Äpfel, Apfelsinen, Trauben, Möhren, Tomaten, Nüsse, Mandeln) essen und erhielten kein Insulin. Die Zuckerausscheidung ging am 1. Tage auf 1,5—1,8 %, am 2. Tage auf 1,1—1 % Zucker bei nur 800 ccm Urin zurück. Wenn der Kranke dann wieder zu seiner üblichen Diabetikerkost zurückkehrte, so stieg trotz Insulin die Zuckerausscheidung wieder auf 2 %. Aceton verschwindet an den Obsttagen meist vollkommen. Da rohes Obst so vorzüglich von den Diabetikern vertragen wird, so gestatte ich allen Diabetikern täglich jede Sorte rohen Obstes. Ich habe niemals einen nachteiligen, sondern immer nur einen günstigen Einfluß gesehen und die Kranken sind dankbar für diese erfrischende Abwechslung.

Die **Haferobstkur** kann wie folgt über den Tag verteilt werden:

Morgens: 20—30 g Haferflocken als Suppe, gewürzt mit Salz, Küchenkräutern und etwas Maggi.

Frühstück: 200—300 g Obst.

Mittags: 50 g Haferflocken mit Tomaten gekocht.

Nachmittags: 2 Äpfel mit Mandeln, Nüssen und gerösteten Kastanien.

Abends: 40 g Rohkosthaferflocken. (3—4 Stunden eingeweicht, abgeseiht und mit Mandelmilch — in jedem Reformhaus erhältlich — übergossen und mit einem geriebenen Apfel und dem Saft einer Citrone und einer Apfelsine versetzt.)

Diese Kost enthält ungefähr 600—700 Calorien. Anstatt der Rohkosthaferflocken kann man auch Rohkostroggen- und Weizenflocken nehmen. Die Calorien lassen sich durch Zugabe von Butter oder Fett leicht erhöhen. Der Eiweißgehalt, der hier ungefähr zwischen 20 g und 30 g liegt, kann durch Zulage von 1—2 Eiern auf 30—40 gesteigert werden.

Wenn **Neigung zu Ödemen** besteht, so ersetzt man den Hafer durch Reis, den man als Reisfleischbrühe oder als Tomatenreis gibt. Das Kochsalz läßt man am besten ganz weg und ersetzt es durch Hosal, Eugusal oder Curtasal. Oder Apfelreisauflauf, gesüßt mit Sionon.

Hier mag auch die **Mehlfrüchtediät nach Falta** erwähnt sein, die infolge ihrer geringen Eiweißzufuhr eine sehr günstige Wirkung auf die Acidosis hat. Man kocht 30 g von irgendeinem Suppenmehl in Fleischbrühe oder Wasser, setzt 30 g Butter und etwas Salz hinzu und gibt alle 2 Stunden eine solche Portion. So kann man im Laufe des Tages dem Kranken geben: 30 g Reis, 30 g Grieß, 30 g Hafer, 30 g Grünkern, 30 g Tapioka oder 30 g von Erbsen-, Bohnen-, Linsenpulver.

Weiterhin müssen hier die **Caramelzucker:** Salabrose und Mellitose erwähnt werden, die von den Diabetikern sehr gut vertragen werden.

Speisevorschriften: 65 g Mellitose werden mit 200 g Sahne und etwas Vanille aufgekocht und dann mit 2 gut verrührten Eigelben gut durchgemischt, auf dem Wasserbade zu cremeartiger Konsistenz eingeengt und je nach persönlichem Ge-

Nahrungsmitteltabelle.

In 100 g sind enthalten	Eiweiß g	Fett g	Kohlehydrate g
Mehle:			
Reis, geschält	6,5	—	76
Haferflocken	12,5	6	65
Mondamin und Grünkernmehl	7,5	2	69,5
Erbsen, getrocknet	16,5	0,5	45
Linsen, getrocknet	18	0,5	47
Bohnen, getrocknet	16,5	0,5	47
Weizenmehl, fein	8,6	0,8	73,6
Roggenmehl	7,6	1,2	70
Makkaroni, Nudeln	8,8	0,4	72,5
Gebäck:			
Weißbrot	5,5	0,5	56,5
Semmel	7	0,5	57
Vollkornbrot	6	0,5	44
Schwarzbrot	4,5	0,5	48
Pumpernickel	4,5	0,5	42
Simonsbrot	6	0,9	50
Steinmetzbrot	9,5	0,4	42,9
Knäckebrot Z	19	4,9	45
Kartoffeln	1,5	0,1	20
Gemüse:			
Grüne Erbsen	4,5	0,5	10,5
Grüne Bohnen	2	—	5,5
Blumenkohl	2	—	4
Rosenkohl	4	—	5,5
Rotkraut	1	—	4
Weißkraut	1	—	3,5
Welschkraut	2	—	4
Möhren	1	—	8,5
Kohlrabi	2	—	5
Teltower Rübe	2,5	—	9,5
Radieschen	1	—	3
Spargel	1	—	1,5
Spinat	1,5	—	1,5
Rhabarber	0,5	—	2,5

In 100 g sind enthalten	Eiweiß g	Fett g	Kohlehydrate g
Salat	1	—	1—2
Gurke	0,5	—	1
Tomate	0,5	—	3,5
Pfifferling	1,5	—	2,5
Steinpilz	2,5	1,5	3,5
Champignons	3,5	—	2,5
Rote Rüben	1,1	0,1	7
Sellerieknollen	1,1	0,2	9,9
Obst:			
Äpfel	—	—	13
Birnen	—	—	13,8
Quitte	—	—	14,2
Apfelsine	—	—	12,6
Bananen	—	—	22,8
Mandarinen	—	—	8,5
Citronen	—	—	8,4
Ananas	—	—	8,8
Kirschen, süß	—	—	15
Kirschen, sauer	—	—	12,5
Erdbeeren	—	—	9,5
Preißelbeeren	—	—	13
Heidelbeeren	—	—	12,1
Himbeeren	—	—	6,8
Johannisbeeren, rot	—	—	7,5
Johannisbeeren, schwarz	—	—	13,7
Stachelbeeren	—	—	8,6
Weintrauben	—	—	17,7
Aubergine	—	—	4,8
Gurke	—	—	1
Kürbis	—	—	6,5
Tomate	—	—	4
Fette:			
Butter	—	82	—
Margarine	—	80-87	—
Schweineschmalz	—	91,5	—
Speck	2,8	85	—
Rindstalg	—	98,2	—
Hammeltalg	—	97,2	—
Gänseschmalz	—	97,2	—

Nahrungsmitteltabelle (Fortsetzung).

In 100 g sind enthalten	Eiweiß g	Fett g	Kohlehydrate g
Cocosfett, Palmin . . .	—	99,8	—
Nußbutter . . .	30,1	51,4	13,4
Milch u. Milcherzeugnisse:			
Ziegenmilch . .	3,6	3,9	4,7
Kuhmilch . . .	3,4	3,6	4,8
Magermilch . .	3,6	0,8	4,6
Rahm, Sahne .	3,5	20	3,5
Kaffeerahm . .	3,5	10	4
Buttermilch . .	3,7	0,7	3,7
Sauermilch . .	3,3	3,3	4,2
Kondens. Vollmilch ohne Zucker . . .	8,0	9,3	10,9
Kondens. Vollmilch mit Zucker . . .	10,1	10,4	53,5
Käse:			
Quark, frisch .	17,2	1,2	4
Gervais	13,5	37,6	1,7

In 100 g sind enthalten	Eiweiß g	Fett g	Kohlehydrate g
Rahmkäse . .	16	37	1,7
Fettkäse . . .	26	30	2
Camembert . .	18,8	22,8	1,7
Edamer	25,7	28,1	3,5
Tilsiter	26,2	27,3	1,5
Limburger . . .	26,7	11,5	4,1
Harzer	34,4	1,4	3,3
Hühnerei = 50 g	5,6	5,3	0,3
Ein Eiweiß = 29,5 g . .	3,8	—	0,2
Ein Eigelb = 15,5 g . .	2,5	4,9	—
Nüsse und ähnliches:			
Haselnüsse . .	12,2	56,3	6,1
Walnüsse . . .	11,7	52,6	11
Erdnüsse . . .	19,3	40	13,2
Mandeln . . .	15	47,8	11,2
Paranüsse . . .	10,8	61	3,2
Cocosnußfleisch	6,2	60,3	10,5

schmack mit mehr oder weniger Tropfen einer 20proz. Krystallsaccharinlösung versetzt. Dieser Creme kann auch in gefrorenem Zustande als Eis gereicht werden; durch Zusatz von 2 Tafeln Gelatine kann man diesen Creme in Puddingform verwandeln.

Makronen mit Mellitose: 200 g Mellitose, 300 g Haselnüsse, 180 g süße Mandeln, 5 g Salz, 200 g Wasser, 40 g Butter, 6 Tropfen Saccharinlösung.

Quarkauflauf: Man rührt 60 g Butter zu Schaum, fügt allmählich 4 Eigelb, etwas Süßstoff, 40 g Mellitose, 60 g gewiegte süße Mandeln, die abgeriebene Schale einer halben Citrone, wenig Salz und 80 g gut ausgepreßten Quark hinzu und zuletzt den steifgeschlagenen Eischnee. Man bäckt bei mäßiger Hitze 1 Stunde in einer mit Butter bestrichenen Form.

Das *Obst* in Form von Kompott kann mit Dulcin oder Süßstoff-Krystall gesüßt werden, aber auch **Sionon,** das ein Zucker ist, der von den Diabetikern vollkommen verwertet und gut vertragen wird, kann zum Süßen verwendet werden. Dieser

Zucker kann mit gekocht werden und wird bis zu einer täglichen Menge von 30—60 g vertragen. Zweckmäßig verteilt man diese Menge über den ganzen Tag. Es läßt sich zu allen Speisezubereitungen verwenden, wo Zucker erforderlich ist. Am besten wird es den Speisen immer in einer konzentrierten Lösung zugesetzt.

Einige Vorschriften: Citronencreme: 1 Citrone, 10—20 g Sionon, 1 Ei, 100 g Rahm oder auch Wasser, 1 Blatt Gelatine. Den Rahm, den Saft der Citrone und das Eigelb rührt man auf dem Feuer schaumig, gibt die aufgelöste Gelatine und das Sionon hinzu und stellt den Creme auf Eis.

Mandelcreme: 35 g Mandeln, 15 g Sionon, 1 Ei, 5 g Rum. Die zerriebenen Mandeln werden mit dem Sionon auf gelindem Feuer bis zum Kochen gerührt und mit dem festen Schnee des Eiweißes vermischt (gleich 315 Calorien).

Nußcreme: 2 Eigelb, 2—4 Eßlöffel fein gestoßene Nüsse, etwas Vanille und 20 g Sionon, $^1/_4$ Liter Sahne. Die Zutaten werden gut untereinander gemengt, $^1/_4$ Liter heiße Sahne zugefügt und erkalten lassen.

Omelette: 1 Ei, Butter, Sionon. Man läßt die Pfanne auf dem Feuer heiß werden, legt die Butter hinein bis sie zergangen ist, gießt das mit dem Sionon zerquirlte Ei hinein und rührt das Ganze mit der Gabel flockig.

Als **Eiweißspender** dienen, abgesehen von dem geringen Eiweißgehalt der Gemüse, besonders Mandeln, Nüsse, Kastanien, Hülsenfrüchte, Eier, Quark, Käse, Fisch und Fleisch. Vegetabiles Eiweiß wird stets besser vertragen als tierisches Eiweiß.

Als **Fette** kommen alle tierischer und pflanzlicher Herkunft in Betracht, also Speck, Schmalz, Butter, Gänsefett, Margarine, Olivenöl, Erdnußöl, Cocosbutter, Rahm, Nüsse, Mandeln usw.

Als **Getränk** kommen alle Arten von Sauerbrunnen und Mineralwässern, alle zuckerfreien alkoholischen Getränke, Tee, Kaffee und Kakao in Betracht. Zum Süßen kann Dulcin, Süßstoff-Krystall und Sionon genommen werden.

Weitere Kostformen: Je weniger ein Zuckerkranker an Gesamtnahrung sich zuführt, um so größer ist seine Toleranz für Kohlehydrate. Die Kosteinschränkung darf nicht einer Unterernährung gleichkommen. Bei fettreicher Kost werden Kohlehydrate am besten verwertet, wenn gleichzeitig die Eiweißzufuhr sehr stark herabgesetzt wird. Hierauf beruht die Wirkung der oben erwähnten Hafer- und Mehlfrüchtekuren. Umgekehrt: Bei eiweißreicher Kost erhöht sich die Toleranz für Kohlehydrate um so mehr, je fettärmer die Gesamtnahrung ist.

Man hat 3 Kostformen aufgestellt, die man unter der Bezeichnung **Zweinährstoffsystem** zusammenfaßt:

A. Viel Eiweiß, viel Fett und wenig Kohlehydrate.

B. Viel Fett, viel Kohlehydrate, wenig Eiweiß.

C. Viel Eiweiß, viel Kohlehydrate, wenig Fett.

Durch planmäßigen Wechsel dieser 3 Kostformen kann man die Ernährung der Kranken angenehmer und wirkungsvoller gestalten. Die dritte Kostform bringt am schnellsten die Ketonkörper zum Verschwinden und wirkt auch am günstigsten auf den Blutzucker ein.

Kostschema zu A (viel Eiweiß, viel Fett, wenig Kohlehydrate).

Frühstück: Kaffee mit fettreicher Sahne, 2 Eier, Luftbrot mit 30 g Butter. Die beiden Eier können auch mit 30 g Speck gebacken werden.

2. Frühstück: Luftbrot mit Ölsardinen oder mit 20 g Butter und 50 g Schweizerkäse.

Mittags: Fleischbrühe mit Kräutereinlagen oder Weinsuppe, 150 g Fisch mit 30 g Butter und Luftbrot oder 100 g Fleisch mit Tomatentunke und Salat mit Öl und Citronensaft zubereitet oder reichlich Gemüse mit 30 g Speck versetzt oder Kraut gefüllt mit Fleisch. 1 Glas Wein.

Nachmittags: 1 Tasse Bohnenkaffee mit viel fettreicher Sahne, dazu Luftbrot mit 30 g Butter.

Abends: Rühreі mit 50 g Schinken und Pfifferlingen oder grünem Salat oder Aufschnitt, 2 Eier, Luftbrot mit 30 g Butter oder Quark. Oder Bücklinge, Ölsardinen, Käse, Tomaten, Radieschen, Luftbrot mit Sardellenbutter, Tee oder 1 Glas Wein.

Diese Kost enthält ungefähr 140 g Butter, 60 g Speck, 86 g Eiweiß, Kohlehydrate nur in Form von Gemüse und Luftbrot.

Kostschema zu B (viel Fett, viel Kohlehydrate, wenig Eiweiß):

Frühstück: Kaffee oder Tee oder Kakao mit fettreicher Sahne, 50 g Steinmetz- oder Grahambrot und 30 g Butter.

2. Frühstück: 50 g Grahambrot und 30 g Butter, 1 Apfel oder 1 Apfelsine.

Mittagessen: Fleischbrühsuppe mit 20 g Reis- oder Haferschleimsuppe, reichlich Gemüse mit 40 g Fett, 200 g Kartoffeln oder Kartoffelpuffer.

Nachmittags: 1 Tasse Tee oder Kaffee oder Fleischbrühe mit Mark oder einem Eigelb mit 50 g Vollkornbrot und 30 g Butter. Oder nur Obst.

Abends: Gemüse mit 40 g Butter oder Speck, 200 g Kartoffeln, Obst.

Die Kohlehydrate steigert man bei dieser Kost am besten erst allmählich.

Diese Kost enthält ungefähr 130 g Butter, 40 g Fett, 163 g Kohlehydrate und 25 g Eiweiß.

Oder einfacher:

9 Uhr: 40 g Brot, 40 g Butter.

10 Uhr: 30 g Brot, 20 g Butter.

12 Uhr: 30 g Brot, 20 g Butter, 25 g Speck, 1 Ei, Gemüse.

17 Uhr: 100 g Milch, 1 Luftbrot, 20 g Brot, 20 g Butter.

19 Uhr: 40 g Brot, 20 g Butter, 25 g Käse, 25 g Speck, Gemüse.

21 Uhr: 20 g Brot, 10 g Butter.

Die Kost enthält 130 g Butter, 50 g Speck, 180 g Brot.

Kostschema C (viel Eiweiß, viel Kohlehydrate, wenig Fett):

1. Frühstück: Kaffee, Tee oder Kakao mit 50 g Grahambrot und 50 g Quark, 1 Ei.
2. Frühstück: Obst, 60 g Grahambrot mit 15 g Butter.

Mittags: Klare Fleischbrühe oder Gemüsefleischbrühe, 30 g Hafer, gemischt mit 100 g Fleisch als Frikadellen mit Butter zubereitet, dazu Gemüse, Salat. Oder Tomaten mit Fleisch gefüllt und 200 g Kartoffeln. Oder Krautkohl mit Fleisch gefüllt, mit Preißelbeeren, Heidelbeeren oder Rhabarberkompott oder gekochter Fisch mit 100 g Kartoffeln und Senftunke.

Nachmittags: 50 g Grahambrot mit Obst und 15 g Butter.

Abends: 50 g Grahambrot mit 50 g Magerkäse, 50 g Fleisch, Radieschen, Tomaten, saure Gurken, Quark, Bohnensalat, Obst.

Diese Kost enthält ungefähr 135 g Kohlehydrate, ohne Gemüse und Obst, 90—95 g Eiweiß, Fett ungefähr 50—60 g.

Behandlung: Die Behandlung der Zuckerkranken muß ganz besonders eine individuelle sein. Je nach Kräftezustand und Schwere der Erkrankung kann der Kranke aufstehen oder muß zu Bett liegen oder kann selbst seiner Arbeit nachgehen. Unter Berücksichtigung von Gewicht und Alter des Kranken und dem Grade der Erkrankung muß man die Kostzusammenstellung und die tägliche Calorienzufuhr berechnen. Den hierfür notwendigen

Grundumsatz kann man sehr leicht aus folgender Tabelle errechnen. Die Genauigkeit ist für die Praxis vollkommen ausreichend. Das festgestellte Körpergewicht in Kilogrammen wird multipliziert mit der entsprechenden Calorienzahl pro Kilogramm.

Männliche Personen im Alter von		Weibliche Personen im Alter von	
10 Jahren	31 Cal. pro Kilogramm	10 Jahren	28 Cal. pro Kilogramm
20 „	27 „ „ „	20 „	27 „ „ „
30 „	26 „ „ „	30 „	25 „ „ „
50 „	23 „ „ „	50 „	23 „ „ „
70 „	20 „ „ „	70 „	20 „ „ „

Ist also ein Mann 30 Jahre alt und hat ein Gewicht von 60 kg, so wird sein Grundumsatz 26 × 60 = 1560 Calorien betragen, das heißt der Mann braucht im nüchternen und vollkommen ruhigen Zustande eine Zufuhr von 1560 Calorien innerhalb 24 Stunden, um im Stoffwechselgleichgewicht zu bleiben.

Bei **schweren Diabetikern** ist der Gesamtstoffwechsel erkrankt. Wir müssen daher zuerst eine äußerst knappe Kost geben, um durch Schonung des Stoffwechsels und besonders der Bauchspeicheldrüse eine allgemeine Erholung wieder zu erreichen. Bei Leichtzuckerkranken können wir ohne weiteres zu dem berechneten Grundumsatz einen Mehrbetrag von Nahrung geben, um die Calorien, die durch Beschäftigung und Arbeit mehr beansprucht werden, zuzuführen.

Kommt ein Zuckerkranker in die Praxis, *so beauftragt man ihn, am besten 2—3 Tage lang seine Kost abzuwägen, die er gewohnheitsgemäß täglich zu sich nimmt: 1. Wieviel Fleisch oder Wurst, 2. wieviel Brot, Kartoffeln und andere Kohlehydrate, 3. wieviel Fett. Am vierten Tage läßt man sich einen Teil des innerhalb 24 Stunden gesammelten Urins mitbringen.*

Ergibt die Urinuntersuchung keine Komagefahr, sondern nur eine höhere Zuckerausscheidung, so beschränkt man jetzt die Kohlehydrate und das Eiweiß und gibt folgende Kost:

Kranker 30 Jahre und 60 kg Körpergewicht (Grundumsatz 1560 Calorien).

Morgens: 1 Glas Mergentheimer Wasser oder 1 Glas Uricedin morgens nüchtern.

Kostform 1:

Morgens: Kaffee oder Tee mit etwas Sahne oder einen Tee aus Heidelbeer- und Brennesselblättern mit einem halben Luftbrötchen in Brikettform, 30 g Butter, 1 Ei.

Frühstück: Fleischbrühe mit 2 Eigelb.

Mittags: 50 g Fleisch oder 75 g Fisch, 300 g Gemüse, 60 g Speck. 1 Glas ungesüßten Wein.

Nachmittags: Wie morgens ohne Ei.

Abends: 300 g Gemüse mit 50 g Butter, dazu 2 Eier als Rühr- oder Spiegeleier.

Diese Kost enthält ungefähr 36 g Eiweiß, einige Gramm Kohlehydrate ohne die Gemüse und 155 g Fett. Gesamtcalorien ohne Alkohol 1560. Auf ein Kilogramm Körpergewicht kämen demnach 26 Calorien. Die Kost ist so gut wie kohlehydratfrei. Bei *Leichtdiabetikern* wird der Zucker verschwinden, bei schwereren Fällen wird der Zucker auch zurückgehen, aber es wird gleichzeitig Aceton stärker auftreten.

In der Kost für Leichtzuckerkranke legt man jetzt Kohlehydrate zu und gibt einige Tage folgende Kost:

Kostform 2:

Morgens: Brennessel- und Heidelbeerblättertee, 20 g Vollkornbrot, $^1/_4$ Luftbrötchen in Brikettform, 1 Ei.

Frühstück: Fleischbrühe mit 2 Eigelb.

Mittags: 50 g Fleisch oder 75 g Fisch, 300 g Gemüse mit 50 g Speck, 1 Apfel, 1 Glas ungesüßten Wein.

Nachmittags: Kaffee oder Tee, 20 g Vollkornbrot, 30 g Butter.

Abends: 50 g Hafer oder 50 g Reis oder Grieß mit Dulcin gesüßt, 100 g Gemüse mit 50 g Butter, 1 Ei.

Diese Kost enthält ungefähr 42 g Kohlehydrate, 150 g Fett, 36 g Eiweiß, Gesamtcalorien 1662. Auf 1 kg Körpergewicht 27,7 Calorien. Verträgt der Leichtzuckerkranke diese Kost ohne Zuckerausscheidung, so steigert man den Kohlehydratgehalt weiter bis zur Toleranzgrenze durch Zulage von Brot, Kartoffeln, Hafer, Reis oder Grieß. Liegt die Toleranzgrenze bei 200 g Kohlehydraten, so bleibt man nicht bei dieser Höhe stehen, sondern geht zurück auf 100 bis höchstens 150 Kohlehydrate, damit keine Überbürdung der Pankreasdrüse stattfindet. Gleichzeitig erhöht man den Eiweißgehalt der Kost auf 50—60 g durch Zulage von Käse, Eiern, Nüssen, Mandeln, Hülsenfrüchten, Fleisch. Dabei ergibt sich folgende

Kostform 3:

Morgens: Brennessel- und Heidelbeerblättertee, 50 g Vollkornbrot, 30 g Butter.

Frühstück: Fleischbrühe mit 1 Ei.

Mittags: 1 Teller Erbsen- oder Linsensuppe (30 g Erbsen oder Linsen) mit 20 g Speck. 100 g Fleisch oder 150 g

Fisch, 300 g Gemüse und 50 g Butter, 150 g Kartoffeln, 1 Glas ungesüßten Wein, 1 Banane.

Nachmittags: Kaffee oder Tee, 50 g Schwarzbrot, 30 g Butter, 100 g Apfel.

Abends: 50 g Hafer, Grieß oder Reis, 200 g Gemüse mit 50 g Butter, 2 Eier, 100 g Obst.

Diese Kost enthält ohne Gemüse, Obst und Alkohol 58 g Eiweiß, 136 g Kohlehydrate und 159 g Fett. Gesamtcalorien 2110. Auf 1 kg Körpergewicht 35 Calorien. Durch Zulage von Fett können die Calorien noch vermehrt werden.

Mit dieser Kost kann der Kranke als arbeitsfähig für leichtere Arbeit entlassen werden. Es ist ratsam, den Kranken zu empfehlen, wöchentlich einen Obsttag mit $1\frac{1}{2}$ kg Obst oder einen Obstgemüsetag mit 1000 g Obst und 500 g Gemüse durchzuführen.

Bei diesen **Leichtkranken** kann man einen Tee empfehlen, der aus Heidelbeerblättern, Brennesseln und Bohnenschalen besteht, auch Tausendgüldenkraut, Wermut und Holunder werden empfohlen. Ich gestatte den Kranken jedes rohe Obst, besonders aber empfehle ich täglichen Genuß von rohem Sauerkraut mit recht viel Brühe.

Kann der Kranke keine 100 g Kohlehydrate tolerieren, so ist Insulin zu geben.

Hat die **Urinprüfung einen schwereren Fall von Zuckerkrankheit** ergeben, bei dem nach kohlehydratfreier Kost der Zucker zwar zurückgegangen, dafür aber eine stärkere Acidosis hervorgetreten ist, so setzt man den Kranken, um jede Komagefahr zu beseitigen, auf Haferkost, die durch Zulage von Fett zu Nr. B des Zweinährstoffsystems gehört (viel Kohlehydrate, viel Fett, wenig Eiweiß). (S. S. 179.)

Man gibt täglich 200 g Hafer als Schleimsuppe oder auch in gebackener Form als Frikadellen, 100—150 g Fett in Form von Butter, Schweineschmalz oder Speck. Stets rohes Obst.

Diese Kost enthält 26 g Eiweiß, 130 g Kohlehydrate und 100 g Fett = 1520 Calorien.

Die Kranken bleiben 3 Tage bei Haferkost oder Haferobstkur (s. S. 173). Dann geht man einige Tage zum Kostschema C des Zweinährstoffsystems über und dann einige Tage zu Kostschema A. Als Getränke können Kaffee, Tee, Fleischbrühe, Mergentheimer, Karlsbader Wasser, Uricedin gegeben werden. Wenn die Zucker- und Ketonkörperausscheidung weiterhin *ungünstig ist, so ist der Kranke nicht mit Hungertagen zu quälen, sondern mit Insulin zu behandeln.*

Man setzt den Kranken auf Kostform 1 und berechnet aus dem im 24-Stundenharn ausgeschiedenen Zucker die Einheiten Insulin, die notwendig sind, um Aglykosurie zu erreichen. Auf 2 g Zucker rechnet man eine Einheit Insulin. Besteht gleichzeitig eine starke Ketonurie, so braucht man mehr Insulin. Ist der Kranke durch eine entsprechende Insulindosis zuckerfrei geworden, so erhöht man die Kohlehydratmenge, wie es im Kostschema 2 und 3 aufgezeichnet ist (s. S. 182). Die Insulineinheiten müssen entsprechend gesteigert werden, bis Kost und Insulin derart im Gleichgewicht sind, daß weder Zucker noch Ketonkörper ausgeschieden werden und der Blutzuckerspiegel zur Norm zurückkehrt. Man soll mit Hilfe des Insulins mindestens eine Kohlehydrattoleranz von 100 g erzielen und beibehalten.

Zur Abwechselung im Speisezettel dient das Zweinährstoffsystem (s. S. 179). Man gibt 3 Tage lang Kostschema A, dann können Obstgemüsetage, dann 3 Tage lang Kostschema B, danach wieder 1 Obstgemüsetag und anschließend 3 Tage lang Kostschema C gegeben werden. An den Tagen, wo die Kost kohlehydratarm ist, wird entsprechend weniger Insulin gegeben, an den kohlehydratreichen entsprechend mehr Insulin. An den Obstgemüsetagen kommt man vielleicht ohne Insulin aus. Frühmorgens soll die Kohlehydratzufuhr immer eine geringe sein, da um diese Zeit der Stoffwechsel für Kohlehydratbelastung immer am empfindlichsten ist. Erst um die Mittag- und Abendzeit werden die größeren Kohlehydratmengen zugeführt.

Das **Insulin** wird am besten 1—2 Stunden vor dem Mittag- und 1—2 Stunden vor dem Abendessen gegeben. Um vor Hypoglykämie gesichert zu sein, läßt man die Kranken Schokolade oder Obst mit sich führen. Morgens gibt man am besten die größere Insulindosis, damit die Kranken nicht nachts von einem hypoglykämischen Anfall überrascht werden. Bei mittelschweren Fällen von Diabetes kann man nach richtiger Einstellung der Kranken die abendliche Injektion wegfallen lassen und dafür morgens eine höhere Insulindosis geben.

Coma diabeticum.

Bei *drohendem Koma* gibt man sofort 50 Einheiten Insulin und läßt den Kranken viel trinken, besonders den Saft von frisch ausgepreßten Apfelsinen. Bienenhonig oder Traubenzucker (Dextropur) mit der entsprechenden Insulinmenge wirkt am günstigsten und schnellsten. Über den Tag verteilt gibt man 3 × 50 g Hafer als Brei mit je 1 Eigelb ohne Fettzulage. Die Insulininjektionen wiederholt man noch 2—3 mal mit 20—30 Einheiten pro dosi im Verlaufe des Tages. Gleichzeitig sind auch Herzmittel nicht zu vergessen.

Ist das Coma diabeticum voll ausgebrochen mit Bewußtlosigkeit, so halte ich für sehr wichtig, auf den im Kollapszustand befindlichen Kreislauf zu achten. Die intravenöse Sympatolverabreichung wirkt augenblicklich, ohne den Blutzucker zu erhöhen. „Der *irreversible* Kreislaufkollaps ist das Wesen des kardiovasculären Komas und der Ausdruck einer schweren Vergiftung der cerebralen Regulationsstellen." Man kann bei diesen Kreislaufgeschädigten durch Insulin den Kohlehydratstoffwechsel kompensieren, so daß sie aus dem Koma erwachen, sie sterben aber doch trotz aller therapeutischen Mittel an ihrer schweren Kreislaufschädigung. Die acidotische Schädigung des Herzens ist keine geringe, aber auch das Insulin hat nicht selten eine nachteilige Wirkung auf das Herz, besonders wenn es zum hypoglykämischen Symptome kommt. Besteht eine Herzinsuffizienz, so ist besondere Vorsicht geboten und mit Herzmitteln nicht zu sparsam zu sein. (Strophanthin intrav.)

Ist das Koma erst vor 2—4 Stunden eingetreten, so injiziert man sofort 50 E. Insulin und 1 Amp. Sympatol intravenös und 100 E. subcutan. Der intravenösen Insulininjektion fügt man am besten 20 ccm 50proz. Traubenzucker bei. Ist nach einer Stunde noch keine Besserung eingetreten, so wiederholt man die subcutane Injektion mit 100 E. Insulin. Gleichzeitig macht man eine subcutane Infusion mit Normosallösung oder einen Tröpfcheneinlauf mit 5proz. Lösung von Dextropur, der man 3 % Alkohol zusetzt, oder noch besser eine subcutane Infusion von 6proz. steriler Dextropurlösung. In jeden Oberschenkel 500 ccm, denen man je 50 E. Insulin beifügt. Ist der Kranke zum Bewußtsein zurückgekehrt, so gibt man ihm viel zu trinken, besonders frisch ausgepreßte Obstsäfte und dünnen Haferschleim. Zweistündlich gibt man 20 E. Insulin subcutan. Die Gesamtcalorienzufuhr sucht man in den nächsten Tagen so zu steigern, daß man unter dem Schutz von Insulin bald den Grundumsatz erreicht, also bei einem 20jährigen Kranken, der 50 kg wiegt, 1350 Calorien. Das Eiweiß bleibt vorerst noch auf 0,7—0,8 g pro Körpergewicht beschränkt, also auf 35—40 g für den Tag, die Kohlehydratzufuhr wird ziemlich hochgehalten, um die Acidosis zu beherrschen.

Kranker von 20 Jahren und 50 kg Gewicht.

Kost:

Morgens: Kaffee oder Tee mit Sahne, 50 g Weißbrot (später 60 g Roggenbrot), 20 g Butter.

Frühstück: 50 g Hafer als Schleimsuppe oder in gebackener Form und 20 g Butter.

Mittags: 300 g Gemüse, 100 g Kartoffeln, 2 Eigelb, 20 g Butter, 1 Glas Wein.

Nachmittags: Kaffee oder Tee mit Sahne, 50 g Weißbrot, 20 g Butter und 25 g Schweizerkäse.

Abends: 200 g Gemüse, 20 g Butter, 2 Eier, 1 Glas Wein, 1 Apfelsine.

Diese Kost enthält ungefähr 28 g Eiweiß, 112 Kohlehydrate und 100 g Fett. Gesamtcalorien 1400 ohne Gemüse und Alkohol.

Diese Kohlehydratmenge hält man unter dem Schutz von Insulin fest, führt aber wöchentlich einen Obsttag (1000—1500 g Obst) durch, an dem das Insulin vielleicht weggelassen werden kann. Zur Abwechselung zieht man wieder das Zweinährstoffsystem heran.

Bei *Zuckerkranken, die schon 6—12 Stunden* im *komatösen Zustande* liegen, gibt man abgesehen von den vorausgeschickten Herzmitteln sofort intravenös 100—150 E. Insulin und 100 E. subcutan. Die intravenöse Injektion wird am besten mit 50proz. Traubenzuckerlösung vereinigt. Wenn wegen des vollkommen darniederliegenden Kreislaufes eine intravenöse Injektion unmöglich ist, so kann man das Insulin mit Traubenzuckerlösung auch intrakardial geben oder besser als subcutane Infusion, wie auf S. 185 beschrieben. Ist nach 1 Stunde noch keine Besserung eingetreten, so gibt man eine abermalige Insulindosis von 100 E. subcutan. Alles weitere wie oben bei der Behandlung der Komatösen angegeben wurde. Kranken, die sich vom Koma schwer erholen können, gibt man täglich oder jeden 2. Tag eine intrav. Injektion von 5 ccm Cebion oder Cantan forte.

Bei allen **Infektionskrankheiten,** vor und nach Operationen, bei schweren Furunkeln oder Karbunkeln, müssen die Insulindosen im Verhältnis zur Kohlehydratzufuhr sehr hoch gewählt werden. Bei schwächlichen und abgemagerten Kranken führt man eine kräftige und kohlehydratreiche Kost durch und stellt sie unter den Schutz von hohen Insulindosen, damit die Kranken genügend gekräftigt werden für eine spätere Operation. Bei *akuten Infektionskrankheiten,* wo der Stoffwechsel nicht unnötig mit großen Nahrungsmengen belastet werden soll und die

Kranken meist keinen großen Appetit, sondern mehr Verlangen nach Flüssigkeit und nach erfrischenden Speisen haben, gibt man zuerst 2—3 Obsttage und behält die Insulindosis trotzdem auf der früheren Höhe, um jede Ketonurie zu vermeiden. Dann kann man die Haferobsttage anschließen oder nach Falta über den Tag verteilt: je 30 g Grieß, Reis, Grünkern, Hafer oder Hülsenfrüchte alle 2 Stunden geben. Bei **Gangrän** ist die gleiche Kost und ebenfalls reichlich Insulin zu geben. Die Erfolge hierbei sind sehr gute, wenn es glückt, den Blutzucker auf normale Werte zu bringen.

Synthalin B. Bei leichten Fällen von Zuckerkrankheit kann Synthalin B angewandt werden, vorausgesetzt, daß die Kranken es vertragen und keine Magen- und Darmstörungen bekommen. Bei Kindern vermeide man es am besten ganz oder wende es nur mit besonderer Vorsicht an. Eine Kombinationskur Synthalin-Insulin wirkt nicht insulinsparend. Aber es glückt öfter, eine Insulinkur in eine Synthalinkur überzuführen unter Beibehaltung der gleichen strengen Diät. Bei fieberhaften Erkrankungen, Leber- und Verdauungsstörungen darf überhaupt kein Synthalin gegeben werden.

Zuckerkrankheit beim Kinde.

Den kindlichen Diabetes führt man auf eine Mißbildung des Inselapparates zurück. Je nach dem Grade der Mißbildung wird die Zuckerkrankheit schon im Säuglingsalter oder erst in den Entwicklungsjahren hervorgerufen. Je später die Zuckerkrankheit in Erscheinung tritt, um so günstiger ist die Prognose. Es ist aber immer zu bedenken, daß ein jugendlicher Diabetes progredient ist.

Da sich Kinder in dem Wachstum und den Entwicklungsjahren befinden, müssen wir besonders Rücksicht auf die Zufuhr von Eiweiß nehmen. Wir werden der *Eiweißmenge* am besten gerecht, wenn wir 10% der Gesamtcalorien in Form von Eiweiß zuführen. Es wird also mit der Steigerung der Calorienzahl auch die zugeführte Eiweißmenge wachsen. An Kohlehydraten rechnet man bei Kindern von 3—12 Jahren für den Tag 60—70 g. Die Gesamtcalorienzahl wird erreicht durch Zugabe von guter Butter oder Sahne.

Beispiel: Kind von 5 Jahren:

Morgens: Kakao mit 60 g Sahne zubereitet, 20 g Weißbrot, 20 g Butter, 20 g Schweizerkäse.

Frühstück: 20 g Brot mit 20 g Butter, 1 Apfel oder Apfelsine oder Banane.

Mittags: Suppe mit 10 g Grieß oder Reis, 40 g Fleisch mit 10 g Fett gebraten, Gemüse, 100 g Kartoffeln, Obst, einige Nüsse.

Nachmittags: 1 Tasse Kakao mit Sahne (Bärenmarke). Oder der Rahm wird verdünnt mit schwachem Tee und 1 Eigelb wird hineingerührt.

Abends: 30 g Fleisch, Tomate, 20 g Butter, 20 g Weißbrot, 20 g Käse oder Quark, Gervais. Oder 1 Ei mit 30 g Schinken.

Den Tag über werden noch 20 g Lebertran gegeben.

Diese Kost enthält 33 g Eiweiß, 67 Kohlehydrate, 102 Fett. Gesamtcalorien 1318.

Kind von 8 Jahren:

Morgens: Kakao mit 60 g Sahne (Rahm „Bärenmarke"), 20 g Weißbrot oder 25 g Schwarzbrot, 30 g Butter, 20 g Schweizerkäse.

Frühstück: 20 g Weißbrot, 20 g Butter, 1 Ei, 1 Apfel.

Mittags: Gemüsesuppe mit 10 g Reis oder Grieß, 60 g Fleisch, Gemüse mit 20 g Butter, 100 g Kartoffeln, Obst.

Nachmittags: 1 Tasse Kakao wie oben oder der Rahm wird verdünnt mit schwachem Tee und 1 Eigelb wird hineingequirlt.

Abends: 40 g Fleisch, Tomaten, 20 g Weißbrot, 20 g Butter, 20 g Käse oder Quark oder Gervais. Oder 1 Ei mit 40 g Schinken, 20 g Butter, 20 g Weißbrot.

Die Kost enthält: Eiweiß 40 g, Kohlehydrate 67, Fett 129, Gesamtcalorien 1590.

Kind von 12 Jahren:

Morgens: Kaffee oder Kakao mit 100 g Sahne (Rahm „Bärenmarke"), 20 g Weißbrot, 30 g Butter, 20 g Schweizerkäse.

Frühstück: 20 g Weißbrot, 20 g Butter, 1 Ei, 1 Apfel.

Mittags: Hühnerfleisch mit 10 g Grieß oder Reis und 1 Eigelb. 80 g Geflügel, Gemüse mit 20 g Butter, 100 g Kartoffeln, 1 Apfel.

Nachmittags: 1 Tasse Kakao mit 80 g Sahne oder die Sahne wird verdünnt mit schwachem Tee und 1 Eigelb und etwas Citronensaft hineingequirlt.

Abends: 60 g Fleisch oder Wurst oder Bückling, Tomaten, Radieschen, 20 g Weißbrot, 30 g Butter, 20 g Schweizerkäse.

Die Kost enthält: Eiweiß 50 g, Kohlehydrate 69 g, Fett 164 g, Gesamtcalorien 1950.

Wenn man ein 12jähriges Kind wegen Zuckerkrankheit in Behandlung bekommt, so beginnt man am besten mit der Kost, die hier für ein 5jähriges Kind angegeben ist und führt allmählich steigernd soviel Insulineinheiten zu, daß kein Zucker mehr ausgeschieden wird. Dann geht man zur Kost des 8jährigen Kindes über und allmählich auf die des 12jährigen Kindes. Man achte darauf, daß das Kind genügend zu essen bekommt, damit es in seiner Entwicklung nicht geschädigt wird. Das Insulin muß entsprechend gesteigert werden.

Die Insulininjektionen werden am besten früh $^1/_2$ Stunde vor dem Kaffee und $^1/_2$ Stunde vor dem Abendessen gemacht. Die Frühinjektion soll stets größer sein als die Abendinjektion. Für die Gefahr einer Hypoglykämie ist stets frisches Obst oder Schokolade bereit zu halten.

Bei *Komagefahr* des Kindes läßt man alle Nahrung weg, gibt viel Flüssigkeit und roh ausgepreßte Obstsäfte zu trinken und subcutan 50 E. Insulin. Alle 2—3 Stunden weitere 20 E. Insulin. Man fährt mit der Insulinzufuhr unter genauer Urinkontrolle fort, bis ein vollständiger Umschwung in der Stoffwechsellage eingetreten ist. Wenn das Kind bewußtlos geworden ist, so macht man einen Tröpfcheneinlauf mit Normosal und gibt Insulin wie oben angegeben. Sollte das diabetische Koma plötzlich in ein hypoglykämisches umschlagen, so infundiert man 200—400 ccm 6proz. Dextropur subcutan oder als Tröpfcheneinlauf. Wenn eine intravenöse Injektion möglich ist, injiziert man 50 ccm von 40proz. Traubenzucker.

Bei *akuten Infektionskrankheiten* der Kinder gibt man an dem ersten Tage überhaupt keine Nahrung, sondern nur Flüssigkeit und reichlich Insulin, da das fiebernde Kind mehr Insulin braucht als das gesunde Kind. Vom zweiten oder dritten Tage ab Obst oder frisch ausgepreßte Obstsäfte, dann Zulage von Hafer, Grieß, Reis usw. Das Eiweiß wird sehr tief gehalten. Die Insulinmenge soll so bemessen sein, daß kein Aceton im Urin ausgeschieden wird.

Zuckermangelkrankheit. Bei dieser Erkrankung, die besonders bei vegetativ Stigmatisierten vorkommt, entstehen durch eine Spontanhypoglykämie (besonders bei Anstrengungen) schwere klinische Erscheinungen, wie Zittern, innere Unruhe, vollkommene Schwäche und Hinfälligkeit, die sich bis zu Ohnmacht und Koma mit Krämpfen steigern können. Bei diesen Spontanhypoglykämien handelt es sich nicht um eine Überfunktion oder Übererregbarkeit des Pankreas, sondern um eine konstitutionell bedingte Labilität der Zuckerregulation. Die Spontanhypoglykämie kommt häufiger vor, als man bisher wußte. Der Blutzucker kann bis zu 43 mg % sinken. Mit zunehmendem Alter tritt eine Beruhigung in den Schwankungen der Blutzuckerwerte ein. Therapeutisch kommen wiederholte Gaben kleiner Kohlehydratmengen in Frage, wodurch die Beschwerden schnell abklingen. (3mal täglich 5 g Dextropur.) Bei größeren Spaziergängen und Anstrengungen sollen die Betreffenden Traubenzucker oder Dextroenergen mitnehmen.

Diabetes insipidus.

Der Diabetes insipidus zeigt Beziehungen zur Hypophysis, oder vielleicht besser gesagt zu den benachbarten nervösen Zentren (Basis des 3. Ventrikels). Durch eine Störung an dieser Stelle tritt eine Störung im intermediären Wasserhaushalt ein. Die Niere verliert die Fähigkeit, den Salzgehalt des Urins zu konzentrieren. Sie scheidet daher überschießend Urin aus, der hell wie Wasser aussieht und ein tiefes spezifisches Gewicht hat.

Behandlung: Die Flüssigkeitsbeschränkung darf nicht übertrieben werden, da sonst dem Gewebe zuviel Flüssigkeit entzogen wird und unangenehme Störungen wie Herzklopfen, Übelkeit, Verwirrung usw. auftreten können. Dagegen ist eine Kochsalzbeschränkung angezeigt; als Kochsalzersatz kann man das Titrosalz der Nordmarkwerke empfehlen, das neben Kochsalz noch Calcium, Magnesium und Kalium in dem Mengenverhältnis enthält, wie diese Kationen im Blutserum vorkommen.

Sehr gut bewährt haben sich in der Behandlung des Diab. insipid. Injektionen von Hypophysenhinterlappenpräparaten. Am bequemsten ist für die Kranken aber das Schnupfen von Pituigan sicc., Physormon oder Pitressin in Pulver, die ebenfalls von günstiger Wirkung sind.

Kost: Hier vermeidet man besonders die Speisen, die viel Harnschlacken bilden. Kochsalz wird weitgehendst eingeschränkt und durch Titrosalz ersetzt. Die Kost ist also eine kohlehydratreiche vegetabile mit viel Fett, wenig Eiweiß und wenig Kochsalz. Gegen das Durstgefühl kann man Neucesol geben.

Als Beispiel könnte folgendes *Kostschema* dienen:

Morgens: Tee oder Kakao mit Milch zubereitet, Brot, viel ungesalzene Butter und Gelee.

Frühstück: Obst, Tomaten, Radieschen.

Mittags: Reis-, Gerste- oder Haferschleim, Grieß-, Mehl- oder Grünkernsuppe mit Eigelb, wenig Fleisch mit viel Gemüse und Kartoffeln mit reichlich Butter zubereitet, gesalzen mit Titrosalz. Pudding, rote Grütze, Obst.

Nachmittags: Wie morgens.

Abends: Gemüse mit viel Butter, Kartoffeln, Omelette mit Kompott, Joghurt, Sauermilch mit gerösteten Kartoffeln, Obst.

Ein psychotherapeutischer Erfolg kann nur bei nervösem Diabetes insipidus erwartet werden.

Adipositas, Fettsucht.

Wir wollen bei der diätetischen Behandlung der Fettsucht nicht unterscheiden zwischen der endogen oder exogen bedingten Form (auch gibt es noch keine scharfe Grenze zwischen beiden), sondern die Fettsucht als eine Mischform von beiden ansprechen, wenngleich man auch annimmt, daß die Mehrzahl der Fettsüchtigen erbkonstitutionell bedingt sind. Die wirkliche Fettsucht ist ein Problem des intermediären Stoffwechsels. Ein Fettsüchtiger lagert fast die gesamte Energiezufuhr in den Fettdepots ab, selbst die Kohlehydrate gehen als Glykogen in die Fettzellen, um dort in Fett umgewandelt zu werden.

Die Entfettung kommt besonders in den Fällen in Betracht, wo subjektive Beschwerden wie Atemnot, erschwertes Einatmen, Herzklopfen, Herzunruhe, Herzschwäche und Schwindel auftreten. Neigt jemand zu Fettsucht durch erbliche Belastung, so soll man schon frühzeitig genug die Kost so einstellen, daß eine Gewichtszunahme möglichst ausgeschlossen ist. In der heutigen Zeit der schlanken Linie und ewigen Jugend muß man aber auch gar manchmal zu einer „kosmetischen" Entfettungskur bereit sein. Man kann einem solchen Wunsch gern stattgeben, da eine Entfettung niemals eine schädigende Wirkung haben kann, wenn sie unter Aufsicht des Arztes lege artis durchgeführt wird. Bei Tuberkulösen, Diabetikern und Herzkranken sei man mit Entfettungskuren zurückhaltend und versuche sie nur sehr vorsichtig, wenn subjektive Beschwerden bestehen.

Am häufigsten sind bei Fettsucht *Zirkulationsstörungen* zu finden. Am bekanntesten ist das sogenannte *Fettherz*, ohne darunter eine Herzverfettung — eine fettige Degeneration des Herzens — zu verstehen. Das überschüssige im Körper abgelagerte Fett wirkt als Ballast, ohne eine tote Masse zu bilden, denn es ist mit zahlreichen feinen und feinsten Gefäßen durchzogen, vergrößert dadurch die Blutbahn und wird dadurch wahrscheinlich auch zum Stromhindernis. Hierzu kommt der mechanische Einfluß der in Brust- und Bauchhöhle abgelagerten Fettmassen. Die wasserbindende Fähigkeit des Fettgewebes scheint der Ausdruck einer erst sekundär auftretenden Kreislaufinsuffizienz zu sein. Da die Therapie dieser Herzbeschwerden mit der Fettsuchtbehandlung so gut wie parallel läuft, so soll hier nur besonders hervorgehoben werden, daß bei den Salz-, Wasser-, Fettsuchtsformen hauptsächlich eine Behandlung mit Salyrgan (1—2 ccm), Kardiazol (1 ccm), Strophanthin (0,3 mg), Traubenzucker (20proz. 20 ccm) zusammen als intravenöse Injektion in Betracht kommt.

Die meisten Fettsüchtigen essen und trinken zuviel, auch wenn sie versichern, eher zuwenig als zuviel zu essen. Wenn sie wirklich wenig essen, dann ist die Nahrung zu konzentriert. Sehr häufig besteht eine Wasserretention mit negativer Wasserbilanz, verbunden mit Kochsalzretention. Das Fettgewebe besitzt eine hydrophile Neigung. Diese Störung des Wasserhaushaltes ist thyreogen bedingt, daher die gute Wirkung der Schilddrüsentherapie.

Man muß zuerst den **Grundumsatz** (s. S. 4) bestimmen, das heißt die Zahl von Calorien feststellen, die der Kranke bei vollkommener Ruhe ohne Nahrungszufuhr innerhalb 24 Stunden braucht. Bei geringer Arbeit erhöht sich der festgestellte Calorienverbrauch um 30—50%. Haben wir 2000 Calorien als Grundumsatz gefunden, so zählen wir für die zu leistende leichte Arbeit noch 40% hinzu, also zusammen 2800 Calorien. Von dieser errechneten Calorienzahl geben wir dem Fettsüchtigen nur die Hälfte oder noch weniger. Um den Bestand des Körpereiweißes nicht anzugreifen, sollen in dieser Kost 60—70 g Eiweiß enthalten sein.

Behandlung: Für die Behandlung der Fettsüchtigen sind folgende therapeutischen Richtlinien zu beachten: 1. Einschränkung der Nahrungszufuhr, 2. Einschränkung der Wasserzufuhr und des Kochsalzes, da es eine wasserretinierende Wirkung besitzt, 3. Steigerung der Verbrennungsvorgänge im Körper durch Bewegung, Turnen, Sport, Tanz, Massage, 4. Förderung des Stuhlgangs und der Diurese, 5. medikamentöse Beeinflussung.

Bei Punkt 1 stößt man meist auf den größten Widerstand von seiten der Kranken, da Selbsterziehung, Willenskraft und Einsicht nicht ausreichen, um das in den ersten 2—3 Tagen auftretende Hunger- und Schwächegefühl zu überwinden, ganz zu schweigen von der krankhaften Eßbegierde. Die anderen Forderungen der Kost werden leichter eingehalten.

Für die allgemeine Praxis darf die Durchführung einer Entfettungskur nicht umständlich sein und muß ohne große Berechnung möglich sein. Dies läßt sich am leichtesten durchführen durch die **Karellkur,** die wir von der Behandlung der dekompensierten Herzfehler kennen. Wir geben 4mal täglich 200 ccm Milch = 571 Calorien für den Tag. Durch diese reinflüssige Nahrung wird der Durst am besten gelöscht; die Flüssigkeitszufuhr und der Kochsalzgehalt sind nur gering und durch den Fettgehalt wird das Nahrungsbedürfnis herabgesetzt.

Die *Kur* gestaltet sich folgendermaßen:

7 Uhr morgens: 1 Glas Apenta oder Hunyadi Janos.

Um 8 Uhr, 12 Uhr, 16 Uhr, 19 Uhr je 200 ccm Milch. Im Laufe des Vormittags kann man 1 Täßchen Mokka reichen, um etwaigen Schwächegefühlen zu begegnen. Vor dem Schlafengehen gestattet man noch etwas Rohobst oder Kompott. Diese Kost, die eine starke Unterernährung darstellt, führt man 6 Tage durch. Man kann sie aber auch über 8—10 Tage durchführen, wenn man in der Lage ist, durch genaue Kontrolle die Verantwortung zu übernehmen. In den meisten Fällen kommt man aus, wenn man zuerst 4 Milchtage durchführt und nach einigen Wochen wieder 4 Milchtage einschiebt. An diesen Milchtagen ist strenge Bettruhe notwendig. Das Herz ist täglich zu beobachten. An die Milchtage schließt sich eine Diät mit nur geringer Calorienzahl an.

Noch besser und für die Kranken meist angenehmer ersetzt man die Milchtage durch **Obsttage,** an denen man 4mal täglich 200—250 g rohes Obst und Salat erlaubt.

Da die meisten Kranken nicht 6—8 Tage Zeit haben, im Bett zu liegen, muß man versuchen, auch mit 2 Tagen auszukommen. Am Abend einen Einlauf mit 1 Liter Kamillentee zur Darmreinigung. Dann folgen 2 Obsttage. Nur am 1. Obsttage früh wird 1 Novuritzäpfchen in den Darm eingeführt. Die Kranken bleiben 2 Tage fest im Bett liegen und bekommen täglich 1 kg rohes Obst. Die Entwässerung ist eine ausgezeichnete. Dann wird der Kranke auf eine Kost gesetzt, in der besonders Fett und Kohlehydrate eingeschränkt sind.

Haben wir einen *Fettsüchtigen von 30 Jahren und einem Gewicht von 110 kg,* so haben wir einen Grundumsatz von 2860 Calorien. Die errechnete Calorienzahl erhöhen wir um 30% = 3710 Calorien. Von diesen Calorien geben wir dem Kranken noch weniger als die Hälfte, also ungefähr 1500 Calorien. Siehe S. 192.

Diese 1500 Calorien könnte man durch folgende *Kost* zuführen:

Kost:

Morgens: Nüchtern 1 Glas Bitterwasser, 1 Stunde später 1 Tasse Kaffee ohne Milch und Zucker oder 1 Tasse Pfefferminz-Kamillentee, 50 g Vollkornbrot oder Weißbrot oder Semmel mit 20 g Butter oder nur 250 ccm Milch.

Frühstück: Magere Fleischbrühe mit 1 Ei, 2 Tomaten oder 1 Apfel.

Mittags: 1 Tasse Gemüsesuppe mit entfetteter Fleischbrühe oder 1 Tasse Apfel- oder Heidelbeersuppe mit etwas Citronensaft. 100 g mageres Fleisch oder 150 g Fisch mit 200 g Spargel oder Blumen-, Rosenkohl, Weißkraut, Rotkraut, Spinat, Sauerkraut, Pilze, Salat, Gurken, 150 g Kartoffeln, 2 Äpfel oder 2 Apfelsinen oder Radieschen.

Nachmittags: Kaffee oder Tee mit 30 g Schwarzbrot und 10 g Butter oder nur 200 ccm Milch.

Abends: 100 g mageres Fleisch oder 150 g Fisch mit 100 g Kartoffeln und 20 g Butter. 50 g Schwarzbrot mit 100 g Quark oder 50 g Magerkäse, 2 Tomaten.

Diese Kost enthält ungefähr 1500 Calorien bei einer Zufuhr von 85 g Eiweiß.

Bei dieser Kost stehen die Kranken auf. In den ersten Tagen nur kurze Zeit, dann schließt sich ein kurzer Spaziergang an, so daß die Kranken ganz allmählich wieder an Bewegung und frische Luft gewöhnt werden.

Sollte der Fettsüchtige bei dieser Kost nicht abnehmen, so kann man sie durch Streichen der 50 g Butter über 300 Calorien weiter erniedrigen. Oder man führt *vegetarische Tage* ein, die sich folgendermaßen gestalten können:

Morgens: Kaffee oder Tee mit 50 g Schwarzbrot und 15 g Butter, dazu 2 Äpfel.

Frühstück: 1 Apfel oder 1 Apfelsine oder Radieschen, Tomaten.

Mittags: 200 g Gemüse oder Pilze mit 15 g Butter oder mit Fleischbrühe zubereitet, 200 g Kartoffeln (oder in Form von Kartoffelpuffern mit den 15 g Butter zubereitet), 2 Apfelsinen. Oder Rohgemüseplatte: Rohgehobeltes Weiß- oder Rotkraut mit Citronensaft beträufelt, Radieschen, Rettich, Tomatenscheiben, geriebene

Kohlrabi, Brunnenkresse, Gurkenscheiben, geriebene Möhren, junge Erbsen, Salat.

Nachmittags: Kaffee oder Matetee mit 20 g Brot und 10 g Butter.

Abends: 200 g grünen Salat und Tomaten mit Citronensaft und 5 g Öl angemacht, Gemüserohkostplatte mit Rot-Weißkohl, als Salat: grüner Salat, Rettich, Tomaten, Radieschen, zusammen 300 g.

Diese Kost enthält ungefähr zusammen 1300 Calorien.

Der Kranke macht sich hierbei auch Bewegung, sei es durch Turnen, Spazierengehen oder Massage. Schwimmen wird am besten unterlassen. Allmählich sucht man die Kost wieder zu steigern auf 1800—2000 Calorien. Sollte hierdurch wieder eine Gewichtszunahme eintreten, so legt man einige Obst- oder Obstgemüsetage oder Milchtage ein.

Oder eine Hausfrau von 35 Jahren und 105 kg Körpergewicht hat einen Grundumsatz von 2625 Calorien. Hierzu kommt für die tägliche Steigerung durch Nahrungsaufnahme und häusliche Arbeit ein Betrag von 30 %, so daß wir eine Calorienzufuhr von ungefähr 3400 brauchen. Um den Körper zu entfetten, führen wir etwas weniger als die Hälfte zu, also ungefähr 1500 Calorien. Nach Vorausschickung von 4—6 Milchtagen oder Obsttagen beginnt man die Ernährung mit einer Kost von 1500 Calorien, wie in dem vorhergehenden Beispiel gezeigt wurde. Eine Unterernährung braucht man so leicht nicht zu befürchten, der Kranke muß jedoch immer kontrolliert werden.

Die tägliche *Flüssigkeitsmenge* soll nicht mehr als 1000 bis 1200 ccm betragen. Ist das Hungergefühl der Kranken sehr stark, so kann man es durch 1 Teelöffel voll Decorpa herabsetzen (bei Herzfehlern, Magen- und Darmerkrankungen kontraindiziert).

Da dem Praktiker nicht immer die Zeit zur Verfügung steht, die Diät für die Fettsüchtigen zu berechnen, so hat man eine Standardkost aufgestellt, die als Grundlage für alle Fälle dient. Durch Zulage wird die Strenge der Kost gemildert, durch Abstriche verschärft.

1. Frühstück: 1 Tasse Tee oder Kaffee mit etwas Milch, 50 g Schrotbrot, 5 g Butter, 60 g Fleisch.

2. Frühstück: 1 Apfel oder Apfelsine.

Mittag: Wenig entfettete Fleischbrühe, 120 g Fleisch oder Fisch gekocht, 50 g Kartoffeln, 150 g Gemüse, 150 g Obst.

Nachmittag: 1 Tasse Tee oder Kaffee mit etwas Milch, 50 g Brot und 5 g Butter.

Abends: 120 g Fleisch oder Fisch, 50 g Kartoffeln, 150 g Gemüse, 150 g Obst.

Zum Anrichten der Speisen können noch verwandt werden: 10 g Butter, 60 ccm Milch, 1 Ei und 3 g Kochsalz.

Die Kost enthält 80 g Eiweiß, 30 g Fett und 140 Kohlehydrate = 1180 Calorien oder nach dem Kostschema von Umber:

1. Frühstück: 200 ccm Kaffee und 20 ccm Milch, 50 g Schrot-, 30 g Weißbrot.

2. Frühstück: 100 g Äpfel.

Mittags: 200 g Fleisch, 200 g Gemüse, 80 g Obst.

Nachmittags: 150 ccm Kaffee, 20 ccm Milch.

Abends: 100 g Fleisch, 100 g Gemüse, 20 g Schrotbrot, 200 ccm Tee.

Spät abends: 100 g Obst.

Die Kost enthält: 94 g Eiweiß, 8 g Fett, 102 g Kohlehydrate = 880 Calorien. Um die Calorienzahl der Standardkost nach Wunsch hinauf oder herabzusetzen, ist das folgende von Noordensche Schema sehr gut brauchbar:

100 Calorien sind enthalten in:

110 g	Kartoffeln	80 g	Sardellen
45 g	Schrotbrot	35 g	Leguminosen
40 g	Weißbrot	200 g	Äpfel, Birnen
13 g	Butter	500 g	Preißelbeeren, Erdbeeren
250 g	Buttermilch	150—170 g	Mohrrüben, Schwarzwurzeln
150 g	Milch	100 g	Karotten
40 g	Kaviar	20 g	Schweizer, Holländer Käse
40 g	Kieler Sprotten	30 g	Weinbrand
50 g	Lachs		
16 g	Krebse		
200 g	Krabben		

Wie schon erwähnt, sind bei der Entfettungskur Muskelbewegungen von großem Wert. Bei den Kranken, die nicht aufstehen können, kommt Massage in Betracht. Im übrigen täglich Spaziergänge, Bergsteigen, gymnastische Übungen, Geräteturnen. Auch Kohlensäurebäder von 35° C unterstützen die Kur, da sie auf das Gefäßsystem günstig wirken und die Atemgröße vermehren. Um die Entwässerung des Körpers zu beschleunigen, kommen Diuretinpräparate, Thyreoidintabletten Merck, Thyroxin und Salyrgan als Spritze s. S. 192 in Betracht.

Auch die Schrothsche Kur oder besser die Rohsaftkur (s. S. 79) kann mit bestem Erfolg bei kräftigen Fettsüchtigen, die genügend

Zeit und Willen zur Durchführung haben, angewandt werden (s. S. 75).

Hier mag die Hollywood-Entfettungskur erwähnt werden, die in Deutschland ziemlich häufig gebraucht wird.

Kur Karlsbad-Hollywood.

Frühstück alle Tage gleich: 1—2 Tassen Kaffee oder Tee und 1 Orange.

1. Tag: Mittags: 1 Orange, 1 hartes Ei (15 Minuten gekocht), 6 Scheiben rohe Gurke, 3 Stück Toast.
Abends: 2 harte Eier, 1 Tomate, 1/2 Kopfsalat, 2 Äpfel, 1 Orange.

2. Tag: Mittags: 1 Orange, 1 hartes Ei, 1/2 Kopfsalat, 2 Toast.
Abends: 1 Orange, Beefsteak oder Schnitzel (180), 1/2 Kopfsalat, 1 Toast.

3. Tag: Mittags: 1 Orange, 1 hartes Ei, 1/2 Kopfsalat, 8 Scheiben rohe Gurke.
Abends: 1 Kalbskotelett, 1 hartes Ei, 3 Radieschen, 2 Oliven, 1/2 Kopfsalat, 1 Orange.

4. Tag: Mittags: 1 Mokkatasse Quark, 3 Toast, 1 Tomate, 1 Orange.
Abends: Beefsteak oder Schnitzel, Kresse oder Kopfsalat, 1 Orange.

5. Tag: Mittags: 1 Orange, Kalbskotelett oder Schnitzel, 1/2 Kopfsalat.
Abends: 1 Ei, 3 Toast, 1 Orange.

6. Tag: Mittags: 1 Orange.
Abends: 1 Ei, 3 Toast, 1 Orange.

7. Tag: Mittags: 1 Orange, 2 Eier, 1 Tomate, Salat, 2 Oliven.
Abends: Filetfleisch, 6 Scheiben rohe Gurke, 2 Oliven, 1 Tomate, Salat, 1 Orange.

8. Tag: Mittags: Kotelett, Salat, 1 Orange.
Abends: Gebr. Fleisch, 2 Eßlöffel Spinat (engl.), 4 Stangen Spargel, 1 Toast, 1 Orange.

9. Tag: Mittags: 1 hartes Ei, 1 Tomate, 1 Orange.
Abends: Fisch- oder Fleischsalat, 1 Toast.

10. Tag: Mittags: 4 Toast mit Butter (dünn).
Abends: Filetfleisch, 3 Radieschen, 2 Oliven, 1 Tomate.

11. Tag: Mittags: 1 Orange, Kotelett, Kopfsalat.
Abends: 1 Orange, gebr. Fleisch.

12. Tag: Mittags: 250 g gek. Fisch, 1 Orange, 2 Keks.
Abends: Kotelett, Krautsalat m. Öl, 1 Tomate, 1 Orange.

13. Tag: Mittags: 1 Ei, 3 Toast, 1 Orange.
Abends: Beefsteak, Kopfsalat, 4 Radieschen, 1 Orange.
14. Tag: Mittags: 1 Ei, 3 Toast, 1 Orange.
Abends: 250 g gebr. Fisch, 1 Tomate, 1 Orange.
15. Tag: Mittags: 1 Ei, 1 Tomate, 1 Orange.
Abends: Kotelett, 1 Tomate, 2 Toast, 1 Orange.
16. Tag: Mittags: 1 Ei, 1 Tomate, 1 Orange.
Abends: Filetfleisch, Kopfsalat, 1 Orange.
17. Tag: Mittags: Schnitzel, Krautsalat mit Öl, 1 Orange.
Abends: Gebr. Fisch, Spinat auf engl. Art, 1 Orange.
18. Tag: Mittags: 2 Eier, 1 Tomate, 2 Oliven, Kopfsalat.
Abends: Filetfleisch, 3 Radieschen, 1 Orange.

Alles ohne Soße!

Magerkeit, Unterernährung.

Wie bei der Fettsucht, so sind auch die Grenzen zwischen exogener und endogener Magerkeit fließende. Auch hier kann ein Mißverhältnis bestehen zwischen Calorienzufuhr und Calorienverbrauch. Hierbei sprechen wir von exogener Ursache. Besonders bei und nach Magen- und Darmkrankheiten wird öfter eine einseitige und calorisch unzureichende Kost gegeben, die zur Abmagerung führt. Es gibt aber auch Fälle, bei denen trotz genügender Calorienzufuhr keine Gewichtszunahme, sondern eine immer weiterschreitende Gewichtsabnahme eintritt. Diese sind die sogenannten endogenen Formen. Grundumsatzbestimmung und spezifisch-dynamische Wirkung können noch nicht zur Einteilung der verschiedenen Magerkeitsformen herangezogen werden. Man spricht vielmehr von thyreogener, hypophysärer Magerkeit, epinephraler Magerkeit (Abmagerung bei Addison), hypophysärer Kachexie nach SIMONDS, cerebraler Magerkeit nach Encephalitis. Alle anderen Fälle von Magerkeit, die mit toxischem Eiweißzerfall einhergehen, können ihre Ursache haben in Tuberkulose, Krebs, Tabes, Paralyse, auch in Leber-, Gallenblasen-, Magen-Darmerkrankungen, Diabetes und Bluterkrankung. Auf Würmer ist stets zu achten.

Behandlung: Bei der exogenen Magerkeit, wo der Calorienverbrauch größer als die Calorienzufuhr ist, werden wir die Calorienzufuhr steigern, und zwar am besten um soviel, daß der Caloriengehalt der notwendigen Erhaltungskost überschritten wird. Wir bezeichnen diesen Überschuß an Nahrungszufuhr als **Mastzulage.** Gleichzeitig haben wir darauf zu achten, daß die Verdauung in Ordnung ist und die Speisen regelmäßig und ohne

Hast eingenommen werden. Bei Appetitlosigkeit versuche man Pepsin-Salzsäure oder Chinaelixier. Auch durch Zufuhr von großen Mengen Traubenzucker (2 Stunden vor dem Essen 3 bis 4 Eßlöffel voll Dextropur in warmem Wasser gelöst und getrunken) wird der Appetit stark angeregt. Durch diese hohen Zuckergaben wird vermehrt Insulin in die Blutbahn geworfen (Insulinämie), wodurch ein starkes Hungergefühl ausgelöst wird. Wenn man hiermit nicht zum Erfolge kommt, so wird eine funktionelle Magenprüfung bzw. eine Röntgenuntersuchung notwendig.

Schwächliche und stark abgemagerte Personen gehören unbedingt in das Bett. Die Kost wird erst ganz allmählich gesteigert, um alle Verdauungsbeschwerden zu vermeiden. Nach dem Essen werden warme Umschläge auf den Leib gemacht. Magere, die sich sonst kräftig und gesund fühlen, lasse man nur das erste Frühstück im Bett einnehmen. Sie können sonst den Tag über aufstehen und ruhen nur nach dem Essen 1—2 Stunden. Liegt gleichzeitig eine Gastroenteroptose vor, so sind Bauchmassage und galvanischer Strom von ausgezeichneter Wirkung.

Bei der *Ernährung* sollen frische Gemüse und frisches Obst, frisch ausgepreßte Obstsäfte reichlich verwendet werden, um dem Körper reichlich Vitamine zuzuführen. Unsere wichtigsten Calorienträger sind die Fette, von denen wir täglich möglichst viel zuzuführen suchen, sei es in Form von Öl, Eigelb, guter Butter oder fettem Fleisch. Auch Lebertran ist sehr zu empfehlen. Die Eiweißzufuhr erhöht man nicht über 70—80 g wegen ihrer spezifisch-dynamischen Wirkung. Die Kohlehydrate wählen wir hoch, besonders bei Erkrankungen mit toxischem Eiweißzerfall wegen ihrer eiweißsparenden Wirkung.

Durch allmähliche Steigerung der Kost kann man bei einem Mageren (von 30 Jahren und 45 kg Körpergewicht, Grundumsatz von 1170 Calorien) eine Kost von 1500 Calorien und durch eine weitere Steigerung eine von 2000 und mehr Calorien geben.

Kost:

Morgens: Kakao oder Hygiama mit 100—150 g Sahne, 80 g Weißbrot, 30 g Butter.

Frühstück: 50 g Weißbrot, 20 g Butter, Obst.

Mittags: 1 Teller Haferschleim von 50 g Hafer, 80 g fettes Fleisch mit Gemüse, das mit 20 g Butter versetzt ist, 200 g Kartoffeln oder Nudeln, Makkaroni, Reis, Mondaminpudding, Obst.

Nachmittags: Wie morgens.

Abends: Omelette aus 3 Eiern, mit Kompott, Pilzen, Hirn oder Ragout gefüllt. 90 g Brot, 20 g Butter, Obst.

Diese Kost enthält ungefähr 3000 Calorien und mehr. Durch Streichen von Butter kann sie verringert werden, durch Zulage von Butter, Fett und Lebertran kann sie noch bedeutend gesteigert werden.

Bei einer *endogen bedingten Magerkeit* ist die Calorienzufuhr ebenfalls so hoch als möglich zu halten. Gleichzeitig versuche man bei hypophysärer Magerkeit die Injektionen mit Hypophysenpräparaten (Preloban, Prolan, Praephyson, Pregnyl, Horpan u. a.). Bei thyreogener Magerkeit ist unter Basedow nachzusehen, bei Erkrankung der Nebennieren sind Nebennierenpräparate zu geben (Cortidyn, Cortin, Iliren).

Wenn bei allgemeiner Magerkeit mit einer vermehrten Calorienzufuhr keine Gewichtszunahme erzielt werden kann, so nimmt man zur **Mastkur mit Insulin** seine Zuflucht. Durch das Insulin glückt es sehr oft, den Appetit bedeutend zu erhöhen und zu steigern und den Körper zum Stoffansatz zu zwingen. Wenn auch das Insulin eine stärkere Zurückhaltung von Flüssigkeit im Körper bewirkt, so ist die Gewichtszunahme nicht allein hierdurch bedingt, denn in fast allen Fällen bleibt nach Absetzen des Insulins das Gewicht auf der erreichten Höhe stehen.

Man stellt bei einer Insulinkur die Kohlehydrate in den Vordergrund, **um jede Hypoglykämie zu unterdrücken.** So gebe ich bei jeder Insulinspritze 2 Eßlöffel voll Dextropur in Wasser gelöst zu trinken.

Man beginnt bei Erwachsenen die Kur mit 2 × 5—10 E. Insulin, am besten immer 1/2 Stunde vor dem Mittag- und Abendessen eine Spritze. Nach 3 Tagen steigert man auf 2 × 15 E. und versucht nach einigen Tagen, ob man die Insulindosen noch weiter erhöhen kann. Die Insulindosis soll so lange gesteigert werden, bis Appetit und Gewichtszunahme eintreten. Eine Insulinkur ist kontraindiziert bei exsudativer Tuberkulose, perniziöser Anämie, vasoneurotischer Diathese, fieberhaften Erkrankungen, krankhafter Neigung zu Blutungen.

In hartnäckigen Fällen kann Insulin mit Helpin (0,5—1 ccm) kombiniert werden. Eine Insulinkur dauert 3—5 Wochen.

Da auch Vitamin A den Appetit stark anregt und auf den Stoffwechsel beruhigend wirkt (als Antagonist von Thyroxin), so hat man es zu Mastkuren mit Erfolg angewandt (3mal täglich 30 Tropfen Vogan).

Migräne.

Gerson, der früher selbst an einer schweren Migräne litt, hat sich angeblich durch eine kochsalzarme Diät von seiner Migräne befreit. Er hat später diese Kost weiter ausgebaut und damit ganz besonders glänzende Erfolge bei Lupus erzielt. Wir können daher bei Migräne die gleiche Kost verordnen, wie ich sie unter Lungentuberkulose besprochen habe. Wahrscheinlich sind der Vitaminreichtum und die Kochsalzarmut die wirkenden Faktoren. Man kann auch durch eine Behandlung mit Rohkost die gleichen Erfolge erzielen. Nicht alle Migränekranken reagieren auf solch günstige Art und Weise. Vor allem beseitige man bei den Kranken vorhandene Darmfäulnis mit starker Gasbildung. Ob eine alkalische oder saure Kost von einer günstigen Wirkung sein kann, scheint mir sehr fraglich. Rauchen ist zu verbieten, Kaffee, Tee und Alkohol einzuschränken. Ganz besonders mag erwähnt werden, daß selbst schwere Fälle von Migräne auffallend günstig reagieren auf eine Kost, der jegliche Süßigkeit entzogen ist. Kuchen und Obst in jeder Form sind ebenfalls verboten. Die Augenstörungen können meist durch eine Brille gut ausgeglichen werden. Von Vitamin B_1-Injektionen habe ich keine besondere Wirkung gesehen. Ohne medikamentöse Therapie kommt man in schweren Fällen niemals aus.

Epilepsie, Fallsucht.

Vor allem sind Alkohol, Nicotin und alle scharfen und reizenden Speisen, auch Kochsalz, verboten. Bei Epilepsiekranken kann man durch intravenöse Injektion von 10 ccm einer 10proz. Kochsalzlösung einen Anfall auslösen. Epileptiker, die kochsalzfrei ernährt wurden, blieben anfallsfrei. Als sie wieder Kochsalz zu sich nahmen, traten die Anfälle wieder auf. (Als Kochsalzersatz Curtasal, Citrovin usw.) Auch schwangere und stillende Frauen sollten den Alkohol meiden. Für kleine Kinder ist jeder Tropfen Alkohol Gift.

Behandlung: Der Epileptiker hat eine geistige und körperliche Hygiene zu beachten. Alle Aufregungen, übermäßige Nervenreize, Erschütterungen des Nervensystems und geistige Überanstrengungen sind zu vermeiden. Der Kranke braucht ausreichend Schlaf und viel Ruhe, am besten als Licht-Luftkur. Der Körper wird jeden Morgen mit Franzbranntwein abgerieben und durchfrottiert. Auch kühle Ganzpackungen mit anschließender Ganzmassage wirken wohltuend. Auf täglichen guten Stuhlgang ist zu achten.

Kost: Alle Speisen, welche auf den Körper reizend wirken, müssen gemieden werden. Einschränkung von Fleisch und besonders Kochsalz, im Vordergrund stehen Milch, Kohlehydrate, Gemüse, Obst. Niemals zuviel essen! Die von BINSWANGER aufgestellte *Kost* ist folgende:

1. Frühstück: Hafer oder Kakao, Malzkaffee mit Milch oder Weizenschrotsuppe, Semmel mit Butter, Marmeladen oder Honig.
2. Frühstück: Grahambrot mit viel Butter oder ein weichgekochtes Ei, Milch (eventuell mit Nährpräparaten) oder Joghurt, Obst.

Mittagessen: 1 Teller Wassersuppe, gebratenes Fleisch (selten!), Fisch, reichlich frisches oder eingemachtes Gemüse, wenig Kartoffeln, Kompott.

Nachmittags: Milch, Joghurt, Kefir oder Kakao mit Zwieback.

Abends: Reis-, Grieß-, Mehlspeisen usw. mit Fruchtsäften. Eierspeisen mit Salat und dergleichen.

Rheumatismus.

Der Rheumatismus ist zu einem Problem der Gegenwart geworden. Es stehen uns wohl genügend Mittel zur Verfügung, um die akuten rheumatischen Erkrankungen zu bezwingen, aber um die sich manchmal anschließenden, oder die im Verlauf von Jahren entstehenden chronischen Formen zu beherrschen, fehlen uns durchgreifende Mittel.

Der Rheumatismus kann nur durch eine *Allgemeinbehandlung* richtig erfaßt werden, bei der eine zweckmäßige Ernährung der Kranken nicht unbeachtet bleiben darf. Bei der akuten Form kommt die Ernährung in Betracht, wie sie unter fieberhaften Erkrankungen angegeben ist (s. S. 204).

Bei der chronischen Form handelt es sich um langjährige Leiden, die auch öfter zur Unterernährung und Anämie führen können, oft aber auch durch einen zu reichlichen Appetit, der in einem ungünstigen Verhältnis zu der geringen Bewegung steht, zur Fettsucht, wodurch das Gehen noch beschwerlicher wird.

Bei den *Abgemagerten und Anämischen* müssen wir zu einer Mastkur mit genügend Vitaminen greifen (s. Magerkeit S. 198), die mit Phosphorlebertran und Leberpräparaten unterstützt wird. Weiterhin kommen Sonnen- und Luftbäder in Betracht.

Bei den *wohlgenährten Arthritikern* kommt Einschränkung der Nahrungszufuhr oder — wenn notwendig — eine Entfettungskur in Frage. Bei diesen fettsüchtigen Arthritikern mit wasserreichem Gewebe ist eine Schrothkur (s. S. 79) von guter Wirkung, wenngleich sie eine rücksichtslose harte Behandlung darstellt. Am besten dazu geeignet ist das Ernährungsnaturell, ganz auszuschließen ist das Empfindungsnaturell. Wie man auch als Arzt zu dieser Kur eingestellt sein mag, der Erfolg muß doch letzten Endes für den Kranken und auch für den Arzt entscheidend sein. Die Kur bringt bei den Kranken meist ein allgemeines Wohlbefinden und eine bedeutende Besserung in den Gelenken. Die Wirkung ist wohl in der rücksichtslosen Einschränkung der Flüssigkeitszufuhr und der starken Kochsalzarmut zu suchen, wodurch wahrscheinlich auf den Körper umstimmend gewirkt wird, so daß er wieder in die Lage gesetzt wird, Stoffwechselschädigungen auszugleichen und chronisch wirkende Infektionen zur Besserung oder zur Ausheilung zu bringen.

Anstatt dieser etwas veralteten Schrotkur halte ich eine Rohsäftekur mit sich anschließender Rohkost für viel gesünder und unserer gegenwärtigen Anschauung ernährungsrichtig angepaßt. Wenn auch diese Kost calorienarm ist, so wirken aber die vorhandenen Mineralien, Fermente, Enzyme und Vitamine auf den Stoffwechsel außerordentlich günstig. Zur Einleitung der Kur wird der Darm gereinigt, indem man an 3 Tagen morgens 1 bis 2 Glas Apenta zu trinken gibt, oder einen hohen Einlauf mit 1 bis 2 Liter Kamillentee macht. An diesen Tagen gibt man mittags und abends je $^1/_4$ Liter Obstsaft. Am 4. Tag beginnt die Säftekur: morgens und abends $^1/_4$ Liter Obstsaft und mittags $^1/_4$ Liter Gemüsesaft. Jede Woche 1—2 Einläufe. An die 14 Tage Rohsäftediät schließen sich noch 2—4 Wochen Rohkostdiät an (s. S. 79).

Ob es möglich ist, durch eine bestimmte Diät, ähnlich der von Herrmannsdorfer aufgestellten Diät gegen Lupus, auch den Rheumatismus zur Ausheilung zu bringen, ist noch sehr fraglich.

Wenn die primär chronische Polyarthritis eine Stoffwechselerkrankung ist, so müßte durch eine richtig gezielte Diättherapie diese Stoffwechselstörung beseitigt werden können. Dieses Stoffwechselproblem ist zur Zeit noch nicht gelöst. Pemperton hat den ersten Versuch gemacht und gefunden, daß bei den Arthritikern eine verzögerte Zuckerausscheidung stattfindet, er verlangt daher bei der Diät vor allem eine Einschränkung der Kohlehydrate, aber auch der Eiweißkörper, während das Fett unbegrenzt gegeben werden kann. Daneben sollen noch genügend Vitaminträger in Form von Gemüsen, Obst und Lebertran genossen werden. H. STRAUSS konnte keine alimentäre Hyperglykämie bei chronischer Arthritis feststellen.

Nach unserem heutigen Wissen können wir unsere *Diätforderungen* kurz folgendermaßen formulieren:

Alkohol und alle scharfgewürzten Speisen sind zu meiden, Kohlehydrate und Eiweiß möglichst einzuschränken, die Fette sollen besonders als Calorienträger gewürdigt werden. Bei Fettsucht ist die Gesamtnahrung herabzusetzen. Alle Speisen sind nur wenig zu salzen und nur wenig zu würzen. Durch Kochsalzüberschwemmung wird eine Verschlechterung der Arthritis herbeigeführt. Besonders im Winter wegen der Sonnenarmut und vor allem wegen des Mangels an rohem Gemüse und Obst, infolge einer B- und C-Hypovitaminose, ist der Rheumatismus so häufig. Es ist daher reichlich Obst und Gemüse zu geben, wie Citronen, Apfelsinen, rohe Möhren (A-, B-, C-reich), Pfirsiche, Birnen, Aprikosen (B, C), Kresse, Sellerie, Lattich (C), Milch, Eier (A, D), Butter (A), bei mageren Kranken Lebertran. Die Flüssigkeitsbeschränkung ist von großer Wichtigkeit und, wenn notwendig, zu einer Durstkur zu steigern. Als Kochsalzersatz kann Eugusal oder Curtasal dienen.

Fieberhafte Krankheiten.

Bei allen akuten fieberhaften Krankheiten sollen die zwei ersten Tage Hungertage sein. Man gibt nur frisch ausgepreßte Obstsäfte und Citronenwasser, die mit Dextropur gesüßt werden können. Bei hohem Fieber behält man diese Kost bei und macht jeden 2. oder 3. Tag einen Reinigungseinlauf mit 1 Liter Kamillentee. Treten Besserung und Hungergefühl ein, so kann man Sauermilch, Joghurt, Buttermilch oder Milch versuchen, oder auch — wenn Verlangen danach besteht — Früchtepudding, etwas Hafer- oder Gerstenschleim, Grieß- und Reisbrei, Fleischgelee, rohgeschlagenes Eigelb oder das ganze Ei geschlagen, Milchbrei, Milchkakao, Hygiama mit Zwieback oder Keks. Weiterhin Omelette gefüllt mit Früchten oder Hirn, feingehacktes Kalbfleisch oder Schinken mit Kartoffel- und Apfelbrei, rohes geschabtes Fleisch mit Buttersemmel, Taube und Huhn, Fisch mit Kartoffeln und unausgelassener Butter, Möhren, Spinat, Spargelköpfe, junge grüne Erbsen, als Getränk frisch ausgepreßte Obstsäfte.

Man soll bei fieberhaften Erkrankungen die Kohlehydrate in den Vordergrund der Ernährung stellen, da sie eiweißsparend wirken und die Leberzelle vor Glykogenverarmung schützen.

Krebs.

Die Krebserkrankungen zählen nicht zu den Infektionskrankheiten. Die Krebsdisposition wächst mit dem Alter des Menschen, sie muß daher auch in den jüngeren Jahren vorhanden sein, so daß zwischen der ersten Reizeinwirkung und der Manifestation des Krebses viele Jahre liegen können. Die Krebsanlage wird vererbt.

Es ist Pflicht eines jeden Arztes, die Krebsdiagnose so früh zu stellen als irgend möglich. Ist der Krebs schon so weit fortgeschritten, daß er inoperabel ist, so steht in manchen Fällen die Bestrahlungstherapie zur Verfügung. Bei den Fällen, wo eine Bestrahlung nicht mehr in Frage kommt, soll man die Hände nicht in den Schoß legen und nicht einem hoffnungslosen Nihilismus Raum geben. Man muß bei den sogenannten unheilbaren Krankheiten alles versuchen, was nur irgendwie einen Erfolg versprechen könnte.

Die nachfolgende Schutzkost ist bei allen Krebsverdächtigen, bei allen Krebsoperierten und Bestrahlten anzuwenden.

Seit Jahren hat Freund eine Kost gegen Krebs ausgearbeitet, die in der letzten Zeit mehr an Bedeutung gewinnt. In dieser Kostform sind alle tierischen Fette (Milch, Butter, Rinderfett, Schweinefett usw.) streng verboten und nur Olivenöl reichlich erlaubt. Die Begründung ist folgende: Im Krebsserum fehlt die gesättigte Dicarbonsäure (Bernsteinsäurereihe), die im normalen Serum vorhanden ist, dafür wurde im Serum Krebskranker eine ungesättigte Dicarbonsäure vom Type der Maleinsäure gefunden. Als Entstehungsort soll der Darm in Frage kommen. Unter dem Einfluß chronisch saurer Gärungen soll das Bakterium-Coli krank werden und dann aus tierischen Fetten anstatt der gesättigten die ungesättigten Dicarbonfettsäuren bilden, die im Serum nachweisbar sind. Werden die tierischen Fette durch Öl ersetzt, so tritt eine bedeutende Einschränkung der Krebssäureentstehung ein.

Die Grundforderung der Kost faßt 4 Punkte zusammen:

1. Einschränkung der Kohlehydrate.
2. Strenge Vermeidung tierischer Fette und der Fettersatzstoffe.
3. Vermeidung saurer Gärungen mit Förderung der Alkaleszenz.

4. Medikamentöse und physikalische Desinfektion und Reinigung des Darmes.

Um die saure Gärung zu vermeiden, sind frisches Brot, die groben Schwarzbrote, Kartoffeln, Kraut, Kohl sowie rohes Obst verboten. Von Kohlehydraten sind nur Zwieback, geröstetes Brot und möglichst zuckerarme Mehlspeisen in geringen Mengen erlaubt. Von Fleisch sind nur Wildfleisch, magere Seefische erlaubt. Zu allen Speisen möglichst viel mageren Quark (Topfen). Milch ist verboten. Tee, Kaffee, Mineralwasser und etwas Kognak sind gestattet, nicht dagegen Bier und Wein. Nicht Frischeier, sondern immer Trockeneier. Als Mehl entweder Diabetikermehl oder erhitztes Mehl. Gärungsfreies Brot. Frisches Gemüse ist in jeder Form gestattet, wenig Salz und Gewürze. Leber ist unbedingt verboten. Vor allem keine Überernährung und knappe Flüssigkeitszufuhr. Frisch ausgepreßte Knoblauchsäfte zeigen eine gewisse Schutzwirkung gegen Krebs, nicht dagegen die käuflichen Knoblauchpreßsäfte.

Zur Darmreinigung wird jeden 2. Tag ein Einlauf mit 1 Liter Kamillentee gemacht.

Es werden noch von anderen Autoren Kostformen gegen Krebs aufgestellt, die in einem gewissen Gegensatz zu der oben erwähnten Kost stehen. Als Kochbuch sei empfohlen: „Die krebsfeindliche Diät“ von Dr. Joh. Kretz.

Ernährung in der Schwangerschaft.

Der Krieg und die Nachkriegszeit haben gezeigt, daß eine ungenügende Ernährung der schwangeren Frauen keinen allzu großen Einfluß auf das Geburtsgewicht und die Körperlänge des Kindes ausüben. Hieraus läßt sich schon leicht erkennen, daß es wohl nicht richtig sein mag, wenn im Volksmunde empfohlen wird, eine schwangere Frau müsse „für zwei“ essen. Die schwangere Frau soll soviel essen, als ihr der gesunde Instinkt befiehlt, aber sich niemals zu einem Mehressen zwingen.

Durch die Schwangerschaft findet selbstverständlich eine physiologische Stoffwechselbeeinflussung statt. Wir wissen, daß der Abbau des Eiweißmoleküls erschwert, die Fettanhäufung im Körper vermehrt und eine reichliche Kohlehydratzufuhr von großer Bedeutung sind. v. Noorden schätzt den Mehrbedarf an Calorien in der ersten Hälfte auf 100—150 Calorien, in der zweiten Hälfte auf 300—400 Calorien täglich.

Aus diesen kurzen Erörterungen folgt, daß *bei den Schwangeren*

Fett und besonders Eiweiß nicht im Vordergrunde der Ernährung stehen sollen. Wohl sicher ist, daß durch eine richtig gewählte Kost die Schwangerschaftstoxikosen verhütet oder an Zahl verringert werden können.

Von den *Mineralstoffen* sind Calcium und Eisen zum Aufbau des Kindes von besonders großer Wichtigkeit. Es ist bekannt, daß hauptsächlich der Kalkstoffwechsel während der Schwangerschaft auffallenden Störungen unterliegt. Man rechnet, daß die Frucht im Laufe ihrer Entwickelung ungefähr 34 g reines Calcium braucht. Erhält die Schwangere in der Nahrung nicht genügend Calcium, so muß eine Verarmung ihres Körpers an Calcium stattfinden, da der Fetus in seiner Entwicklungsbestimmung alles Calcium an sich reißt.

Kommt es zu dieser Calciumverarmung im mütterlichen Organismus, so treten osteomalacische Erscheinungen, Erkrankung der Zähne, eine erhöhte Erregbarkeit von Nerven und Muskeln und tetanische Erscheinungen auf. Man wird daher versuchen, durch viel frische Gemüse, Milch und Käse, Calcium zuzuführen. Es ist aber ratsam, noch nebenher Kalk in Form von Pro Ossa, Kalzan oder Calcium-Sandoz in Verbindung mit Vigantol zu verabreichen.

Auch vom Eisen geht ein beträchtlicher Teil auf den Fetus über, ja es wird sogar in der Leber des Neugeborenen eine gewisse Reserve von Eisen mitgegeben. In den grünen Pflanzen, Salat, Gemüsen, Obst kommt genügend Eisen vor, so daß man hierdurch den Bedarf decken kann. In der kälteren Jahreszeit ist es aber sicher von Vorteil, wenn man beim Fehlen der frischen Gemüse und Früchte künstlich Eisen zuführt in Form von Eisentinktur, Feometten, Ferronovin u. a.

Da das Kochsalz im Körper der Schwangeren erschwert ausgeschieden wird, so erklärt sich hieraus die erhöhte Neigung der Schwangeren zur Wasserretention und zu Ödemen. Wir müssen daher das Kochsalz in der Kost beschränken und alle starkgewürzten Speisen vermeiden. Wenn *das Kochsalz genügend eingeschränkt ist, so steht einer reichlichen Flüssigkeitszufuhr nichts im Wege,* ja sie ist vielleicht wünschenswert, um durch eine kräftige Durchspülung des Körpers die Ausscheidung aller Stoffwechselschlacken zu begünstigen. Als Getränk dienen besonders Obstsäfte, Gemüsesäfte, alle anderen Wässer und Milch. Wo *eine Schwangerschaftsalbuminurie als Vorstufe zur Schwangerschaftsintoxikation besteht, ist die Milch vollkommen zu vermeiden* (s. Moderne Therapie).

Von besonderer Bedeutung für den mütterlichen Organismus sind die **Vitamine,** da das Vitaminbedürfnis des Fetus ein recht großes ist. Die fettlöslichen Vitamine A, D und E sollen das intrauterine Wachstum ermöglichen. Ein Mangel an Vitamin B soll zu angeborener Debilität und zu Frühgeburten führen. Fehlen des Vitamin C bewirkt eine Störung der Blut-, Knochen- und Zahnbildung.

Die normale Entwickelung des Kindes ist also gebunden an das Vorhandensein der Vitamine A, B, C, D, E. Der menschliche Organismus ist nicht in der Lage, Vitamine zu bilden, sie müssen daher sämtlich mit der Nahrung zugeführt werden. Eine gewisse Speicherung der Vitamine ist wahrscheinlich in der Leber möglich. Die Schwangeren sollen also eine vitaminreiche Kost zu sich nehmen, die besonders Gemüse, Salat, frisches Obst, Tomaten, Kartoffeln, Eier, Milch und Butter enthalten. Die Gemüse sind am besten nur in Butter zu dämpfen oder als Rohgemüse zu reichen (s. Gemüseplatte S. 100). Die Hülsenfrüchte legt man zuerst über Nacht in warmes Wasser, schüttet sie auf ein Sieb, läßt sie darauf 24—36 Stunden liegen, um sie zur Keimung zu bringen. Dann verarbeitet man sie erst zu Suppen und Brei. Hierdurch erhalten die Hülsenfrüchte einen hohen Gehalt an Vitamin C. Als andere Vitaminquelle kommen noch Lebertran mit A und D und Hefe (Levurinose) mit B- und D-Vitaminen in Betracht. In der warmen Jahreszeit wird der Lebertran durch Vigantol ersetzt, das das künstliche Vitamin D enthält. Auch Pro Ossa und Soluga gehören hierher.

Eine solch vitaminreiche Ernährung ist die beste Vorbeugung gegen habituelle Frühgeburten und wahrscheinlich auch gegen Schwangerschaftstoxikosen. Durch diese obst- und gemüsereiche Kost wird in vielen Fällen die sehr oft bestehende Obstipation günstig beeinflußt.

Da die Gallensteinbildung mit der Schwangerschaft in einem gewissen Zusammenhange zu stehen scheint, so ist es prophylaktisch wichtig, die Diät der Schwangeren so zu halten, daß die Leistung der Leber in qualitativer und quantitativer Richtung nicht über ein gewisses Maß hinausgeht. Sicher ist eine funktionstüchtige Leber auch von entscheidender Bedeutung bei Schwangerschaftstoxikosen.

Sachverzeichnis.

Druck der Spamer A.-G. in Leipzig.